医康养融合理论与实践

主 编 马爱军 张少华 高 晶

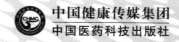

中国健康传媒集团

中国医药科技出版社

内 容 提 要

随着我国老龄化进程不断加速，老年人健康、康复和养老逐渐成为现代社会关注的话题，老年人存在患病率高、患病种类多、并发症多、患病时间长、治疗难度大等问题，再加上老年人心理、生理等方面的特殊性，希望得到方便、经济、及时的照护，这就需要进一步探索一种新的养老模式。本书就"医康养结合"新模式进行了相关叙述。本书既有国家相关政策的介绍、临床实践的论述，还有相关实施案例的经验总结。

本书主要供养老机构工作人员阅读，也可供从事老年疾病康复、护理的医务人员参考使用。

图书在版编目（CIP）数据

医康养融合理论与实践 / 马爱军，张少华，高晶主编 . —北京：中国医药科技出版社，2024.7.

ISBN 978-7-5214-4227-4

Ⅰ. R199.2；D669.6

中国国家版本馆 CIP 数据核字第 20243UU804 号

美术编辑　陈君杞
版式设计　友全图文

出版　**中国健康传媒集团**｜中国医药科技出版社
地址　北京市海淀区文慧园北路甲 22 号
邮编　100082
电话　发行：010-62227427　邮购：010-62236938
网址　www.cmstp.com
规格　787×1092 mm $^1/_{16}$
印张　14 $^1/_2$
字数　333 千字
版次　2024 年 7 月第 1 版
印次　2024 年 7 月第 1 次印刷
印刷　北京金康利印刷有限公司
经销　全国各地新华书店
书号　ISBN 978-7-5214-4227-4
定价　65.00 元

获取新书信息、投稿、为图书纠错，请扫码联系我们。

编委会

前言
PREFACE

随着我国老龄化进程不断加速，老年人的身心健康、疾病预防、康复养生越来越受到社会的关注。随着新概念、新理论、新知识、新技术、新设备、新经验、新药物及新模式等全方位人性化服务的不断提升，老年人的生活质量也发生了翻天覆地的变化，尤其在养老方面也给老年人提供了"医康养结合"的新模式，以利于满足老年人在健康方面的多样化需求。为了适应这一时代发展需求，我们在参阅大量国内外文献的基础上，特编此书。

本书共分为3篇，即基础理论篇、临床实践篇、案例经验篇，既有相关国家政策的指引，又包含老年人常见疾病"医康养策略"在临床的具体应用，同时通过河北省第八人民医院（河北省老年病医院）医康养真实案例的论述及全国各地"医康养融合"实践经验分析，深入浅出地讲述了"医康养模式"在我国老年人中实施的重要性及可行性。本书内容翔实，注重实用性。

本书在编写过程中，得到了业内专家和学者的关怀和指导，对编写体例和内容提出了颇有指导性的意见，对提高本书质量有很大帮助，我们在此一并致以衷心的感谢！

由于经验、能力所限，本书不妥之处在所难免。在此，诚恳希望各位读者给予批评、指教，以便我们不断修订完善。

编　者
2024年6月

第三篇　案例经验篇

第一篇 基础理论篇

第一章 我国老龄工作进展与成效

一、国务院层面

2000年，中共中央、国务院发布了《关于加强老龄工作的决定》，明确了坚持家庭养老与社会养老相结合、坚持政府引导与社会兴办相结合的老年社会服务体系发展原则。2006—2010年，是我国社会养老服务发展的关键性时期。开展多层次、多种类、多方式的社会养老服务的指导思想在《中国老龄事业发展"十一五"规划》中得到体现。2006年实施的《关于加快发展养老服务业的意见》，第一次从产业发展的角度，将"养老服务业"认定为一种为老年人提供生活照顾和护理服务等基本生活需求的现代服务业。对拓展社会养老服务体系、扩大受益老年群体、充实养老服务内容具有推动意义。同年，《关于加强和改进社区服务工作的意见》首先构思了我国一体化、信息化社区养老综合服务平台的搭建问题。2008年，居家养老成为社会养老服务工作推进的第二个重心。《关于全面推进居家养老服务的意见》研究制定"民办公助"的政策措施，鼓励社会力量参与兴办居家养老服务业。

2011年，国务院印发了《中国老龄事业发展"十二五"规划》，首次将养老服务看作与养老保障地位相同的老龄事业体系，提出将"80%以上退休人员纳入社区管理服务对象"，再次强调了完善社区居家养老服务网络的重要性，扩大社区服务的覆盖面和受益人群。随后，我国出台《老年养护院建设标准》和《社区老年日间照料中心建设标准》两个标准，将社区和机构养老服务设施纳入公共设施统一规划，要求城镇街道增设老年人综合福利服务设施，附设可容纳30名老年人的养老院。同年，国务院印发《社会养老服务体系建设规划（2011—2015年）》，作为纲领性文件，该规划以提升老年人生活质量和改善养老服务条件为目标，面向所有老年人，提出了概念清晰、责任明确、体系完整、内容具体、功能明了的社会化养老服务建设规划。2012年，国务院印发《服务业发展"十二五"规划》，提出政府积极推动促进养老服务企业规模化、专业化、品牌化和网络化的发展战略，为我国养老服务业的发展奠定了制度基础。2013年，《老年法》明确定义了老年人享有的接受社会服务与社会优待的权利，新增社会服务、社会优待和宜居环境等3章内容，设立15条有关社会养老服务的款项，并鼓励地方政府设立老年人高龄津贴制度，增补许多对老年人的照顾和优待内容。突出对老年人优待与帮助，充分体现了老年人获得经济上供养、生活上照料、精神上慰藉的权利，使"老有所养、老有所学、老有所为、老有所乐"均有了制度上的保障。2013年，国务院印发《关于加快发展养老服务业的若干意见》，提出完善社会养老服务体系的医疗康复、文化教育等各项功能，从而形成社会养老服务新业态推动经济发展的整体思路。党的十八大以来，"全面推进依法治国"成为我国政府工作的重中之重。在我国老龄事业、产业的发展过程中也集中体现了这种宪法至上，追求公平、尊重人权的发展理念。我国老龄事业发展的法律体系不断健全，老年人权益得到更好的保障，社会养老服务体系的管理机制不断创新，对在当今市场经济条件下发展社会养老服务体系起到了至关重要的作用。按照国务院《关于加快发展养老服务业的若干意见》，国家应当根据养老服务需求、养老服务购买能力，培育养老服务体系和老龄产业；进而基于"土地、房产及硬件设施、服务及软件设施"三大要素，构建国家、企业和社会共同参与的养老事业投资体制；基于"地租、房租和服务费"三大要素，构建不同收入人群分类的、明确标价的养老服务购买机制；最终实现老有所养的目标。2017年，国务院在《"十三五"健康老龄事业发展和养老体系建设规划》中，对我国养老体系的整体构建提出了明确要求与综合指导。2018年9月，在中共中央、国务院印发的《乡村振兴战略规划（2018—2022年）》中，针对农村老龄化加剧形式，提出了加快建立以居家为基础、社区为依托、机构为补充的多层次农村养老服务体系，对于发展"医养融合"养老模式、弥补传统养老模式不足、缓解社会养老压力、解决我国人口老龄化问题等有重要意义。此外，近年来政府鼓励社会资本积极进入养老市场的各项举措，对于推进养老服务业的供给改革，全面提升养老服务的品质，健全多层次、多渠道、多样态的养老服务模式也起到了积极作用。总体来看，应对老龄化社会需要来自政府、市场、社区、家庭等各方主体的共同参与和协同合作，以满足老年群体在健康管理、医疗护理、休闲消费等不同领域日益多元化的服务需求。

二、民政系统

中华人民共和国成立伊始，我国社会福利由民政部门主导，国家包办特征明显，社会养老服务资源十分有限。《中华人民共和国劳动保险条例》（1951年）规定了国营企业、事业单位和人民团体的老年、医疗、死亡、伤残、生育保险等制度。1955年，我国政府内务部开始设立社会福利管理机构。在城市，无生活来源、无劳动能力和无依无靠的孤寡老人、孤残儿童和精神病患者等通过福利性事业单位开始得到国家救助。在农村，1965年，政府对缺乏劳动能力且生活无依无靠的老、弱、孤、寡、残疾等社会成员，给他们提供吃、穿、柴火供应，以及进行死后安葬和儿童教育等，民政社会福利制度开始形成。但在计划经济下，国家包办的保障模式只面向"三无对象"。社会福利领域存在物资资源和资金不足、社会福利服务机构数量不足、福利服务规模不够、福利服务质量较差的问题。

改革开放后，我国社会养老服务体系的发展进入探索阶段。救济型社会福利格局被逐步打破，社会福利与社会救济明显分流。此时，机构养老服务取得长足进步，社区服务成为改革的新视角，养老服务真正朝着社会福利的方向转变。

在我国社会养老的探索期，虽然老年人口占比急剧增加，但我国社会化养老服务的观念没有形成，家庭仍然是重要的养老服务主体。同时，各级政府主要通过福利院、敬老院、光荣院等收养性社会福利机构帮扶孤寡老人和生活困难的老年人，使养老服务仍然具有较强的救助性与补缺性。在这样的背景下，主管社会福利工作的民政部门逐步认识到，我国社会福利特别是老年人社会福利由国家和集体包办的模式，已经难以满足人民群众对养老福利服务日益增长的需要。不发动和依靠社会力量，老年人社会福利事业就不可能快速发展，必须探索发展老年人社会福利事业的新途径。这个讨论开始于1979年11月的全国城市社会救济福利工作会议，直到1983年全国第八次民政工作会议提出"社会福利事业国家可以办，社会、团体可以办，工厂、机关可以办，家庭也可以办"，迈出了国家支持多元主体参与社会福利的第一步。此后，无论是1984年漳州会议上"三个转变"的提出、1986年"社会福利社会办"概念的提出，1991年首次对"社会福利社会化"的阐释，还是1995年出台的《中华人民共和国老年人权益保障法》明确提出"地方各级人民政府应当根据当地经济发展水平，逐步增加对老年福利事业的投入，兴办老年福利设施"，都成为老年福利社会化改革的旗帜。

社区服务是为满足其成员物质生活与精神生活需要而进行的社会性福利服务活动，既包括自发性和志愿性的服务活动，也包括有指导、有组织、有系统的服务体系。20世纪80年代，企业改革使单位的社会保障功能被剥离，"单位人"向"社会人"转化的过程中，大量退休人员、下岗失业人员和流动人员进入社区，使"社区服务"应运而生。自1986年民政部倡导社区服务以来，社区服务对于促进经济发展、社会安定和人民生活质量的提高，发挥了重要作用。1987年，"城市社区服务工作座谈会"明确了我国社区服务的"民政福利性"，社区服务工作在全国范围内正式启动。1991年，民政部界定了社区服务的内容主要包括老年人服务、残疾人服务、优抚对象服务以及便民利民服务等。1993年，《关于加快发展社区服务业的意见》的颁布，使我国社区福利服务与有偿性服务相结合。此时，我国"社区服务"开始朝向更加全面的"社区建设"发展。1999年民政部在全国先后选择了16个城市的26个城区作为"社区建设实验区"进行试点。2000年，民政部出台《关于在全国推进城市社区建设的意见》，社区建设由大城市向中小城市延伸，由东部发达地区向中西部推进。改革开放以来，经济制度由计划经济向市场经济转变，社会福利与社会救济分流，福利服务对象从社会特殊困难群体向全体居民扩展，服务机构投资主体由国家包办向国家、集体、个人、外资转变，服务内容从收容、教养向权利保障过渡，我国社会福利社会化发展到了一个新的历史高度。应当说我国社会福利概念科学化的过程是相当迅速的，这一阶段通过对社会福利社会化指导思想的确立，使老年社会福利的发展途径不断革新，老年社会服务受益人群不断扩大。

2000年民政部、财政部等十一部委提出了《关于加快实现社会福利社会化的意见》，提出建设以国家兴办的社会福利机构为示范、多种所有制形式的社会福利机构为骨干的社会福利服务网络。2001年民政部印发《"社区老年福利服务星光计划"实施方案》，积极兴建老年活动中心、社区老年服务站、家庭养老服务中心、老年人日间服务中心等社区服务设施网络，依托社区为老年人生活照料提供载体、为居家养老服务提供支持。2005年，为推动我国养老服务事业的健康发展，民政部颁布《关于支持社会力量兴办社会福利机构的意见》。2009年，提高机构养老服务质量的试点工作正式开展。民政部牵头制定了《机构养老服务基本规范》的国家标准，在黑龙江、江苏、湖北、重庆、甘肃5个省市进行试点。

三、卫生健康系统

2018年3月27日，国家卫生健康委员会（简称国家卫生健康委）正式挂牌，国家卫生和计划生育委员会（简称国家卫生计生委）自此退出历史舞台。相较于国家卫计委，国家卫生健康委拥有3个全新的工作领域：应对老龄化、烟草控制与职业安全健康监管，体现了大健康、大卫生的理念。

2018年4月，国家卫生健康委同有关部门，在总结地方探索基础上，充分座谈论证，听取有关部委、部分省份、研究机构以及互联网医疗企业的意见建议，研究起草了《关于促进"互联网+医疗健康"发展的意见》（以下简称《意见》）。4月12日，审议原则通过了《意见》，确定发展"互联网+医疗健康"措施，强调加快发展"互联网+医疗健康"，缓解看病就医难题，提升人民健康水平。"互联网+医疗健康"可分为3类。第一类为远程医疗，主要应用于医疗机构之间，医疗机构使用本机构注册的医务人员，利用互联网等信息技术开展远程会诊和远程诊断。第二类为互联网诊疗，主要应用于医疗机构与患者之间，医疗机构使用本机构注册的医务人员，利用互联网技术直接为患者提供部分常见病、慢性病复诊和全科医师签约服务。第三类为互联网医院，包括作为实体医疗机构第二名称的互联网医院，以及依托实体医疗机构独立设置的互联网医院。

2018年7月，中共中央办公厅、国务院办公厅印发了《国家卫生健康委员会职能配置、内设机构和人员编制规定》（以下简称《"三定"方案》），国家卫生健康委职能迎来大转变，《"三定"方案》正式出炉，其中第十三条强调国家卫生健康委应当牢固树立大卫生、大健康理念，推动实施健康中国战略，以改革创新为动力，以促健康、转模式、强基层、重保障为着力点，把以治病为中心转变到以人民健康为中心，为人民群众提供全方位全周期健康服务。一是更加注重预防为主和健康促进，加强预防控制重大疾病工作，积极应对人口老龄化，健全健康服务体系。二是更加注重工作重心下移和资源下沉，推进卫生健康公共资源向基层延伸、向农村覆盖、向边远地区和生活困难群众倾斜。三是更加注重提高服务质量和水平，推进卫生健康基本公共服务均等化、普惠化、便捷化。四是协调推进深化医药卫生体制改革，加大公立医院改革力度，推进管办分离，推动卫生健康公共服务提供主体多元化、提供方式多样化。

根据《"三定"方案》的要求，国家卫生健康委主要负责协调推进深化医药卫生体制改革，组织深化公立医院综合改革，推进管办分离，组织制定国家药物政策和国家基本药物制度，提出国家基本药物价格政策的建议，开展药品使用监测、临床综合评价和短缺药品预警，会同国家药监局组织药典委员会制定国家药典，制定医疗机构、医疗服务行业管理办法并监督实施。同时还应当把以治病为中心转变到以人民健康为中心，积极应对人口老龄化，制订并协调落实相关政策措施，组织拟订医养结合政策、标准和规范，建立和完善老年健康服务体系。推进卫生健康公共资源向基层延伸、向农村覆盖，向边远地区和生活困难群众倾斜。

第二章　我国老龄事业政策理论

第一节　我国老年人医康养实施相关政策法规

一、"十四五"国家老龄事业发展和养老服务体系规划

党和国家高度重视老龄事业和养老服务体系发展。"十三五"时期，在党和国家重大规划和政策意见引领下，我国老龄事业发展和养老服务体系建设取得一系列新成就，其中包括老龄政策法规体系的不断完备、多元社会保障的不断加强、养老服务体系的不断完善、健康支撑体系的不断健全、老龄事业和产业的加快发展等。"十四五"时期，党中央把积极应对人口老龄化上升为国家战略，在《中华人民共和国国民经济和社会发展第十四个五年规划和2035年远景目标纲要》中作了专门部署。

（一）基本原则

1.系统谋划，整体推进　坚持应对人口老龄化和促进经济社会发展相结合，坚持满足老年人需求和解决人口老龄化问题相结合，统筹把握老年群体与全体社会成员、老年期与全生命周期、老龄政策与公共政策的关系，系统整体推进老龄事业发展。

2.以人为本，顺应趋势　贯彻以人民为中心的发展思想，聚焦老年人在社会保障、养老、医疗等民生问题上的"急难愁盼"，加快建设符合中国国情、顺应人口老龄化趋势的保障和服务体系，优化服务供给，提升发展质量，确保始终与经济社会发展相适应。

3.兜好底线，广泛普惠　推进养老服务体系建设，强化政府保基本兜底线职能，促进资源均衡配置，确保基本养老服务保障到位。大力发展普惠型养老服务，充分调动社会力量积极性，为人民群众提供方便可及、价格可负担、质量有保障的养老服务。

4.改革创新，扩大供给　深化"放管服"改革，优化营商环境，培育新产业、新业态、新模式，推动服务业多业态深度融合发展，打造制造业创新示范高地。大力发展银发经济，推动老龄事业与产业、基本公共服务与多样化服务协调发展，努力满足老年人多层次多样化需求。

5.多方参与，共建共享　坚持政府、社会、家庭、个人共同参与、各尽其责，弘扬中华民族孝亲敬老传统美德，巩固家庭养老的基础地位，打造老年友好型社会。引导老年人树立主动健康和终身发展理念，鼓励老年人积极面对老年生活，在经济社会发展中充分发挥作用。

（二）国家老龄事业发展和养老服务体系主要指标

"十四五"国家老龄事业发展和养老服务体系主要指标见表2-1。

表 2-1　"十四五"国家老龄事业发展和养老服务体系主要指标

指标	2025 年目标值
养老服务床位总量	达到 900 万张以上
特殊困难老年人月探访率	达到 100%
新建城区、新建居住区配套建设养老服务设施达标率	达到 100%
养老机构护理型床位占比	达到 55%
设立老年医学科的二级及以上综合性医院占比	达到 60% 以上
本科高校、职业院校养老服务相关专业招生规模	明显增长
每千名老年人配备社会工作者人数	保持 1 人以上
老年大学覆盖面	每个县（市、区、旗）至少 1 所
"敬老月"活动覆盖面	每个县（市、区）每年开展 1 次

（三）织牢社会保障和兜底性养老服务网

1.进一步健全社会保障制度　包括完善基本养老保险和基本医疗保险体系、稳步建立长期护理保险制度。

2.建立基本养老服务清单制度　包括建立老年人能力综合评估制度、针对不同老年人群体分类提供服务。

3.强化公办养老机构兜底保障作用　包括坚持公办养老机构公益属性、提升公办养老机构服务水平。

4.加快补齐农村养老服务短板　通过支持县级养老服务机构建设改造、将具备条件的乡镇级特困人员供养服务设施（敬老院）改扩建为区域养老服务中心、综合利用残疾人托养服务设施等方式，因地制宜实现农村有意愿的特困老年人集中供养。以村级邻里互助点、农村幸福院等为依托，构建农村互助式养老服务网络。支持乡镇级特困人员供养服务设施（敬老院）增加养老服务指导功能，将专业养老服务延伸至村级邻里互助点、农村幸福院和居家老年人。对于特困人员供养服务设施（敬老院）原地改造升级项目，不需要调整规划用途，不额外占用建设指标。加强农村养老服务和管理人才队伍建设，提高职业化、专业化水平。以行政村为单位，依托村民自治组织和邻里互助力量，建立特殊困难老年人定期巡访制度，督促家庭成员履行赡养扶养义务，提供必要的援助服务，帮助解决基本生活安全问题。

（四）扩大普惠型养老服务覆盖面

1.建设普惠养老服务网络　包括发展社区养老服务机构、支持建设专业化养老机构、积极推进公办养老机构改革。

2.支持普惠养老服务发展　包括完善社区养老服务设施配套、充分调动社会力量参与积极性、加大国有经济对普惠养老的支持。

（五）强化居家社区养老服务能力

1.构建城乡老年助餐服务体系　包括建立老年人助餐服务网络、支持高质量多元化供餐。

2.开展助浴助洁和巡访关爱服务 包括发展老年人助浴服务、引导助洁服务覆盖更多老年人、加强居家老年人巡访关爱。

3.加快发展生活性为老服务业 包括提高老年人生活服务可及性、培育老年人生活服务新业态。

（六）完善老年健康支撑体系

1.加强老年健康教育和预防保健 包括完善健康教育和健康管理、实施老年健康促进工程。

2.发展老年医疗、康复护理和安宁疗护服务 包括增强医疗卫生机构为老服务能力、推动医疗服务向居家社区延伸、开展安宁疗护服务。

3.深入推进医养结合 包括丰富医养结合服务模式、增加医养结合服务供给、提升医养结合服务质量。

4.强化老年人疫情防控 制定老年人突发公共卫生事件应急处置预案和指南，分类完善居家、社区和入住养老机构的老年人疫情防控措施。

二、国务院关于加强和推进老龄工作进展情况

（一）发展普惠性、大众化的养老服务

发展普惠性、大众化的养老服务，应在兜住困难失能老年人养老这个底线的同时，尊重绝大多数人的养老习惯，完善养老服务供给。①建立基本养老服务制度，实行政府购买基本养老服务清单化、项目化，完善政府购买基本养老服务目录；②通过土地、房屋、设施、税收等优惠性政策，支持养老服务机构建设，完善公建民营机制，降低社会养老服务成本；③大力发展社区养老服务，通过养老护理补贴等政策手段，支持建设具备全托、日托、上门服务、运营家庭照护床位等功能的社区综合养老服务设施；④支持居家养老服务进社区、进家庭，制定补贴政策，适当降低准入门槛，鼓励社会力量投资兴办居家养老机构；⑤健全养老服务质量综合评价机制，全面开展养老机构等级评定，建立健全养老服务各类项目规范性标准，加强养老服务质量监管，不断提升养老机构服务水平。

农村人口老龄化问题更为突出，而农村养老服务体系、基础设施建设显著滞后。应着力补齐农村养老供给短板。①将发展农村老龄事业纳入乡村振兴建设规划战略目标，中央预算内投资设立相应专项，加大养老服务投入和硬件设施改造建设力度；②加强农村敬老院建设，坚持以公办为基础、适当引入市场化经营和社会资金投入，拓展敬老院服务功能，辐射带动农村居家养老服务；③积极发展农村互助性养老服务，切实降低农村养老成本。

应进一步强化对失能失智困难老年人的兜底保障。①增加养老机构护理型床位供给，满足高龄失能失智老年人护理需求；②探索建立长期护理保险制度，制定全国统一的长期护理保险失能等级评估标准，将重度失能老年人纳入保险保障范围；③制定落实相关政

策，明确养老和医疗服务资源优先覆盖失能失智等困难老年人，完善经济困难高龄失能老年人补贴制度、特殊困难失能留守老年人探访关爱制度。

（二）推进医养康养相结合

老年人对医疗健康服务的需求最为迫切，应积极推进医养、康养结合，改善老年人生活品质。①深入开展老年人健康知识宣传普及工作；②建立完善老年人免费体检、健康信息数据档案等制度，加强老年人群重点慢性病早期筛查、干预及分类指导；③加快发展老年人商业健康保险。加强基层医疗单位与养老单位联动协作，通过医联体、医共体、分级诊疗等方式，促进医养自然结合、良性互动。

发展完善居家养老医疗服务机制是推进医养结合的关键。①开展老年人居家日常健康监测，建立社区老年人健康档案。②积极发展在线问诊、上门医疗等服务，鼓励退休医务人员加入上门医疗服务队伍。③完善医保有关规定，调整医保支付制度。将家庭医生根据签约数进行补助，改为收取纳入医保支付体系的上门诊疗费，鼓励家庭医生积极开展上门医疗。④完善家庭医生行医地点、开具处方等法律政策规定，消除为老年人提供上门医疗服务的法律和制度障碍。

（三）扩大老年人经济社会参与

老年群体是重要的人才资源宝库。目前，我国60～69岁低龄老年人口约占老龄人口的一半，应进一步扩大老年人经济社会参与。①加强宣传引导，积极营造"老有所为、老有所用"的社会氛围；②通过社会补贴、税收减免等政策，支持老年人再就业，鼓励用人单位聘用老年人；③完善推广"时间银行"等做法，倡导老年人参与志愿互助照料服务；④积极研究退休改革问题，完善相关制度政策设计，适时出台提高法定退休年龄、弹性退休制度等政策。

（四）加强老龄工作制度机制和队伍建设

把应对人口老龄化关键核心指标纳入高质量发展考核评价体系，增强地方各级党委政府抓落实的主动性积极性。进一步加强顶层设计，理顺工作制度机制，更好地解决权限分散、职能任务交叉、业务边界不清等问题，加强老龄工作合力。明确街道、乡镇在老龄工作方面的事权责任，充分发挥基层党组织、村居自治组织在老龄工作中的作用。提升老龄工作数字化水平，整合老龄工作与警务、户籍、医疗、社会保险、社会救助等信息资源，提高老龄工作科学性、精准性。

三、医养结合示范项目工作方案

国家卫生健康委印发实施《医养结合示范项目工作方案》通过创建全国医养结合示范省（区、市）、示范县（市、区）和示范机构，总结推广好的经验和做法，发挥辐射带动作用，引导鼓励各地深入推进医养结合工作，建立完善医养结合政策体系，吸引更多社会力量积极参与医养结合，不断提高医养结合服务能力和水平，更好满足老年人健康养老服务需求。

（一）创建范围

1.全国医养结合示范省（区、市） 条件成熟、工作基础好的省（区、市）可根据实际，以省（区、市）人民政府名义向国家卫生健康委申请创建全国医养结合示范省（区、市）。示范省（区、市）创建活动无固定周期。

2.全国医养结合示范县（市、区） 各地条件成熟、工作基础好的县、县级市、市辖区可按程序申报创建。示范县（市、区）创建活动每2年开展一次，每次创建示范县（市、区）约100个，2030年完成创建工作。

3.全国医养结合示范机构 具备医疗卫生机构资质，并已进行养老机构备案的医疗机构或养老机构。示范机构创建活动每2年开展一次，每次创建示范机构约100个（含中医药特色的医养结合示范机构），2030年完成创建工作。

（二）创建标准

1.全国医养结合示范省（区、市）和全国医养结合示范县（市、区）

（1）党政重视，部门协同 制定本级贯彻落实《国务院办公厅转发卫生计生委等部门关于推进医疗卫生与养老服务相结合指导意见的通知》和国家卫生健康委等部门《关于深入推进医养结合发展的若干意见》的实施意见或工作方案，将医养结合工作作为改善民生的重要内容纳入当地经济社会发展规划，纳入深化医药卫生体制改革和促进养老服务发展的总体部署。本级建立党委政府统筹、卫生健康部门牵头、相关部门配合、全社会参与的医养结合工作机制，各部门分工明确，责任到位。

（2）政策支持，推动有力 制定、落实医养结合费用减免、投融资、用地、审批登记等有关政策措施。本级地方政府用于社会福利事业的彩票公益金适当支持开展医养结合服务。结合本地实际，完善医保管理措施，制定出台人员培养培训、信息化等相关支持性措施。鼓励社会力量兴办医养结合机构，通过特许经营、公建民营或民办公助等多种模式支持社会力量参与医养结合，为老年人提供多层次、多样化的健康养老服务。社会办医养结合机构能够承接当地公共卫生、基本医疗和基本养老等服务。

（3）固本强基，优化提升 以医养签约合作、医疗机构开展养老服务、养老机构依法依规开展医疗卫生服务、医疗卫生服务延伸至社区和家庭等多种模式发展医养结合服务。落实国家基本公共卫生服务老年人健康管理、老年健康与医养结合服务项目及家庭医生签约服务、家庭病床服务等有关要求，推广中医药适宜技术产品和服务，增强社区中医药医养结合服务能力，充分发挥中医药在健康养老中的优势和作用。有条件的医疗卫生机构能够按照相关规范、标准为居家老年人提供上门医疗卫生服务。推进农村地区医养结合，有条件的地区实现乡镇卫生院与敬老院、村卫生室与农村幸福院统筹规划、毗邻建设，基本满足农村老年人健康养老服务需求。二级及以上综合性医院开设老年医学科的比例超过全国平均水平，本地区所有养老机构能够以不同形式为入住老年人提供医疗卫生服务，医疗卫生机构普遍建立老年人挂号、就医绿色通道。

（4）注重管理，强化监督 制定、落实医养结合相关规范性文件及标准等。定期对医养结合机构服务质量进行检查评估，指导医养结合机构严格执行相关规章制度、诊疗规范和技术规程，对于发现的问题及时跟踪、督促整改。医养结合数据准确并能有效指导实际工作。

（5）完善支撑，加强保障 实施、落实医师区域注册制度，医养结合机构的医务人员与其他医疗卫生机构同等参加职称评定及继续教育。出台具体政策，鼓励医务人员到医养结合机构执业，建立医养结合机构医务人员进修轮训机制。运用互联网等技术开展医疗、养老服务，能够为老年人提供针对性、便捷性的医养结合服务。培育和支持助老志愿服务，开展面向医养结合机构的志愿服务。

（6）群众认可，评价良好 医养结合服务得到当地老年人的普遍认可，5年内无医疗质量安全和涉老等重大负面事件。医养结合工作得到上级主管部门和相关部门的肯定，媒体正面评价较多。

2.全国医养结合示范机构 运营满5年及以上，近2年入住率达到实际运营床位的60%及以上，能为入住老年人提供适宜的预防期保健、患病期治疗、康复期护理、稳定期生活照料以及临终期安宁疗护一体化的医养结合服务，入住失能、失智老年人占比超过50%。在满足以上条件的基础上，优先推荐以下机构：对老年人开展健康和需求综合评估，建立老年人电子健康档案，医疗和养老服务提供者共享评估结果。针对老年人可能出现的身体功能下降（如体力下降、认知障碍、抑郁症状等）、老年综合征（如尿失禁、跌倒风险等）开展积极干预，预防或减缓失能失智。为居家养老的老年人家庭成员等非正式照护者提供心理干预、培训和支持。注重发挥中医药特色和优势，为老年人提供中医体质辨识、养生保健等健康养老服务。利用信息化手段提升医养结合服务质量和效率。

（1）环境设施好 按照机构类别，服务场地的建筑设计符合相关医疗机构建筑设计规范及《老年人照料设施建筑设计标准》《建筑设计防火规范》《无障碍设计规范》等国家相关标准要求。配备满足服务需求的医疗和养老设施设备，定期进行维护和保养，确保设备安全使用。

（2）人员队伍好 按照机构类别、规模和服务需求等配备相应的管理、专业技术、服务和后勤人员，人员配备数量应当符合国家有关要求，所有人员均须按照国家相关法律法规持证上岗或经相关专业培训合格后方可上岗并组织定期考核。管理人员应当具备相关管理经验。各类专业技术人员应当建立专业技术档案。

（3）内部管理好 遵循《医疗机构管理条例》《养老机构服务质量基本规范》等相关制度，建立与医养结合服务相配套的管理体系，加强服务管理、人员管理、财务管理、环境及设施设备管理、安全生产管理和后勤管理等；医疗机构还需加强医疗管理、护理管理、药事管理、院感管理、医疗文书管理等。

（4）服务质量好 了解老年人健康状况，为老年人制定有针对性的个人服务计划，提供专业、安全、规范的医疗卫生服务和养老服务，根据机构职责和服务需求，提供健康教育、健康管理、疾病诊治、康复护理、生活照料、膳食服务、清洁卫生服务、洗涤服务、文化娱乐、心理精神支持、安宁疗护等服务，做到慢病有管理、急病早发现、小病能处理、大病易转诊。公开服务项目和收费标准，建立投诉反馈机制，及时改进服务质量。

（5）服务效果好　遵守国家相关法律法规和政策，5年内未发生重大安全生产事故、重大医疗事故和违法违纪案件。机构运营现状良好，具有可持续发展的潜力。建立服务质量外部监督评价制度，产生良好社会效益，并能够对其他医养结合服务机构起到辐射和带动效应。

四、关于进一步推进医养结合发展的指导意见

国家卫生健康委等11部门印发《关于进一步推进医养结合发展的指导意见》，意见提出盘活土地资源。医疗卫生用地、社会福利用地可用于建设医养结合项目。

（一）发展居家社区医养结合服务

1.积极提供居家医疗服务　各地应结合实际建立完善居家医疗服务规范、技术指南和工作流程，明确相关政策，支持有条件的医疗卫生机构为居家失能（含失智，下同）、慢性病、高龄、残疾等行动不便或确有困难的老年人提供家庭病床、上门巡诊等居家医疗服务。推进"互联网＋医疗健康""互联网＋护理服务"，创新方式为有需求的老年人提供便利的居家医疗服务。

2.增强社区医养结合服务能力　实施社区医养结合能力提升行动，有条件的社区卫生服务机构、乡镇卫生院或社区养老服务机构、特困人员供养服务机构（敬老院）利用现有资源，内部改扩建一批社区（乡镇）医养结合服务设施，重点为失能、慢性病、高龄、残疾等行动不便或确有困难的老年人提供医养结合服务。扎实做好基本公共卫生服务，积极推进老年健康与医养结合服务项目实施，加强老年病预防和早期干预。发挥中医药和中西医结合在养生保健、慢性病防治等方面的优势，推动中医药进家庭、进社区、进机构。有条件的地方可按照知情、同意、自愿的原则，为老年人免费接种流感、肺炎等疫苗。在做实老年人家庭医生签约服务的基础上，稳步提高失能、慢性病、高龄、残疾等行动不便或确有困难的老年人家庭医生签约服务覆盖率。

（二）推动机构深入开展医养结合服务

1.支持医疗卫生机构开展医养结合服务　鼓励医疗卫生机构依法依规在养老服务机构设立医疗服务站点，提供嵌入式医疗卫生服务。推动医疗卫生机构将上门医疗服务向养老机构拓展，为符合条件的入住养老机构的老年人提供家庭病床、上门巡诊等服务。各地要优化医疗资源布局，通过新建、改扩建、转型发展等方式，加强康复医院、护理院（中心、站）和安宁疗护机构建设，支持老年医学科和安宁疗护科发展，支持医疗资源丰富地区的二级及以下医疗卫生机构转型，开展康复、护理以及医养结合服务。推动建设老年友善医疗卫生机构，方便老年人看病就医。公立医疗卫生机构开展居家医疗服务、医养结合签约服务，以及医疗资源富余的二级及以下公立医疗卫生机构利用现有床位开展养老服务，要严格执行相关规范，收入纳入医疗卫生机构收入统一管理。

2.提升养老机构医养结合服务能力　各地应在摸清失能等老年人底数的基础上，结

合入住需求和意愿，采取差异化补助等多种措施，推动养老机构改造增加护理型床位和设施，支持社会力量建设专业化、规模化、医养结合能力突出的养老机构，主要接收需要长期照护的失能老年人。各地应指导支持养老机构、医疗卫生机构开展签约合作，为养老机构提供预约就诊绿色通道、上门巡诊等服务，做实合作机制和内容，提高医养结合签约服务质量。鼓励大型或主要接收失能老年人的养老机构内部设置医疗卫生机构，支持内设医疗卫生机构加强能力建设，提升诊疗服务质量。

（三）优化服务衔接

1.加强医疗养老资源共享 各地应推动社区医疗卫生、养老服务、扶残助残等公共服务设施统筹布局、资源共享。推进社区卫生服务机构与社区养老服务机构、社区康复站，乡镇卫生院与特困人员供养服务机构（敬老院），村卫生室与农村幸福院、残疾人照护机构统筹规划、毗邻建设，采取多种有效方式，实现资源共享、服务衔接。将养老机构内设的医疗卫生机构纳入医疗联合体管理，与医疗联合体内的牵头医院、康复医院、护理院（中心、站）等建立双向转诊机制，提供一体化、连续性服务，实现医疗、康复、护理、养老服务资源的高效协同。鼓励基层积极探索相关机构养老床位和医疗床位按需规范转换机制。

2.积极发挥信息化作用 依托全民健康信息平台和"金民工程"，建设全国老龄健康信息管理系统、全国养老服务信息系统，全面掌握老年人健康和养老状况，分级分类开展相关服务。实施智慧健康养老产业发展行动，发展健康管理类、养老监护类、康复辅助器具类、中医数字化智能产品及家庭服务机器人等产品，满足老年人健康和养老需求。

（四）完善支持政策

1.完善价格政策 公立医疗卫生机构为老年人等人群提供上门医疗服务，采取"医药服务价格＋上门服务费"的方式收费。提供的医疗服务、药品和医用耗材，适用本医疗卫生机构执行的医药价格政策。上门服务费可由公立医疗卫生机构综合考虑服务半径、人力成本、交通成本、供求关系等因素自主确定。已通过家庭医生签约、长期护理保险等提供经费保障的服务项目，不得重复收费。公立医疗卫生机构开展养老服务，收入单独核算或单列备查账管理，收费标准要综合考虑服务成本、供求关系、群众承受能力等因素，原则上由价格主管部门核定后执行，具备招标条件的，鼓励通过招标方式确定。

2.加大保险支持 及时将符合条件的养老机构内设医疗卫生机构纳入医保定点管理。根据医养结合特点，合理确定养老机构内设医疗卫生机构医保总额控制指标，探索对安宁疗护、医疗康复等需要长期住院治疗且日均费用较稳定的疾病实行按床日付费，鼓励有条件的地方向提供医养结合服务的定点医疗卫生机构预付部分医保资金。按程序将符合条件的治疗性医疗服务项目纳入医保支付范围，足额支付符合规定的基本医保费用。稳步推进长期护理保险制度试点，适应失能老年人基本护理保障需求。鼓励商业保险将老年人预防保健、健康管理、康复、护理等纳入保障范围。

3.盘活土地资源 医疗卫生用地、社会福利用地可用于建设医养结合项目。允许盘活利用城镇现有空闲商业用房、厂房、校舍、办公用房、培训设施及其他设施提供医养结合服务，并适用过渡期政策，五年内继续按原用途和权利类型使用土地。完善土地支持政策，优先保障接收失能老年人的医养结合项目用地需求。允许和鼓励农村集体建设用地用于医养结合项目建设。

4.落实财税优惠 有条件的地方可通过相关产业投资基金支持医养结合发展。落实有关税收优惠政策，支持社会力量提供多层次、多样化医养结合服务。通过政府购买服务等方式，统一开展老年人能力综合评估，支持符合条件的医疗卫生机构为老年人提供基本公共卫生、家庭医生签约等服务，支持符合条件的养老机构为老年人提供基本养老、家庭养老床位签约等服务。

（五）多渠道引才育才

1.加强人才培养培训 加快推进医疗卫生与养老服务紧缺人才培养，将老年医学、护理、康复、全科等医学人才，养老护理员、养老院院长、老年社会工作者等养老服务与管理人才纳入相关培养项目。鼓励普通高校、职业院校增设健康和养老相关专业和课程，扩大招生规模，适应行业需求。大力开展医养结合领域培训，发挥有关职业技能等级证书作用，进一步拓宽院校培养与机构培训相结合的人才培养培训路径。鼓励为相关院校教师实践和学生实习提供医养结合服务岗位。

2.引导医务人员从事医养结合服务 基层卫生健康人才招聘、使用和培养等应向提供医养结合服务的医疗卫生机构倾斜。根据公立医疗卫生机构开展医养结合服务情况，合理核定绩效工资总量。公立医疗卫生机构在内部绩效分配时，对完成居家医疗服务、医养结合签约等服务较好的医务人员给予适当倾斜。支持医务人员特别是退休返聘且临床经验丰富的护士到提供医养结合服务的医疗卫生机构执业，以及到提供医养结合服务的养老服务机构开展服务。鼓励退休医务人员到提供医养结合服务的医疗卫生机构和养老服务机构开展志愿服务。

3.壮大失能照护服务队伍 通过开展应急救助和照护技能培训等方式，提高失能老年人家庭照护者的照护能力和水平。加强对以护理失能老年人为主的医疗护理员、养老护理员的培训。鼓励志愿服务人员为照护居家失能老年人的家属提供喘息服务。

（六）强化服务监管

1.加强行业监管 将医养结合服务纳入医疗卫生行业、养老服务行业综合监管和质量工作考核内容，将养老机构内设医疗卫生机构纳入医疗卫生机构"双随机、一公开"监督抽查范围，将医疗卫生机构开展养老服务纳入养老机构"双随机、一公开"监督抽查范围，引导相关机构持续优化医养结合服务。各相关部门要强化信息共享，健全各司其职、各负其责、相互配合、齐抓共管的协同监管机制，着力推动解决影响服务质量安全的突出问题。

2.落实传染病防控和安全生产责任 养老机构内设医疗卫生机构要严格执行传染病防控和医疗机构感染防控各项要求，妥善安排对内和对外服务，坚决防范疾病传播。医疗卫生机构提供养老服务的场所要与医疗服务区域实行分区管理，做到物理隔离、独立设置。本地区发生重大传染病疫情期间，医疗卫生机构提供养老服务的场所要根据疫情形势配备专职医务人员及其他必要工作人员，非紧急必须情况不与医疗服务区域交叉使用设施设备、物资等，确需使用的，要严格落实防控措施。有关部门要加强监督指导，推动责任落实，坚决防范疫情风险。各地要督促提供医养结合服务的相关机构严格落实安全生产和消防安全主体责任，及时消除安全隐患，维护老年人生命安全和合法权益。严禁利用易燃可燃彩钢板材料搭建有人员活动的场所。对不具备安全生产和消防安全条件、存在重大安全隐患的，依法依规予以处理。

各地区各有关部门要加强组织领导，将推进医养结合发展纳入经济社会发展规划和国民健康、医疗卫生服务体系、老龄事业发展和养老服务体系等相关规划。建立完善多部门协同推进机制，动员社会力量广泛参与，以养老服务为基础，以医疗卫生服务为支撑，推动医养有机衔接，完善和落实各项政策措施。国家卫生健康委会同民政部等部门加强对各地破除医养结合难点堵点问题的督促指导。加强政策培训和宣传引导，组织实施医养结合示范项目，及时总结推广典型经验，推动医养结合高质量发展。

第二节　依托国家政策医康养模式的实施

从2013年起，国家相继出台了一系列关于推进医养结合建设的政策，2022年，为进一步深化发展我国老龄事业及养老服务体系，国务院印发了《"十四五"国家老龄事业发展和养老服务体系规划》，为医养结合服务的发展提供了强有力的政策支持。大力发展医养结合服务是解决我国养老问题的关键，是缓解老龄化问题所带来的社会压力的突破口，是推动我国养老服务发展不可或缺的一部分。

虽然国家为养老事业的发展制定了一系列相关政策支持，但是医康养结合模式的实施仍然存在一系列的问题，包括：①政府方面，如多头管理问题、政府对医养结合的支持力度不足、缺乏统一的评估标准监管难度大、"医""养"边界模糊；②医养结合机构方面，如医疗资源紧张床位总量供给不足、机构性质定位不准、各级机构缺乏积极性、各级医养结合机构结构缺乏合理性体系建设不健全；③专业人才方面，如人才管理机制不完善、专业人员储备不足人才队伍建设有待加强、基层机构人才短缺；④服务对象方面，如传统养老观念严重、对基层及私立医养结合机构不信任；⑤保障方面，如政策保障不足、资金保障力度不足、医保政策联动和支持不够。针对以上问题，在依托解读国家政策的背景下，可以从以下几方面去努力。

一、政府主导，多部门合作，完善配套措施

1.消除政策壁垒，政府主导，加强协同　政府应明确自身定位，在充分发挥主导作用的前提下不缺位、不越位；医养结合养老服务涉及卫生健康委、民政局、医疗保险等多个部门，建议各部门间进一步协同，实现部门间联合办公，打破条块分割，提高效率，进一步落实和完善相关政策，确保相关政策落地，相互监督，让社会养老资源得到最大化利

用，推进医养结合建设。

2.**推行并落实医养结合方案，完善区域卫生规划**　各地可在区域卫生规划工作中明确医养结合建设工作方案，进一步统筹，加强顶层设计。

3.**建立评估标准**　完善居家和社区养老模式。

二、加强管理，创新模式

1.**完善转诊制度**　优化医院管理，建立健全各级医疗机构与养老机构之间的转诊制度，可结合实际引入第三方机构进行家庭护理，开展家庭医生签约服务及家庭病床服务。

2.**引入"智慧养老""互联网+"等理念，创新医养结合养老服务模式**　在资源最大化利用的前提下优化配置，可鼓励医疗机构和养老机构进一步发展，一方面，对现有的医疗卫生机构开展养老相关服务给予一定的政策和资金引导，有条件的养老机构可兴办老年病医院、专科医院、康复医院等专业医疗服务机构；另一方面，创新社区和居家医养结合养老服务模式，以社会组织和企业为主体，服务社区居民，积极打造"政府指导，社会组织参与，市场化运营"居家医养服务新模式；扶持民营机构，进一步加强民营机构与公立医院、公办机构之间的合作，提升民营机构的社会信任度，以提高其床位使用率。

3.**明确医养定位，不断扩展服务范围**　老年人对医养结合服务需求呈多样化发展，医养结合要不断调整、完善、拓展服务模式，才能更好地适应新时代老龄工作的要求。不断完善开展居家医护的规范和制度；发挥示范性医养结合机构引领作用，鼓励综合能力强的医养结合机构托管帮扶规模较小、能力不强的医养结合机构，出台医养结合机构在日间照料中心、养老院及老年大学等为老服务机构的医养服务规范及标准，让医养服务相伴在老年人身边。

三、加强人才队伍建设

1.**推进专业养老照护人员的培养和管理体系建设**　加强专业人才培养，提倡各高校开设预防医学、老年护理、老年服务等相关专业，整合相关学科，构建多层次专业人才培养体系，培育多元化专业人才，建立与医养结合模式相适应的人才梯队。

2.**出台人才保障机制**　尤其是针对基层机构的工作人员，根据需求，通过开展委托、岗位培训等方式，不断提升基层工作人员的理论知识和实践操作能力，建立和完善相关的薪酬体系，推动职业技能培训与收入挂钩；设置基层就业专项补贴等形式，提升工作人员薪酬待遇，吸引更多优质专业人才扎根基层；提高基层医养结合机构中养老服务员工工资待遇，提升员工福利，提升员工幸福指数，建立健全员工保障制度，增加基层医养结合机构员工编制数量，解决基层医养结合机构从业人员的个人发展问题。

3.**引入"互联网+"**　专业医护人员经实名认证及资历审查后，可依托网络平台，多点执业，为有需要的老年人提供相应服务，可在一定程度上缓解医养结合机构专业人员不足的压力，降低社会成本，节约医疗资源。

四、完善保障体系

1.加大资金投入 加强政府和社会各方面对医养结合服务机构的支持，完善投入机制，地方财政要统筹老龄事业发展，加大财政投入力度，各相关部门要用好有关资金和资源，积极支持医养结合工作，进而为老年人实施全面的医养结合提供基础。

2.促进公私合作 大力推广PPP模式，鼓励公立医疗机构和民营养老机构之间的合作，在经费补贴、优惠政策、医保报销政策方面统一标准，激发民营机构的积极性，盘活医养结合中的民间资本。

3.健全居民医疗保险制度 进一步完善老年商业护理险建设，适时调整医疗保险政策及相关制度使之适应医养结合型养老服务，大力推行财政补贴、减免税费等优惠政策。

4.提升保障能力 建立按日付费动态调整机制；扩大长期照护保险保障范围，提高报销比率；鼓励有需要、有经济实力的老年群体购买商业医疗保险产品。

五、树立健康养老观

近年来，随着医养结合建设工作的逐步推进，大家逐渐对医养结合的概念及内容已经有所了解，但还需进一步加强宣传，使老年人及其子女对医养结合、机构养老等一系列概念有正确的认识和理解，从而打破传统"养老""孝道"的观念，进而转变养老观念，树立健康养老观。一方面，加强"普适性"宣传，政府相关部门可充分利用互联网及社交网络平台，进一步加大对医养结合相关概念及内容的宣传。另一方面，加强"针对性"宣传，可以与各地医院、社区、乡镇卫生院对接，对有需求去机构养老的群体进行针对性宣传。

第三章 目前我国养老问题及现状

第一节 养老的方式

一、居家养老

以北京、上海、广州等城市为代表的一线城市，低生育持续稳定，经济社会发展水平较高，人口预期寿命不断延长，步入老龄化社会的时间较早，上海是在20世纪70年代末首先步入老龄化城市，北京紧随其后，是在20世纪90年代初，因而这些城市在应对老龄化挑战时起步早，成效显著。

相比较二、三、四线城市养老现状而言，一线城市无论是在政府政策支持、管理机制、养老服务体系建设，还是在养老服务人员的素质、专业化水平、老年人满意度等方面都比较突出，基本上形成了适应城市老年人养老需求的多元化、多层次的养老服务体系。上海市的老龄化具有鲜明的代表性和先导性，呈现出发展速度快、老龄化程度深、空间分布差异大、服务需求多元化等特征。早在2006年该市就提出"9073"养老格局目标，在居家养老服务方面，采取集中和分散两种形式。集中形式是指社区创办老年人日托服务，提供日间照料，晚上老年人回自己家中；分散形式是指经过专业培训的服务人员以上门方式为老年人提供服务。各区县均成立居家养老服务中心，相应的配置居家养老服务热线；在资金支持方面，上海为老服务所需资金主要来源于政府财政支出、慈善捐助和社会投入，政府财政资金大部分用于养老基础设施建设、机构运营补贴以及服务购买方面，如免费发放服务券等，对百岁老人、特殊贡献老年人以及经济困难老年人发放养老补贴等。在服务人员方面，上海成立志愿者组织、非政府组织以及邻里互助三种服务模式，努力构建"政府主导、社会参与"发展模式，同时开展"时间储蓄"服务模式，调动广大群众养老服务积极性。在政策引导下，徐汇区天平社区成立"助老服务社、特需服务队、关爱服务员"三支工作队伍，为低收入和困难老年人提供生活照料和康复护理服务，社区服务人员大部分都是经过培训上岗的失业下岗人员，实现居家养老服务建设与社区再就业的紧密结合。在服务内容方面，上海市开展"家庭医生"合约制度，由专业人员定期走访上门，为社区老年人进行常规身体检查及普通的健康护理服务，与此同时，社区定期开办健康讲座，开展健康咨询活动，构建"社区—中心—家庭"无缝隙链接模式。在运行机制方面，始终坚持"政府主导、机构参与、社会协同"，不断强化对养老服务的监督。2009年，北京市民政局等部门提出"9064"养老服务格局，通过立法助推居家养老，深入开展社区试点，推行"九养政策"，为老年人提供社区医疗、法律援助等服务；社区老年人不仅能享受社区医生签约服务，定期对老年人需求进行监测评估，建立老年人长期护理保障制度，老年人医疗费用可以通过基本医保报销，从而建立起比较完善的基本医疗保险制度；此外，该市还要求新老社区必须提供养老服务设施，设施不足的通过购置、租赁等方式满足要求；在养老服务方面，培育发展为老公益组织，鼓励社会组织参与为老志愿服务活动，为老年人提供家政、购物、就医等上门服务，同时关爱老年人心理健康，积极组织多种形式的文教体活动，被老年人形象的称为"无围墙的养老院"。由此可见一线城市养老服务已逐步趋向完善，在养老服务体系建设中成为国内各线城市学习借鉴的典型。

对于杭州、武汉等二线城市来说，在城市养老服务建设方面紧跟一线城市，也取得不错的成绩。杭州市的相关养老服务建设都是在中央及省政府的统一规划下展开，在居家养老服务上，本市针对老年人具体情况实施分类管理，集中供养主要面向"三无"及"五保"老年人，对经济基础较差和失能老年人，政府通过购买服务或直接补贴形式给予帮助，高龄和空巢老年人的服务方式则趋向多元化。杭州市基本生活照料及家政服务一般委托家政公司提供，政府依据老年人自身状况及家庭条件提供不同标准的补贴券。在紧急救助方面，政府通过与商业公司合作，为老年人配备专门的呼叫器和手机，老年人一旦有紧急需求，就可呼叫服务公司；在医疗保健服务上，社区主要提供测量血压、陪同就医等日常简单和基本的咨询和协助服务；在服务方式上，不仅有"全托""日托""临时托"可供选择，而且还可以到社区食堂享受优惠经济的饭菜；在资金来源上，杭州市居家养老服务资金供应来源集中在市、区财政两级，其中以市级补贴为主，区级会补贴一部分建设和运营经费，各区根据财力状况适当变通本区居家养老服务，这也在一定程度上限制了各区创新服务的范围，比如西湖区实施的"喘息服务"，面向对象只针对具有西湖区户籍且实际也居住于此的老年人，其他情况下的西湖老年人则得不到政府的补贴，因为政府财力有限，只得限定服务范围和服务对象。南京市鼓楼区为满足社区老年人居家养老需求，建立以政府为主导，民间组织为依托的"居家养老服务网"，免费为老年人安装"安康通"呼叫系统，构建起家庭与社区联系的桥梁；实施家庭探访制度，定期为老年人提供上门服务，同时提供问候、心理疏导等精神慰藉服务，不断提高专业化服务水平。武汉市采取居家养老与社区服务相结合的方式，通过社区养老服务中心搭建养老服务平台，充分整合利用社区卫生服务中心和小区物业等资源，使各方服务主体能够优势互补、相互配合，共建十分钟养老服务圈，满足高龄、空巢及残疾老年人的特殊服务需求，以此形成布局合理、服务周到、老年人满意的养老服务格局。此外，武汉市除提供基本的居家养老服务之外，还准备向康复保健服务延伸，鼓励老年人与社区医院签约，从而享受社区卫生服务中心提供的基本公共卫生、医疗、双向转诊等服务，为社区服务中心购买保险，总体来说，二线城市的养老服务也在不断完善之中，虽与一线城市相比还存有差距，但相对来说养老服务功能基本健全。

三、四线城市相较一、二线城市而言在城市养老服务建设方面仍存在较大差距，宁波市作为三线城市，从2004年3月开始海曙区就出台政策，试行为高龄、独居的困难老年人购买居家养老服务，此后开始慢慢推广。海曙区的居家养老服务以星光敬老协会为中心，政府、社会组织、义工等围绕其展开分工与合作。社区内老年人以社区居委会、敬老协会为传播平台表达养老诉求，区政府通过政策扶持，对财政预算做出调整，向该协会购买服务。社区服务人员主要接纳就业困难人员，服务内容以基本的生活照料、医疗康复为主。淄博市作为四线城市，当地政府也对全市社会养老服务工作展开部署，挂牌成立社区居家养老服务站和日间照料站，形成两级管理服务网络；在服务队伍建设上，以专业化服务人员为主，志愿者为辅，初步建立居家养老服务体系；在政府支持方面，全市已基本建立起覆盖城镇居民的医疗保险制度及高龄老年人生活补贴制度。老年人生活水平得以提高，养老现状有所改善。总体而言，三、四线城市都面临着城市养老服务体系不完善，居家养老服务内容单一，无法满足老年人多样化需求；养老配套设施不齐全，专业服务人才紧缺，志愿服务人员流动性较大、政府财政支持力度有限等问题。

二、机构养老

机构养老作为社区居家养老和家庭养老方式的重要补充，受到政府和社会的广泛关注。以一线城市来说，一线城市的养老机构不仅覆盖城乡建设，而且在养老服务设施、服务内容、服务人员素质和专业化水平方面比较完善和突出。上海市民政局规定养老床位必须达到50张以上才可以兴建社会养老机构，目前从服务层次上来说，上海市养老机构可以划分为保障型、标准型和舒适型三个档次，针对每个机构档次，其床位补贴标准也不同。从养老功能上讲，有单一功能也有综合功能养老机构，单一功能设置主要是收住某一类型的老年群体，这些老年群体依据身体健康状况细分为生活无法自理者、需要一定照料服务者或者生活可以自理者；综合功能养老机构则面向各种类型的老年群体，根据老年人需求提供相应的养老服务。上海市政府为扶持养老机构发展，目前已建立比较完善、规范的长效公共财力支持机制，将养老福利投入逐步纳入各级政府财政预算，大力推动养老福利设施建设，提高服务补贴标准；对社会化的养老机构，政府通过免缴城市建设费、补贴等优惠政策减轻社会办养老机构的经费压力。在机构管理方面，通过制订和实施行业标准，切实规范养老服务行业行为，努力提升养老服务质量，逐步完善机构服务体系，使其不断科学化、规范化、标准化。在运作方面，全市全面推行养老机构意外责任险，保险费用由政府和机构共同承担，有效规避机构服务风险。在服务人员建设方面，上海市依托专业化、社会化的培训机构，以证书培训和继续教育培训相结合的方式，不断加强机构从业人员在护理、基本照料、心理咨询等方面的技能，提升职业素养。与此同时，引进专业社工，继续提高养老机构专业化服务水平。在专业人才引进方面，上海市各级养老机构加大与相关高等院校的交流与合作，设置护理专业，为社会福利事业的发展培养人才，为养老服务事业输送新鲜血液。在养老服务内容上，上海市要求养老机构所在地的一级医疗机构为机构老年人提供上门医疗服务，而北京市所有养老机构和养老照料中心将以合作或独立设置等方式开展医养结合服务，满足老年人对医疗服务需求。为加快养老机构发展，北京市始终坚持养老机构建设和管理的市场化以及投资主体的多元化，引导养老机构发展产业化、筹资渠道社会化，在取得社会效益的同时兼顾经济效益。广州市针对痴呆老年人进行集中管理，提供特殊服务，建立专门的大楼，配备特别的呼叫器等服务设施，该市民办养老机构由于资金来源渠道广泛，定价比较灵活合理，经营管理比较成熟稳定，受到老年人的一致追捧。

二线城市养老机构发展紧随一线城市，在机构养老服务方面也相当完善。据杭州市民政局统计，本市养老机构主要以民办为主，公办养老机构较少。民办养老机构中设有高级老年公寓、自理式老年公寓及护理式养老院，提供医疗、娱乐、健身等全方位养老设施，主要面向市周边地区有经济实力的中低龄老年人。公办养老机构以集中供养和资费寄养相结合的方式向老年人开放。对于民办养老机构，杭州市政府专门出台扶持政策，为养老机构提供建设补助和运营补助，鼓励民间资本进入养老服务市场。武汉市机构养老坚持从"补缺型"向适度"普惠型"转变，鼓励社会办养老机构，制订《武汉市社会办养老福利机构管理办法》，充分维护和保障社会办养老机构和入住老年人的合法权益。目前，武汉市已基本形成"以市级国办养老机构为示范、区级国办养老机构为支撑、乡镇养老机构为延伸、社会办养老机构为骨干、社区养老为依托的多元化发展格局"，建立起"五位一体，城乡统筹"的养老服务体系。成都市政府首推"公建民营"养老机构，将养老服务设施建设列入专项规划，积极推动微型养老机构建设，重点照顾中低收入群体，着力打造"以人为本"养老服务。

三、四线城市机构养老发展与一、二线城市相比差距较大。这些城市养老机构发展缓慢，服务质量堪忧，而且出现城乡发展严重不平衡现象。私人投资的养老机构或部分公立养老机构大都为保障型，且多为闲置企业改建而成，服务质量无法保障，整体服务水平较低。养老机构收费标准与入住老年人的经济能力尚有差距，多数老年人收入较低，社会化消费能力弱，导致有效需求不足，而若降低收费则无法维持机构正常运行。政府对养老服务事业的财政支持力度不足，投入效率有限，导致养老机构床位总量不足，机构配套设施匮乏，无法满足老年人多样化需求，进而影响平均入住率；其次，机构护理人员整体素质不高，专业护理水平有限，薪酬待遇偏低，导致人员流动性加大。在养老护理服务管理方面，当地一般形成统一的分级护理标准、护理操作规范及评价体系，尚未制订养老护理人员准入和分级管理机制。另外，发展相对较好的公立养老机构入住率较高，常常出现一床难求的局面，入住者一般是家境较好、身体健康的老年人，而真正需要养老服务的失能半失能或低收入老年人却被拒之门外，与公立养老机构的设立初衷背道而驰。

三、社会养老保障

上海、北京等一线城市拥有城镇基本养老金的城市老年人口逐年增长，月平均养老金在全国各大城市中排名靠前，最低生活保障金标准不断提高，对贫困、残疾、空巢等特殊老年群体的救助力度不断加大；在养老服务方面，上海市成立多支志愿者服务队伍，参与者多为学生和社会热心人士，以老年人为服务对象，向他们开展聊天、谈心、联欢等文娱活动，法律援助、心理疏导、读书讲座等专业服务以及家务帮助、陪同就医和购物等生活辅助服务；老年社团组织活跃，城市老年人精神文化生活较为丰富。北京市出台多项老年人优待措施，可享受医疗、公共乘车、旅游景点等优惠服务。二线城市中，成都市政府加大财政投资，建立全市城乡老年救助信息网，收集整合空巢及城市"三无"老年人信息，实现城乡老年人信息共享，为后续养老服务开展奠定基础。而三、四线城市由于经济发展水平限制以及当地政府对老龄事业的认识不足，在社会基本养老保障和医疗保障方面，老年人口覆盖范围有限，各项老年优惠政策落实不到位，城市老年活动组织热情度不高，精神文化生活相对比较匮乏。

四、"抱团养老"模式

据估计，到2030年左右我国老年人口规模将会增长一倍，达到总人口比例的30%，如此庞大的老龄人口数量势必会给我国现存社会养老模式带来巨大压力。我国现存养老模式提供的服务重点集中在社区养老、机构养老和居家养老方面，服务对象集中于失能失智等特殊老年群体和五保户等经济困难老年群体，目前专门为健康老年群体提供养老服务的项目形式相对极少，"抱团养老"模式的出现恰好迎合了健康老年群体的养老需求。

"抱团养老"作为一种新兴养老模式，虽然在我国发展时间较短，并且面临着社会各方重视不够、养老资源短缺等方面的外部限制，同时也存在自身门槛较高、法律法规不健全等方面的内部缺陷。但是不可否认，它作为一种新型养老模式是对我国养老体系的一次大胆创新和有益补充。现如今，我国人口老龄化的速度在持续加快，养老问题已经成为我国社会发展中一个不容忽视的问题了。一方面，受传统观念的影响，老年人会选择家庭养老，但他们的子女为了生计常年在外奔波，导致老年人"空巢"，十分失落和孤独；另一方面，随着经济的发展、社会的进步，老年人的思维也在发生转变，他们也希望能寻找到一种更独立、更高品质的养老方式。基于抱团养老互帮互助、形式多样的优点，笔者认为，抱团养老模式是符合时代潮流、有望突破现今养老困境、十分可行的一种新模式。

（一）"抱团养老"的定义及特征

"抱团养老"模式作为近几年才兴起的新型养老模式，目前学术界还没有一个统一权威的定义，比较公认的界定认为，"抱团养老"指的是一种自发的养老模式，它给老年人充分的生活空间和自由，通常是老年人的朋友圈以及生活圈，通过自给自足、互帮互助的方式让老年人完成养老活动的过程。"抱团养老"是一种将家庭养老模式和社区养老模式结合在一起的混合养老模式，本质上是一种集体互助养老模式，在运行上除秉承家庭和社区两种养老模式的特点外还拥有自身的一些特点：①老年人们共同支付生活费用，运行成本低；②"抱团养老"的老年人大多是朋友、同事、邻里等关系，彼此相互熟悉，易结合，摩擦小；③"抱团养老"模式既体现了家庭养老模式的自助，又体现了社区养老模式的互助，实现了自助和互助的结合；④"抱团"老年人相互熟悉，生活经历、起居习惯、兴趣爱好等相类似，情感上能够相互慰藉。目前，"抱团养老"主要有合居共同开销养老、乡村低成本养老生活、基地养老和旅游养老等基本类型。

（二）"抱团养老"的发展现状

1. **"抱团养老"模式赢得了广大老年群体的认可**　"抱团养老"模式虽然在我国出现的时间不长，但已经取得了不小的成就。目前对"抱团养老"模式进行尝试的案例已多达百起，覆盖我国中东部大部分省份，呈现出"遍地开花"的发展势态。其中，2017年12月中央电视台《讲诉》栏目报道的杭州市余杭区13位老年人的"抱团养老"故事更被宣称为我国首个"抱团养老"成功案例，引起了全国的关注。目前，全国实施的"抱团养老"模式还有天津蓟县的知青乐活大院、广西北海的老年集体户、天津新兴南里社区的六朵金花等。

2.**"抱团养老"模式得到了政府的试点推广** 在广大老年群体对"抱团养老"模式进行尝试的同时,政府也开始对该模式进行试点工作。在2008年,河北邯郸肥乡县就根据"抱团养老"模式在农村建设了"互助幸福院",让当地农村空巢老年人进行自我管理、自我服务。2014年,山东烟台成为全国首个"抱团养老"工程试点城市。

3.**"抱团养老"模式开始市场化运营** 2014年9月,"抱团养老"工程正式由山东正当国际实业发展有限公司创办,仅仅半年时间试点就取得了巨大成功,而现在抱团养老工程已在合肥、常州、成都、杭州、南昌、长沙、济南、天津等地陆续实施。

（三）"抱团养老"的发展困局

1.**受传统养老观念束缚,子女接受程度低** 我国传统的养老方式主要依赖家庭,"父养幼,子养老"的代际养老形式深入人心。虽然我国改革开放后经济形势发生了巨大变化、家庭结构趋于小型化,但是我国的社会保障体系不完善、发展水平低,家庭养老依然是我国老年人养老的主要模式。目前国家明确提出"居家为基础,社区为依托,机构为补充,医养相结合"的养老体系建设目标,这更加巩固了家庭养老的基础地位,使得新兴养老模式难以被老年群体所接受和认可,进而影响大规模的宣传和推广。"抱团养老"虽然得到了一些推广和认可,但就全国而言仍没有形成规模,一些中西部城市以及大部分农村地区对"抱团养老"仍了解甚少。传统儒家思想提倡"百善孝为先",而家庭养老从古至今一直都被认为是子女孝顺的标志,子女不侍奉老年人会被认为不孝顺。虽然现代化社会中家庭养老功能正逐渐弱化、多元养老模式初具规模,但子女仍不愿意将父母送到养老院或养老机构进行养老。究其根本原因,是子女们一方面担心会面临道德上的压力,另一方面也质疑其他养老模式的养老效果。

2.**"抱团养老"对老年人自身要求较高,不具有普遍性** "抱团养老"属于群居式生活,需要有较大的居住场所或活动场地,这很难通过个人自筹解决。在"抱团养老"成功案例中,一些老年人自有面积较大的住宅,可以满足群居生活,大多数老年人选择合租、旧房改造或者自建住宅等方式,但这又带来费用增加、安全隐患、生活不便等问题。群居老年人需要共同支付生活费用,如果老年人们选择合租的形式居住还需要支付一定的房租,因此选择"抱团养老"的老年人要有一定的经济基础和稳定的收入来源。此外,选择"抱团养老"的老年人要有相同的兴趣爱好、素质修养和生活习惯才能较大程度地保证老年人之间和谐相处。最重要的是,选择"抱团养老"的老年人要身体健康状况良好,有自我照顾的能力,而且随着老年人年龄的增大、身体功能的退化、自理能力的丧失,"抱团养老"模式会逐渐失去适用性。因此,"抱团养老"模式对老年人自身要求较高,有一定的准入标准,并不具有普遍适用性和长期适用性。

3.**"抱团养老"属于自发组织,规范问题亟待解决** "抱团养老"是一种老年人自主、自愿、自助的自发性组织,目前没有相关机构或部门进行主导管理,一切基于组织成员的彼此协议和自觉自律,并不受法律法规的保护。而且有可能会因"个人主义倾向"的挑战和组织"核心人物"的变更而导致组织的离散,因此"抱团养老"组织具有松散性的先天弱点。一方面是私欲的无限膨胀或自我中心主义的泛滥,另一方面是互助精神的消解和公共意识的衰落，"抱团养老"组织就会出现家务分配、开支分担、人际处理等各式各样的权益问题。又因为"抱团养老"组织不受法律保护，没有相应的权益处理机制流程，很容易造成利益冲突、组织解体的后果。

4. "抱团养老"属于新兴事物，没有法律条文进行规范 "抱团养老"模式在我国出现的时间不长，问题都还没有完全表露出来，因此配套的法律体系尚不健全。"抱团养老"模式需要法律进行完善的缺失点有很多，其中主要集中在：①"抱团养老"模式需要实体组织进行支持，但是目前没有相应的法律法规对"抱团养老"组织的规模大小、组织形式、人员数量等组织条件进行规范，易造成组织形式混乱、难以管理的尴尬局面。②目前法律在界定"抱团养老"组织的权利义务方面仍是空白，更没有相应的法律法规界定"抱团养老"模式中组织者和参与者之间的权利义务关系，这容易造成既无法保护"抱团养老"组织的合法权益，又容易出现各种内部纷争的现象。③"抱团养老"模式下如果老年人共用一处房产，这就势必涉及房屋使用权限和产权等方面的问题。目前没有相应的法律对"老年人退出组织或完成养老任务"等情况下的产权处理作出规定。除此之外，还有更多问题需要法律法规进行规范，"抱团养老"作为一种新兴的养老模式，需要有相应的法律法规的支撑才能获得更长久的发展。

（四）"抱团养老"新模式的实施策略

1. 完善"抱团养老"体系 时代在进步，要发展"抱团养老"，就要立足于现代化建设，要构建完善的"抱团养老"新体系，要打破桎梏，整合资源，调动各阶层的力量，倡导全社会的共同参与，帮助建立起政府-企业-社会-公民之间灵活协调、合作共赢的"抱团养老"现代化体系。在这个体系中：①中央负责制定保障养老的相关法律法规、政策和计划，并为养老提供财政资金支持；地方政府接受中央的领导，在遵守中央指定的各项政策的同时，因地制宜制定本地区的养老基本方案，为"抱团养老"提供指导，帮助规范"抱团养老"；②企业可以开发养老社区、养老产业，在盈利的同时，协助"抱团养老"工作的进行；社会上的媒体部门、第三方组织宣传"抱团养老"的注意点、可行性和先进性，为"抱团养老"出谋划策，帮助抱团的老年人制定团队规范，化解纠纷，同时呼吁年轻人敬老助老，为"抱团养老"提供良好的社会氛围；③老年人应该转变思路，团结互助、和谐共处，组成"抱团养老"的小团体，追求美好的老年生活，年轻人应该支持老年人抱团养老，同时提高自身素质，积极参与帮扶老年人的志愿活动。

2. 完备养老制度建设 解决纠纷，规范"抱团养老"，离不开制度的支撑。一方面，我国政府应该完善与养老相关的法律法规，完善养老保障制度，根据情况出台针对老年人的优惠政策，并发放养老补贴，保障老年人的物质生活；另一方面，政府应该支持社会兴办"抱团养老"社区，坚持"抱团养老"的专业化和规范化，优先规划与养老有关的社区医疗设施和各种老年人娱乐设施，丰富老年人的精神生活。

3. "一条龙"式养老产业链 "银发经济"时代，要发展"抱团养老"，还要依靠企业发展住房、餐饮、出行、娱乐、保健等养老"一条龙"产业。同时"抱团养老"可以吸收社区养老的优点，政府鼓励企业投资建设养老社区，社区内房屋可以采用组合小套房等有利于老人抱团生活的房屋模式，社区内配备老年娱乐设施、爱心超市、爱心食堂和定点出行大巴等，在社会上形成以老年人互助自理养老为基础、政府政策资金支持为支撑、企业发展老年产业为依托、社会志愿服务为补充的"抱团养老"模式。

（五）"抱团养老"的优势及劣势

1."抱团养老"的优势

（1）"抱团养老"有利于缓解传统养老模式单一固化的局面　传统养老模式主要有家庭养老、机构养老等，我国"四二一"的家庭结构普遍存在，传统的家庭养老模式不堪重负，空巢化凸显。同时伴随社会现代化的出现，"家庭人"日渐被"社会人"取代，家庭养老功能也在不断弱化。机构养老也是社会主要传统养老模式之一，近年来有越来越多的老年人选择机构养老，但是就目前大部分的养老机构来说，仍然存在床位供给不足、费用昂贵、医疗服务水平不达标、忽视老年人的精神生活等问题。传统的养老模式已难以维系，而"抱团养老"作为一种新的理念与养老模式，其机制灵活、操作方便。更是以老年人自发组团"共同生活、互帮互助、和睦相处"的形式增加老年人晚年生活方式选择的多样性，打破传统养老模式单一固化的局面。

（2）"抱团养老"可以有效促进"积极老龄化"　中国老龄化人口数量老龄化速度世界第一，国家政策和市场的关注点由"健康老龄化"转换为"积极老龄化"。积极老龄化号召老年人自信、有尊严地享受晚年生活，依照自身需求参与感兴趣的社会活动，一定程度上实现自我，而"抱团养老"作为一种新兴的养老模式受到老年人的追捧，一方面在于"抱团养老"可以帮助老年人根据职业背景、文化素养、生活习性等接触、选择"抱团养老"对象。老年人通过相互护理、互助行动，实现爱人在身边，好朋友在对面的美好生活局面，以此改善生理以及心理健康状况。另外，"抱团养老"能够有效引导老年人"养老"观念的转变，致力于老年观科学化、时代化。养老并不等于护理，养老应该是退而不休，老年人优雅且自信地步入老年生活实现快乐养老。

（3）"抱团养老"实现"低成本"互助，减轻子女负担　不断上涨的房价、竞争激烈的职场和日渐上升的生活成本，让"80后""90后"不堪"赡养"之重。子女限于时间、精力、物力无法对家中老年人给予更多的照顾，"养儿防老"逐渐成为过去式，几代同堂、含饴弄孙成为现代社会的奢侈品。"抱团养老"是一种"低成本"互助的养老模式，既不需要承担养老院高昂的费用，也无需子女占用大部分生活工作时间进行陪伴就可以解决基本的生活问题。同时，"抱团养老"缩短了老年人独处一室、百无聊赖的时间，老者找到志趣相投的朋友有利于在家庭式的情感关怀薄弱的情况下建立友情网，并以此避免社会隔离。

2."抱团养老"的劣势

（1）"抱团养老"不成体系，缺乏政府兜底发力　"抱团养老"模式中老年人的养老资金一般来自养老金以及政府补助。在国家老年抚养比不断增长的大背景下，老年人的养老金以及政府对老年人的养老补贴一般只能用于维持老年人的基本生活需求。如此一来，"抱团养老"模式下老年人的身体健康安全就比较容易成为老年人甚至是老年人与子女之间的矛盾点，而且，一旦有矛盾，往往会对老年人之间的情感关系造成非常大的负面影响。目前"抱团养老"这种养老模式一般情况下只能解决老年人的一般生活需求，在一定程度上能满足老年人的情感需求，但是和其他养老模式相比，"抱团养老"的养老模式缺乏政府在多个方面进行兜底，比如在老年人的身体健康、"抱团养老"的监管等方面。

（2）"抱团养老"的封闭性阻碍了外部联系　老年人作为社会中的弱势群体，在社会中本身就处于弱势地位。而目前"抱团养老"作为新兴起的一种养老模式，各方面尚未发展完善。在这种情况下，"抱团养老"就缺乏进行权利的维护与权益保障的力量。与此同时，"抱团养老"所依靠的是老年人内部的情感联系，并以此作为关系联结的纽带。在这种基础上，"抱团养老"老年群体往往就不希望与没有情感联系的外部人员进行交流，这就对社会组织帮助"抱团养老"模式的发展造成一定程度上的阻力。然而在现实实践中，一方面，抱团养老这种养老模式并未实现与社会相关非营利组织的联系，呈现出一种孤立地发展的情形；另一方面"抱团养老"的发展大多都是依靠该老年群体的内部力量，很少实现与社会力量的融合，这种力量分散的发展形式就更不利于"抱团养老"的进一步发展与问题解决。总的来说，"抱团养老"在发展力量薄弱的情况下，其本身以情感为关系联结纽带的特点使其具有一定程度的封闭性。

（3）"抱团养老"覆盖面窄　"抱团养老"最初就是一些下乡知青年老时结伴养老而逐渐发展起来的一种养老模式，它以老年人之间的情感联系为纽带将老年人们聚集到一起，相互扶持进行养老。在这之中，最重要的就是人与人之间的情感联系，这是"抱团养老"模式的发展基础。但是随着现代生活方式的产生与发展，人与人之间的情感联系逐渐淡化，仅有少部分人之间仍然保持着密切的情感联系。除此以外，"抱团养老"模式下一起生活的都是老年人，比较适合于身体相对健康的老年人，对于那些重病、生活不能自理的老年人不太适合，其他老年人没有义务也没有精力照顾这类老年人，这种就比较适合家庭养老或机构养老。因此在这种情况下，"抱团养老"相对于家庭养老、机构养老等养老模式的群体覆盖面就比较小。

第二节　我国农村养老问题及措施

一、中国农村养老存在的问题及相关对策

（一）我国在农村养老方面取得的成就

由于我国农村经济发展落后，加之农村老年人口数目庞大，因而解决农村养老问题一直是我国政府工作的重点。近些年来，我国政府投入了大量的人力、物力、财力，不断对农村养老问题进行研究和探索，在许多方面都取得了很大成就。

1. 五保供养制度对解决农村养老问题发挥很大作用　中国农村养老保障最初形成的时候，是以农村五保户制度为核心建立起来的，1956年颁布的《高级农业生产合作社示范章程》具体规定了："农业生产合作社对于缺乏劳动力或完全丧失劳动力，生活没有依靠的老、弱、孤、寡、残的社员，在生产上和审核上给予适当的安排和照顾，保证他们的

吃、穿供给，保证年幼的受到教育和年老的死后安葬。"①这项章程标志着农村五保户制度在我国正式开始形成。1994年我国颁布《农村五保供养工作条例》，对农村五保供养制度进一步加以规范。2006年国务院根据我国农村普遍发展落后的特殊国情，对《农村五保供养工作条例》进行修订，使农村中最贫困弱势的群体可以享受到国家公共财政的保障，从此五保供养开始走向以国家财政供养为主的新阶段。2011年，国家进一步提高了农村五保供养水平，使更多的农村居民享受到国家五保供养的福利。根据2013年国家民政部门的相关统计，到2012年年底，我国五保供养制度已经使545.9万农村居民享受到五保供养特殊待遇，其中集中供养的农村五保户有184.5万人，每人每年的平均供养标准为4060.9元；分散供养的农村五保户相对较多，共计有361.4万人，每人每年的平均供养标准为3008元；②农村五保供养制度的实施不仅保证了农村一部分老人的晚年生活，同时也对养老保险制度在我国农村地区的实施与发展起到很大的促进作用。

2. 农村最低生活保障制度对解决农村养老问题发挥重要作用　农村最低生活保障制度建立于2007年，是我国政府为了救助因年老、病残、生存条件恶劣、自然灾害等原因造成生活困难的农村人口而实施的惠民政策。农村最低生活保障的对象很大一部分是农村的老年人口，因此它对我国解决农村养老问题发挥着重要作用。农村最低生活保障由国家政府进行财政支持，以能够维持当地农村居民的基本生活（包括吃饭、穿衣、用水、用电等开支）为标准，并根据当地农村居民的物质生活水平变化进行不断调整，确保农村贫困人口最基本的物质需求。自2007年农村最低生活保障制度实施以来，政府对农村最低生活保障投入大量资金，农村的受保障人数和农村低保的平均标准一直在逐年提升。农村最低生活保障制度虽然不能涉及所有农村老年人，但它却给农村处于生活底层的老年人提供了最基本物质生活需要，这在很大程度上缓解了农村养老的压力。

3. 新型农村养老保险制度是解决农村养老问题的重大举措　2009年，我国在各地方开始进行新型农村社会养老保险的试点工作，这是我国建立农村社会养老保险制度、解决农村养老问题的重大转折点。新型农村社会养老保险简称新农保，它和过去的老农保相比在许多地方都有很大改善，特别值得一提的是养老金筹集方式的转变。过去老农保的养老金筹集主要来源于农民自身的缴费，可以说是农民的一种自我储蓄养老模式，农民的参保积极性不高；而新农保的筹资渠道扩展为个人缴费、集体补助和政府补贴三大主体，特别是中央财政拨款对农民进行基础养老金补贴，在很大程度上增强了农民参保的意愿，农民的参保人数在新农保实施过程中不断提高。新型农村社会养老保险制度使更多的农民享受到国家养老福利，这在很大程度上促进了社会公平，调动了广大农民参与社会主义社会建设的积极性，对我国全面建成小康社会具有重要意义。

4. 建立统一的城乡居民养老保险制度　2014年2月，国务院决定在全国建立统一的城乡居民基本养老保险制度，这项制度是新型农村社会养老保险制度和城镇居民社会养老保险制度的有机结合。城居保制度是继新农保制度之后于2011年开始试点实行的，由于城居保所针对的参保对象人数较少，因而在统计相关数据时经常把它和新农保合并。

通过几年的实践，新农保与城居保制度都取得了突破性进展，这为两者的统一奠定了良好的基础。城乡居民基本养老保险制度并不是新农保与城居保的简单合并，而是在两种制度的基础上更深层次的统一，这种统一主要表现为制度名称、缴费标准、管理服务几个方面。①制度名称的统一。新农保和城居保统一后被称为"城乡居民基本养老保险制度"，这是我国在养老保险制度名称方面首次打破城乡二元分制，对我国养老保障理论体系的完善具有重要意义。②缴费标准的统一。合并前新农保的缴费标准分为100～500元5个档次，缴费档次选择性少，且缴费数额低。合并后的城乡居民基本养老保险在城居保10个档次的基础上又增加了1500元和2000元两个档次，使城乡居民的缴费有了更多的选择权。③管理服务方面的统一。城乡居民基本养老保险有其自己的经办机构和信息管理系统，各部门的责任分配更加细化，管理水平和工作效率都有显著提高。总之，城乡居民基本养老保险制度打破了我国城乡养老二元制，是我国养老保险体制的一次飞跃，是实现社会分配公平和城乡发展一体化的重大举措。

（二）我国农村养老建设存在的问题

近几年来，虽然我国在解决农村养老问题方面成效显著，但由于受到我国农村老年人数的限制以及长期以来的历史遗留问题的影响，我国农村地区的养老仍然存在诸多问题，具体体现在以下几个方面。

1. 传统家庭养老模式弱化　家庭养老模式主要分为两个层面，一是老年人和子女生活在一起，由子女赡养老年人，照顾老年人的生活起居；二是老年人自己居住，进行自我照顾，经济上可以由子女提供，也可以老年人自给自足。千百年来，家庭养老一直是我国农村家庭养老的主要方式。但随着我国社会经济结构的转型与发展，我国农村传统的大家庭模式也像城市家庭一样，逐渐向核心家庭转变，四代人或五代人在一起共同生活的大家庭在我国农村已经很少存在。现如今在我国农村"4-2-1"结构的家庭模式越来越多。所谓"4-2-1"家庭结构，就是由四个老年人、一对父母和一个孩子组成的核心家庭。这样的家庭结构使年轻父母同时面对四位老年人的养老问题，同时还要肩负孩子的抚养责任，无论是经济上还是精力上都承受着很大压力，因而单纯依靠家庭自身进行养老已不再可能，家庭养老模式正逐渐弱化。

2. 我国农村养老保险覆盖面小且参保人数少　无论是新型农村社会养老保险制度还是城乡居民基本养老保险制度，农民参保都是以自愿为原则，国家和各地方政府只是进行积极的宣传和鼓励，既然是农民自愿，那么农民的参保热情很大程度上就取决于国家和各地方政府的政策倾斜和投入力度。目前，我国农村社会养老保险实施的好坏具有很大的地区差异性，发达地区的农民参保人数较多，主要位于我国的东部；我国中部农村地区经济发展比较平稳，农民参保人数一般；我国西部地区农村经济普遍发展缓慢，农民参保的人数较少。我国农民的参保热情普遍和他们的经济能力成正比，积极参保的农民大多数都是家庭条件较好的，他们即使不参加养老保险，未来的晚年生活也不会有太大隐忧，而政府开展农村养老保险的主要目标人群是那些未来可能无养老能力的贫困农民，可他们普遍没有参保。实行农村五保户制度、最低生活保障制度对农民来说都是政府对他们制定的福利政策，虽然在一定程度上缓解了农村的养老问题，但由于这两种制度保障对象的局限性，能享受这两种社会福利的农村老年人只有很少一部分。

3.农村养老保障体系不完善 完整的农村养老保障体系应包括农村社会保险（包括养老、医疗、失业、工伤等）、农村社会福利、农村社会救助（包含农村最低生活保障、农村救济、救灾和扶贫）、优抚安置和资源补充保障等内容。但由于我国城乡二元社会经济结构发展的特殊国情，我国仅在城镇建立起了基本涵盖所有项目的社会养老保障体系，农村的社会养老保障体系仍然不完善。2009年我国实行新型农村社会养老保险制度以前，绝大多数农村地区甚至没有养老保险和医疗保险，农村只有少数特别贫困的老年人才会享受到一些五保供养、最低生活保障、特困户基本生活救助等项目的福利，这些都为我国解决农村养老问题埋下很大隐患。自新农保实施以来，我国农村地区的养老保险工作取得一定成效，但作为农村养老保险补充的住房、失业等保险仍然没有普遍建立。

4.我国农村养老保险的水平低 农村社会养老保险无法保障农村贫困人口的日常生活。我国农村养老保险水平低，即使农民参加社会养老保险，也无法满足农村老年人的日常生活。随着社会经济的快速发展，我国农村居民的收入水平和物质生活水平有所提高，虽然养老金标准也有所提高，但仍然无法满足农村老年人的基本物质需求。因此，国家发放的基础养老金对农村家庭的养老只是起到了缓解和补充的作用，并不能从根本上解决农村的养老问题。

（三）我国农村养老存在诸多问题的原因

现阶段，随着我国农村老龄人口的加剧，农村养老问题亟待解决，要想有效地解决农村的养老问题，就得找出农村养老的"病因"，进而才能对症下药。我国农村养老存在诸多问题的原因，具体包括以下几个方面。

1.农村传统家庭结构发生深刻变化 我国社会经济结构的变迁使得我国农村传统家庭结构发生了深刻变化，进而导致我国农村传统的家庭养老模式逐渐走向衰落，这主要体现在两个方面。首先是因为计划生育政策的有效实施，使我国农村传统的大家庭模式逐渐被"4-2-1"家庭格局所取代。一对夫妇既要赡养4个老年人，又要抚养孩子，无论是经济上还是精力上都不堪重负。其次是农村"空巢老人"现象日益严重。许多农村的年轻子女进城务工，让自己的父母和孩子留在家中，老年人自身的生活已经自顾不暇，还要兼管照顾孩子，再加上进城务工的子女长期不归，老年人缺少经济依靠和精神寄托，因而导致老年人的晚年生活堪忧。

2.农民的经济收入薄弱 虽然通过市场经济体制改革，我国整体经济实力有了很大提升，但我国各地区的经济发展却极不平衡，在许多偏远的农村地方，农民的经济收入严重落后。绝大多数农民的经济收入主要来源于土地所带来的农业产值，可现今我国农村土地功能越来越弱化，给农民所带来的经济收入也越来越有限。农民经济收入的落后，是我国解决农村养老问题的最大阻碍。

3.农民受到传统养老观念的束缚 由于受我国传统封建文化的影响，"养儿防老"的观念在我国农民的头脑中根深蒂固，他们普遍认为人在生、老、病、死等方面都应该以家庭为依托，儿子才是晚年生活的依靠。农民的这种传统养老观念不仅给年轻子女带来了沉重的经济负担和精神压力，还在很大程度上阻碍了农村养老保险制度的发展。我国农民受到传统养老观念的束缚具体表现在两个方面。

（1）认同和渴望家庭养老　农村老年人认为自己辛苦将儿女养大成人，儿女应该承担他们养老的主要责任和义务。同时，农村老年人在心理上也渴望由子女进行照料，进而达到生活上和精神上的双重满足。

（2）不信任社会养老　社会养老从农民参保缴费到获取养老金需要一个相当长的时期，他们认为即使参加社会养老保险，在将来也不一定能拿到养老金。另外，农民在养老风险意识方面普遍比较淡薄也是制约农民参加社会养老保险的一个重要因素。

4.政府对农村养老的投入力度不够　我国大多数农村地区的农民收入水平都比较低，单靠农民自身进行家庭养老是不现实的，国家政府应该作为解决农村养老问题的主体，对农村养老进行经济扶持。但由于种种原因，我国对社会养老保险的财政支出是很有限的。

5.我国农村养老保险制度不健全

（1）基金管理制度不健全　在我国农村养老保险基金的管理上，养老基金监管机构分散，管理层次过多，致使养老基金不集中，无法发挥规模效应；养老基金投资渠道单一，难以实现保值增值，为未来养老金的发放造成阻碍；养老基金的管理不透明、不公开，很难对其进行有效的监督。

（2）农村社会养老保险制度基本法律缺失　以法律的形式规范农村社会养老保障制度是国际上的通行做法，在我国整个社会养老保障制度体系中，农村社会养老保险制度是其重要的组成部分，因此，国家必须通过立法的形式保证农村社会养老保险制度的顺利开展。近几年来，虽然我国为解决农村养老问题相继建立了新型农村社会养老保险制度和城乡居民基本养老保险制度，但与之相对应的法律制度却相对落后，这使我国农村养老保险制度的有效实施受到很大阻碍。目前，我国在农村养老保险制度立法方面仍然是一片空白，各地方政府在实践的过程中没有强有力的法律依据，只能各自为政，进而导致养老基金筹集困难、管理工作混乱等问题层出不穷。

（四）解决我国农村养老问题的相关对策

近些年来，我国农村养老保险制度建设虽然在某些方面取得了一定进展，但从总体上看，保险水平低下、农民参保率低、资金管理方式和资金保值增值能力不足等问题仍然存在。所以，为解决这些问题而采取相关对策是非常重要的。

1.巩固家庭养老的基础性作用　从目前我国农民的养老状况来看，家庭养老在未来很长一段时间里仍然占据我国养老方式的基础地位。但是近些年来，由于家庭人口结构的转变和农村老龄人口数目的增加，我国农村的家庭养老方式正逐渐弱化。为了应对农村人口老龄化的现象，满足农村老年人的养老需求，我国政府必须采取有效措施巩固并改善家庭养老的基础地位。

（1）重视家庭养老的基础作用　家庭养老是我国农村几千年来传统的养老方式，在未来很长一段时间里仍然占据我国养老方式的基础地位。当前，由于我国农村家庭养老模式逐渐弱化，我国在改革和发展农村社会养老保险的同时，也要采取适当的措施巩固家庭养老的基础地位。首先，要充分发挥农村家庭养老的优势。农村老年人以家庭养老的方式进行养老，不仅可以得到经济上的供养和生活上的照料，同时在精神慰藉上也可以得到很大满足，这是其他农村养老方式无法比拟的；其次，促进家庭养老从伦理道德层面走向法制化。国家可以通过制定相关的规章制度规范子女对老年人的赡养行为使农村家庭养老的效用发挥到最大；再次，通过奖惩等措施促进子女对老年人的赡养。各地方政府可以对家庭养老实施较好的农村家庭进行物质奖励；对不进行赡养老年人的子女进行批评教育；最后，鼓励老年人进行自我养老。各地方政府可以通过宣传教育等手段，转变农村老年人"养儿防老"的旧观念，加强老年人的自我养老意识。总之，目前我国政府对农村养老的财政支出有限，农民的主要养老方式还是以家庭为依托，家庭养老在国家解决农村养老问题的过程中发挥着很大作用。

（2）加强家庭养老的宣传教育工作　现阶段，我国在农村进行家庭养老方面并没有实行任何的强制手段，家庭养老的实现主要依靠儿女对老年人赡养的自觉性，因此，政府要加强农村进行家庭养老的宣传教育工作，关键要从农民的思想道德素质入手，农民整体思想道德素质的提高对宣传农村家庭养老工作将会事半功倍。首先可以对农村的中青年子女进行思想道德素质教育，提升他们尊老、爱老的观念，让他们充分认识到父母对子女、对家庭的奉献，父母虽然年老但更应该受到尊敬，作为子女有责任、有义务去赡养父母。另外还应让年轻子女知道，衰老是每个人都要经历的生命周期，父母现在的生活也是他们将来要面对的，所以年轻子女更应该发自内心地去孝敬父母，同时对其他老年人也要给予关心和帮助。总之，通过加强农民的思想道德素质教育，使整个农村形成良好的尊老、爱老、养老、敬老社会风气，让农村的中青年子女自觉地履行赡养父母的义务，最终实现家庭养老效用的最大化。

2. 充分发挥国家的主导作用

（1）推进城乡基本养老保险制度建设　2014年2月，国务院把新型农村社会养老保险和城镇居民社会养老保险制度合并，建立统一的城乡居民基本养老制度，并在2014年7月1日正式实施。城乡居民基本养老保险制度首次打破了城乡养老的二元体制，给广大农民带来了新的希望。因此，城乡居民基本养老保险制度能否在全国顺利实施并推广，对解决农村养老问题具有重要意义。

政府对城乡居民基本养老保险制度的财政支付能力是城乡居民基本养老保险制度能否顺利实施的关键，因此需要提高财政对城乡居民养老保险的筹资能力，具体可以分为以下几个方面。①要建立一个养老公共财政体制。养老公共财政体制主要突出财政的公共性，使政府能够保证对城乡居民基本养老保险的财政支出。②要深化税制改革。国家可以通过征收社会保险税的手段来增加财政收入，并把收入的一定比例用于城乡居民养老保险制度的补贴。③出台相应的法律法规，使城乡居民基本养老保险制度有法可依。中央政府可以根据各地方的物价和生活水平条件，通过法规的形式规定各地区对不同参保额的补贴数目。

（2）大力扶持农村经济

1）要对传统的农业产业结构进行优化　对于绝大多数农村家庭来说，主要的经济来源还是靠传统的农业生产，因此国家要根据社会经济的发展以及各地方农业产业结构的特点进行调整，并通过制定相关的政策法规，不断挖掘各地区的农业产业资源，使各地方的农业产业结构具有自己的特色。另外，国家还需要加大对地方政府的经济投入，让各地方政府充分发挥现代科学技术的指导作用，积极引进专业技术人才和现代化生产设备，引领农民把农业向产业化、规模化、规范化的方向发展，不断实现农村产业的增产增收。

2）要大力推进农村非农业经济的发展　现在，我国农村家庭的农业收入普遍较低，单靠农业收入远远满足不了农民的经济需要，所以政府应该积极推进农村非农业经济的发展，给农民创造更多的劳动机会，使农民的收入途径更加广泛。例如，国家可以制定一些惠民政策，积极鼓励农民开展养殖、加工等产业，并通过地方政府聘请专业技术人员进行培训指导，保证产业的增产增值。另外，农村还有一部分老人会一些传统的民间技艺，政府可以好好运用他们的"绝活"，让他们给年轻人进行一些有偿的培训，这样既能让年轻人学到一技之长，又能给老年人带来经济收益，同时又丰富了老年人的晚年生活。

二、中国农村留守老年人养老存在的问题及相关决策

改革开放四十多年来，我国农村劳动力转移发生了三次变化。主要是以下三个阶段：第一阶段为就地转移，改革初期，乡镇企业发展势头良好，不断壮大，出现"离土不离乡，进厂不进城"的现象。第二阶段为异地转移，是离开家乡前往城市即以城市为目的地而转移的现象，体现为"离土又离乡，进厂又进城"。第三次是以长期工作城市所在地为目的地的转移，包括有部分人举家搬迁。农村劳动力的转移进一步带动了城市发展，与此同时，导致农村劳动人口短缺，由此，导致特殊群体——农村留守老年人出现。

虽然有不少学者致力于农村留守老年人的相关研究，但是关于农村留守老年人的概念，学术界尚未形成统一认识。最初，留守老年人这一概念是指生活在城市中被出国子女留下来的老年人。随着农村劳动人口迁移，留守老年人这一概念发生变化，主要是指居住在农村中，被外出子女留在农村中的老年人。对于留守老年人的概念缺乏统一标准，在子女外出的多少、时间和空间方面，并没有具体规定，但是总体来看，农村留守老年人主要是指年龄为60周岁及其以上由于子女外出而留在户籍所在地的农村老年人口。

人口老龄化是社会发展到特定历史阶段产生的现象，老年人口数量的增加将造成国家、社会、家庭的养老压力增大，养老问题越来越成为世界各国需要克服的共同难题，以农村留守老年人为主体，进行说明。

人口老龄化已经是中国城乡建设、发展过程中不容忽视的问题，老年人口数量呈现增长趋势，这一问题引起广泛关注。我国农村老龄化现象更为严重，因此，对于农村留守老年人的研究更为必要，其养老问题的解决更为迫切，在乡村振兴背景下，更应该关注这部分弱势群体的养老问题。一直以来，这一课题受到国内学者的广泛关注，具体来看，中国学者的研究活动主要集中于农村留守老年人的养老现状、问题以及对策三个方面。

1.关于农村留守老年人养老存在的问题

（1）物质保障方面　物质保障是生活的基础，是养老的重要方面。从经济供养方面来看，大多数学者都认为农村留守老年人收入水平较低，生活质量有待进一步提高。韩振秋指出，从老年人的收入来看，多数老年人从事农业生产，通过这种方式获得少量的收入；

另外，子女定期给予一定的费用；还有凭借自己仅存的劳动能力获得报酬，以及国家为了帮助老年人给予的养老保障金等。郭德君认为，由于地区发展不平衡，西部发展进程较慢，经济较为落后，为了谋取更高收入，许多年轻劳动力选择外出务工，但是，他们素质较低，可以成功的人群占少数，其收入仅能维持生活日常支出，可以为农村留守老年人提供的部分极为有限。农村留守老年人的经济收入水平低，收入微薄，且收入渠道有限，大多数农村留守老年人不符合领取养老金的条件，主要依靠简单的体力劳动来谋生，但是受制于自身能力有限，只适合部分劳动活动。总之，农村留守老年人经济来源有限，承受着巨大的养老经济压力。

（2）日常照料方面　缺乏人力支持，尤其是体现在养老护理人员、养老机构服务人员等方面，数量仍然不足，缺口较大。刘国民认为，由于年轻劳动力外出谋生，待在农村留守老年人身边的时间极为有限，这就导致子女对于农村留守老年人的生活照料疏忽。李国和、曹宗平认为，当前，农村空心化现象严重，家庭日益小型化，城乡之间的人口流动加快，由此出现了亲代与子代之间出现空间分离，造成了留守老年人生活照料的主体缺失等问题。总之，由于城镇化、工业化发展，子女与老年人接触时间较少，自然而然，农村留守老年人受到来自子女的日常照料减少。

（3）精神慰藉方面　多数学者认为在农村对留守老年人的精神关爱仍然不够，养老需要兼顾物质上的关心和精神上的慰藉，正如贺雪峰所说，留守老年人不光要基本满足在物质上的需要，也需要精神上的慰藉，需要让他们在生产、生活看到自身的价值，不至于被时代所淘汰，并且在社会建设过程中发挥自己的光和热。农村剩余劳动力外出向城市的迁移，使得农村留守老年人在情感和精神方面的需求愈加强烈，家庭代际沟通的匮乏引发留守老年人的精神孤独。因此，对于农村留守老年人的精神慰藉应该得到重视，缺少与子女的沟通交流是其中的重要原因之一。全广顺、李磊、康世宇认为，农村留守老年人在精神方面的需求除了依赖子女之外，还与在日常生活中的娱乐活动少有密切联系，日常娱乐活动少进一步加重了农村留守老年人的精神空虚、孤独感，长此以往，出现一些精神方面的疾病。总之，养老不能只关注物质层面，也应该重视精神慰藉。

2.关于农村留守老年人养老问题产生的原因　农村老年人留守现象是在社会发展变化过程中而产生的，有部分学者就这种现象产生的原因进行了研究分析。从社会经济发展角度分析，家庭养老资源是传统养老方式的重要保障，农村留守老年人以牺牲这部分资源为代价为城市化和现代化的进程提供了支持。与城市老年人相比，他们可获得的养老资源相对有限。从留守老年人自身条件来分析，农村留守老年人各项身体功能下降，缺乏获得经济收入的渠道，可利用的社会资本少。综上所述，农村留守人的产生和出现并非偶然，是在主、客观条件的共同作用下形成的特殊现象，同时，正是由于这部分群体所具有特殊性，导致他们的养老面临严峻挑战。

3.关于农村留守老年人养老对策研究　农村留守老年人养老问题的解决有利于实现"老有所养"，是实现乡村振兴的应有之义，因此，许多学者围绕解决农村留守老年人养老问题提出了许多措施。

（1）从政府角度来看，主张要充分发挥政府在养老中的积极作用，完善相关体制机制，为养老问题的解决提供制度保障。李国和、曹宗平认为，政府要牢固守住民生底线，承担提供关爱服务的主体责任。梁国利、毕江凡指出，关于在农村存在的医疗报销比例低、涉及范围小问题，要坚持缩小城乡保障差距，建立城乡等同、城乡比照、城乡协调、可持续的、公平公正的农村留守老年人生活保障体系。由此可见，政府在解决农村留守老年人养老问题中发挥着重要作用，应该不断提升养老、医疗保障服务水平，缩小城乡差距，推动基本公共服务均等化。

（2）从社会角度来看，社会主体有其自身优势，可以作为有益补充，要注重调动社会主体积极性，鼓励社会力量参与，激发社会活力。全广顺、李磊、康世宇，在代际关系视角下，对农村留守养老问题进行了思考，并从家庭代际和社会代际两个不同的角度破解农村留守老年人养老问题的具体路径，外出务工的子女回到家乡或将老年人接到外地共同生活，鼓励多元农村养老。加强代际理念宣传，落实乡村振兴战略。刘国民认为，社会企业、社会工作者、志愿者团体等社会力量积极介入农村留守老年人健康关爱工作，可弥补其他关爱主体存在的资源不足、时间不够等缺陷，社会应该多方发力，积极协同。总之，社会在农村留守老年人养老问题解决过程中起着必要的补充作用，因此，要统筹社会力量，引导各类社会组织参与，发挥集体合力。

（3）从家庭角度来看，家庭在老年人心目中占据着重要位置，要解决农村留守老年人养老问题，家庭在其中的作用不可替代。李国和、曹宗平认为，应巩固家庭关爱照顾的支柱作用。熊丹认为，孝文化传承具有重要意义，尤其是对于家庭赡养老年人，和很多其他学者一样，对于孝文化在农村留守老年人养老问题的解决中的重要作用，给予了高度重视。因此，大部分学者都看到了家庭在农村留守老年人养老问题中发挥的作用，应该注重孝文化的弘扬，营造孝亲敬老的良好氛围，明确家庭主体责任，给留守老年人更多关怀。

纵观近几年，研究农村留守老人养老问题对策的相关研究，大多数学者都侧重于从家庭、政府、社会各个方面入手，注重发挥各主体在养老中的不同作用。卢晓莉提出，要构建养老服务体系建设，以此为基础，注重惠及全体农村老年人，重点关注困难"留守老年人"养老服务，从满足农村老年人的养老需求出发，建立农村养老服务体系。越来越多的学者顺应时代潮流，适应不断变化的养老发展新趋势，开始研究当前的养老新模式。

第三节　我国城市养老的层级化现状

一、不同层级城市人口老龄化现状

随着我国计划生育政策的执行以及出生率的降低，我国逐渐步入老龄化时代，经济社会的迅猛发展驱使我国老龄化程度加深。为更好地认识当前我国人口老龄化情况，作者通过搜集整理不同层级城市的老龄化数据，通过对比分析，我们发现以下三个特点：①我国城市老龄化程度加深，一、四线城市最为显著；②城市老年人高龄化趋势明显，一线城市最为突出；③四线城市老年人空巢化问题最为严峻。之所以出现上述特点，很大程度上归因于我国城市家庭结构的改变，计划生育政策是推动我国家庭结构调整的最根本原因，而城市化、产业化发展是加快家庭结构发生改变的催化剂，传统家庭观念的淡化是家庭结构转变的重要影响因素。城市家庭结构的改变直接关系到我国人口的老龄化。

城市高龄老年人主要是指80岁及以上老年群体。通过相关数据对比发现，从不同层级城市历年高龄化比重增长情况看，大多数城市高龄化比重呈上升趋势，也存在部分城市高龄化比重轻微下滑现象，但这并不意味着我国高龄老年人问题有所缓解。前文提及我国各层级城市老龄化比重呈逐年上升趋势，虽然高龄老年人比重增长缓慢，甚至略微降低，但从高龄老年人绝对数和基数上讲，其涉及的高龄老年人口却是逐年增加的，从整体上分析，一线城市高龄化问题最为严峻，二、四线城市次之，三线城市养老压力稍小。

从纯老家庭人口占老年人口比重看，四线城市空巢化比重显著高于其他层级城市。虽然近年来四线城市空巢化比重增长缓慢，但老龄化程度的逐年加深，空巢老年人的规模依然在逐年扩大。三线城市空巢化问题也比较突出。一、二线城市空巢率比重相对较小，但考虑到老年人口基数，空巢老年人数量依然很庞大。空巢老年人作为老年群体中的特殊群体，其日常照料和精神慰藉都需要社会更多的关注，空巢老年人的增加意味着在解决普通老年群体养老问题的同时，还要考虑到空巢老年人的特殊需求。

基于以上特点，简要分析如下，一、二线城市之所以老龄化程度最深，与当地的经济发展、人们的价值观及计划生育政策的执行密切相关。发达的社会经济带动本市城镇化发展，城乡一体化进程加快，"多子多福"的传统理念受到挑战。城市家庭规模逐渐缩小，家庭结构亦趋向核心化，较低的死亡率和出生率最终导致一、二线城市老龄化问题的严峻性。

三、四线城市老龄化、空巢化显著，则主要归因于经济发展水平稍滞后。由于当地就业机会、发展前景等条件的限制，越来越多的年轻群体选择外出到经济发展水平较高的一、二线城市打工就业，以寻求更多的就业机会或提升自我发展空间，实现自我价值。这些年轻劳动力或人才在经过几年的外地打拼后，有些不愿意再回到家乡，有些人甚至选择在大城市落户，从而导致三、四线城市年轻劳动力和人才逐年流失，本地留下来的多为年龄偏大，丧失劳动力或身体有残缺的群体，导致城市老龄化速度加快，人口年龄结构趋向老化。年轻劳动力和人才的流出也导致大量纯老家庭的产生，空巢率随之增加。

二、不同层级城市社会保障现状

1.养老保障现状

（1）城镇基本养老保险参与率　从我国不同层级城市城镇基本养老保险情况看，城镇基本养老保险参保率呈现层级化趋势，一线城市参保率最高，二、三线城市次之，四线城市参保率最低。通过相关数据对比可以清楚地看到从一线到四线，城市参保率呈明显的下降趋势，大部分三线城市的参保率都不及二线城市。一、二、三线城市大部分城镇居民都有基本养老保险，大多数城市老年人都有基本的养老保障。

（2）企业退休人员平均养老金领取情况　总体来说，各层级城市企业退休人员的月平均养老金呈逐年递增趋势，增长幅度在200元左右，表明我国经济增长稳定，有良好发展态势。从不同层级城市看，一线城市企业退休人员的月均养老金普遍高于其他层级城市，二线城市中个别城市月人均养老金仅次于一线城市。三、四线城市企业退休人员月平均养老金比较接近。显然，企业退休人员月平均养老金受到本市经济发展水平影响。

（3）城市最低生活保障状况　从不同层级城市最低生活保障标准看，整体上讲，不同层级城市的最低生活保障标准都在逐年增加。说明我国的最低生活保障标准随着经济增长而增长，与经济发展同步。从不同层级看，一线城市北京和上海两市的最低标准依然领先于其他层级城市。不仅如此，一线城市最低生活保障每年的增长幅度也高于其他层级城市。紧随一线城市之后的为二线城市，其次为三线城市，最后为四线城市。由此可见，从平均最低生活保障标准看，一、二线城市依然高于三、四线城市，城市层级化差异明显，同一层级城市之间，也存在差距，东部城市明显高于西部城市，城市经济发展水平和综合实力是影响城市最低标准的主要因素。

（4）高龄老年人优待状况　上海市对本市未享受社会基本养老保险的老年居民提供特殊救助，60～80周岁的上海市老年人每月可领取不同金额的救助金，80岁以上的独居或空巢老年人若每月养老金低于城市平均水平，还可以根据身体健康程度每月领取不同标准的养老补助。北京市低收入老年人可通过申请，在医疗、住房等方面获得专项补助或一次性的临时救助；同时，符合条件的老年人还可办理本市老年优待卡和优待证，可在政务服务、卫生保健、交通出行、商业服务、文化休闲、维权等方面享受优待服务。二线城市中的杭州市、重庆市进一步扩大老年优惠范围，对70周岁以上享受城市低保的老年人发放特殊生活补贴，杭州市针对身体有残疾的老年人参照严重程度发放特殊补助，对城镇"三无"老年人全额发放低保金；三线城市的徐州市同样对70周岁以上城市低保老年人加大生活补助标准，泉州市则规定老年人在各级公园、文化场馆等公共活动场馆享受减免优待。

2.医疗保障现状　各个城市的参保率都已在50%以上，大部分城镇人口都有医疗保险，可享受医疗保障服务，在一定程度上可减轻城市老年人医疗负担。

三、不同层级城市养老服务现状

在不同层级城市养老服务的比较方面，本文主要从硬件设施提供和软件服务两个方面展开，硬件设施提供涉及机构养老和居家养老服务的机构数和床位数以及老年食堂或助餐点的设立等，软件服务的比较主要包括养老服务内容和服务方式的提供。

在城市养老服务的硬件设施提供方面，一线城市养老服务机构数量众多，在各层级城市中处于领先地位。从民办养老机构数量和床位数看，一线城市养老服务已逐渐走向社会化，民办机构的数量和床位数已占到养老机构的一半左右。部分二线城市养老服务与一线城市不分上下。三、四线城市养老机构和居家养老服务机构数量及床位数不及一、二线城市，服务质量也有待提高。

在城市养老服务方面，一线城市上海市为城市老年人开展每月至少一次的精神慰藉服务；北京市加快落实"九养"政策，向残疾或80岁以上老年人每月发放养老（助残）券，以保障高龄老年人接受基本养老服务，部分城区符合条件的空巢老年人家庭户安装紧急医疗救援呼叫器（"一按灵"），以便能够及时了解空巢老年人服务需求，此外北京市与市级养老（助残）精神关怀服务定点单位合作，旨在为城市老年人带去精神抚慰，缓解老年人孤独空虚感。二线城市杭州市组织敬老活动，以"真情服务进社区"为载体，为各社区的孤寡老人提供上门供水设备检修、供气设备检修、环卫设施检修等服务，建设"数字养老"信息服务平台，信息呼叫服务基本覆盖主城区70岁以上独居、空巢老年人。长沙市继续落实居家养老服务信息化，实施"菜单式"服务，开发"亲情呼叫系统"，扩展"一键通"服务模式，推出"电子保姆""96880"等高科技服务项目，制订养老服务八大评估手册等服务内容，积极推进居家养老服务社会化，引进"万众和""康乐""新康""创乐福"四家服务公司，建设社区居家养老服务网点，为全市老年人提供代购、送餐、就医、日常生活照料等无偿、低偿、有偿服务。三线城市嘉兴对生活不便的老年人集中安装"一键通"应急呼叫服务系统；泉州市通过有偿、无偿、低偿、志愿者服务和商业服务网点加盟等方式，不仅提供日间照料，而且还涉及助餐、助洁、助行等基本服务。基于服务站点平台建设，徐州市通过政府购买服务、低偿有偿服务以及志愿者服务等多种形式，从生活照料、文化娱乐、信息咨询以及紧急救助等多层面提供老年人服务。四线城市中的镇江政府资助建成居家养老信息呼叫服务，可提供上门服务。

综上所述，一、二线城市居家养老服务覆盖人群广泛，服务内容不仅包括日间照料、老年助餐等基本服务，还包括精神关怀，给予老人精神慰藉；其居家养老服务的信息化建设模式多样，推出多种高科技服务项目，在养老服务的社会化推广方面，更是通过有偿和无偿等方式满足不同层次老年人群的服务需求，极大提升当地养老服务水平和养老服务质量。与一、二线城市相比，三、四线城市硬件服务设施依然不足，日间照料床位和家庭养老床位短缺，老人医疗保健、康复护理需求难以满足；养老服务信息化覆盖面窄，受益老年人有限，养老服务社会化程度有限，主要还是依赖于政府财政支持，尤其是四线城市，养老服务发展较为落后，居家养老服务中心数量有限，床位数紧张，公办养老机构占整个城市养老机构数量的绝大多数，服务信息化建设滞后，无论是软件服务还是硬件设施建设都与其他层级城市存在较大差距，养老服务体系建设仍需加强。

四、不同层级城市老年文教体活动现状

城市老年服务设施的提供以及老年群体在文教体活动方面的组织和参与是衡量一个城市老龄服务事业发展的重要指标，也是丰富和充实城市老年物质和精神生活的重要载体。随着城市老年人生活水平的提高，老年人对体育、娱乐、教育、文化等方面的需求越来越多，因而，可以从不同层级城市老年学校、老年活动中心、老年协会三个方面进行对比分析，以了解当前城市老年人的生活和精神状态。

从不同层级城市老年人文教体活动现状看，各层级城市都在努力加大对城市老年人文教体活动的支持力度，为丰富老年人生活，提升老年人素质水平，成立各种老年学校和各种老年协会。一、二线城市中的上海、北京、成都等城市已建立覆盖城乡的四级老年学校网络和三级老年体育组织网络，其中老年学校学员的覆盖率达到老年人口的20%左右，老年各种协会组织的参与率更是达到40%左右，从老年学校、老年活动中心和老年协会具体情况看，一、二线城市老年学校、老年活动中心的设立点不仅广泛而且数量众多，并设

有远程教育收视点。老年协会组织中，不仅设有各种文艺团队和体育协会，一线城市更是成立专门的老年基金会，以支持老年活动，为其提供充足的资金保障。此外，北京市文化馆下设有各种艺术团队，各级公共图书馆开展各项适合老年人的阅读活动；杭州市为老年人举办免费、多样的公益培训课程，开展系列健康讲座和"双百场"电影进社区、进广场活动，各级公共图书馆、阅览室全年面向老年人开放，不断满足城市老年人精神文化需求。再看三、四线城市，虽然这些城市也在积极构建覆盖城乡的老年学校网络和老年社会团体，但老年教育设施的利用率不高，老年人参与积极性没有被充分调动，好多设施没有发挥应有的作用，老年学校的覆盖人群只有10%左右，而老年协会组织的参与率仅达到30%。其次，从老年协会组织机构看，三、四线城市老年团体组织比较单一，内容简单，无法真正满足老年人多样化的活动需求，最后，由于三、四线城市活动经费有限，导致许多老年组织没有充足的资金保障，处在濒临解散的边缘。

综上所述，可以发现一线城市在老年教育方面，成立老年大学及其分校，在基层设立教学点，配备远程老年大学集中收视点，形成比较方便和完善的老年教学体系；在体育建设方面，建立老年体育组织网络和社团组织，其老年文教体建设在各层级城市中属于比较完备和充足的典型；二线城市利用现代信息技术开展网络教学，投资建立老年体育中心。三线城市在老年文体建设方面也基本形成规范、全面的建设网络，但在老年活动组织力度和老年参与度方面仍落后于一、二线城市。四线城市也在极力推广老年教育，发展老年体育事业，但依然没有形成秩序化、层级化建设网络，虽然开展各种老年协会，但老年群众参与积极性有限，在老年文体服务设施、开展内容等方面仍需继续加大支持力度。

关于一、二线城市老年人社会活动参与率高，三、四线城市参与率低的差异化现象，结合中国老龄科学研究中心王莉莉学者对老年人闲暇活动参与意愿及影响因素的研究成果，发现其影响因素主要有以下情况。①文化程度：城市老年人社会活动参与意愿会随着教育程度和文化水平的提高而提高，越发达的城市对人才的吸引力越大，相对欠发达的城市而言，人才储备越多，老年人的整体素质和文化水平较高，基本会保留对一些娱乐活动的偏好和兴趣，也乐于尝试和体验新的活动，因而社会活动参与率就高。②社会保障状况：社会保障水平是老年人能否安享晚年的重要因素，一、二线城市老人的社会保障水平要明显优于三、四线城市，在社会养老和医疗无后顾之忧的情况下，根据马斯洛的需求层次理论，他们会增加对其他方面的需求，而社会活动参与就是重要一方面。③经济状况：这里的经济状况包括两个层面，一是城市老年人的收入水平；二是城市的经济发展水平，尤其是政府财政。一、二线城市老年人的经济来源广泛，收入水平高，有资本、有时间、有精力参与社会活动，而一部分三、四线城市老年人还需要更多的精力和时间去增加收入，没有闲暇时间参与社会活动。发达城市政府财力雄厚，有能力修建更多活动场所，提供完善的活动设施，满足老年人不同层次的活动需求；但三、四线城市政府受限于本地经济，对老年人社会活动支持和满足显得无能为力，因而在一定程度上导致本市老年人社会活动参与率低。

五、不同层级城市地方政府涉老政策和财政支持

城市老龄事业和养老服务业的发展离不开地方政府的政策和财政支持，从当前我国养老保障事业和养老服务提供来看，养老服务事业的社会化程度有限，基本上还依赖于政府推动，政府财政成为各养老服务机构的主要资金来源渠道，一旦财政支持力度减弱，我国养老服务机构的运营将难以为继。

我国不同层级城市地方政府制定的关于社会养老服务的政策文件，简单从文件数量上看，一、二、三线地方政府的涉老文件较多，而四线城市相关文件甚少；从文件内容看，一、二、三线城市都对居家养老和机构养老的建设、管理和服务规范做我国不同层级城市养老问题研究出相关规定；此外，一线城市涉老文件更加细致，还涉及社会工作服务规范和居家养老服务机构的评估，三线城市中的徐州市对养老服务机构的收费和优惠政策专门制定文件。四线城市，只涉及加快养老服务事业，对居家养老和机构养老的设立、管理、服务规范，还未制定本市的标准和要求。

从不同层级城市社会保障和就业支出看，各层级城市GDP呈不断增长态势，相应的社会保障和就业支出亦随之增长，表明各城市地方政府在注重经济发展的同时，也未忽视社会养老保障事业；从社会保障和就业支出占当年城市GDP的比重看，该数据基本没有发生变化，一线城市基本维持在2.2%以上，二线城市在1%以上，三、四线城市都在1%以下，由此可见，城市发展水平与社会保障和就业支出所占GDP的比重呈正相关关系，经济愈发达，该比重就越大，经济愈落后，该比重愈小，而社会保障和就业支出又直接关系到城市老龄事业和养老服务业的发展速度和服务质量。

上述内容主要从人口老龄化、社会保障、城市养老服务、老年文教体活动以及地方政府涉老政策和财政支持五个方面阐述我国当前城市养老的层级化现状。依据不同层级城市老龄化数据对比分析发现，我国各层级城市人口老龄化、空巢化、高龄化程度普遍加深，养老保障、服务需求与供给失衡现象频发。一、二线城市养老服务现状优于三、四线城市，具体而言，从硬件设施配套和软件服务上来看，经济发展和科技水平的提高推动着一、二线城市基础设施建设以及养老服务发展，而相较于一、二线城市，三、四线城市发展动力不足。总而言之，由于经济发展不平衡，城市养老服务建设落后，社会养老服务缺失加速了不同层级城市养老发展的困境，阐析困境发生的原因以及探寻走出养老发展困境之路，是将要研究的重点问题。

第四节　我国不同层级城市养老发展困境及原因

一、不同层级城市养老发展困境

（一）不同层级城市养老存在问题的共性

纵观各层级城市养老服务发展建设，不难发现各层级城市政府对老年人的养老问题十分关注，不断扩大社会基本养老保障、社会医疗保障覆盖范围，加强对高龄、贫困、失能

老人的社会救助，增加老年社会福利，完善老年人养老服务模式，加大老年文体服务设施提供，力求保障老年人基本生活需求，改善老年人服务环境，提高养老服务水平，丰富老年生活。通过政府、社区及社会等各方面的努力，我国城市养老服务取得不错成效。但伴随老龄化、高龄化、空巢化形势的愈加严峻，更多被忽视的养老问题以及新的养老难题不断涌现。从各层级城市养老现状分析发现，各层级城市养老服务存在一些共性问题。

1.特殊群体服务需求被忽视　从各层级城市在社会基本养老保障、社会基本医疗保险、城市养老服务现状以及老年文教体活动开展四个方面的养老发展现状来看，城市"三无"、高龄、贫困老年人以及残疾人是社会福利救济的重要对象，政府不仅给予适当的救济金，而且在医疗卫生服务、基本生活保障及公共服务等方面，老年人可以享受一定减免优惠。但是在众多老年群体中，城市空巢老年人所占比重逐年增加，这在各层级城市中均有所体现，而对空巢老年人服务需求做出回应的也仅是少数城市，服务内容也仅限于紧急呼叫服务，城市空巢老年人的心理健康、精神慰藉等其他问题仍被忽视。

我国长期以来坚守的传统大家庭居住模式体现着尊敬老人、爱护老人、赡养老人的优良传统，家庭养老一直是主要的养老方式。可如今，以"4-2-1""4-2-2"为主流的核心家庭结构模式难以承担养老重担，老年人不得不依赖于社会化养老方式。自《关于加快发展养老服务业的意见》出台后，各城市政府大力推动"以居家养老为基础、社区服务为依托、机构养老为补充"的养老服务体系建设。应该说，在城市空巢老年人缺乏生活照料、精神慰藉等状况下，社区老年服务以及机构养老服务能够成为其较理想的补充渠道。然而，从我国各层级城市居家养老和机构养老服务现状来看，空巢老年人在身体健康的情况下通过自我照料，辅之必要的居家养老服务或机构养老服务可以满足日常生活需求，但身体一旦出现问题，空巢老年人便会陷入无助困境。从各层级城市养老服务设施看，家庭养老床位供给不足，机构养老"供不应求"和"供大于求"现象并存，在服务内容方面，目前服务项目偏重于日常生活护理和家政服务，而医疗保健服务较少，这对于生活无法自理或部分自理的空巢老年人来说无疑是最大的担心；精神慰藉服务也尚未引起各层级城市足够的重视，虽然一、二线城市中开设精神慰藉服务，但大多也只是阶段性的问候，未真正了解老年人精神需求。

2.社会养老服务尚未形成制度化、规范化管理　养老服务体系的建设与完善，是一个系统性的社会工程，具有明显的区域性和综合性，管理体制不健全，法律制度不完善，会使整个养老服务管理缺乏应有的整合效应；养老服务若缺乏统一标准，将影响整个养老服务行业的深入发展，导致服务质量和水平参差不齐，老年人养老服务无法得到保障，只有科学规范的组织管理才能促成养老服务事业的持久发展与进步。任何社会机构既要有机构内部的自我管理和自我约束，也必须有政府以及其他组织对机构的外部管理、监督与评估，养老服务机构的发展亦是如此。

（1）政府对社会养老机构的外部管理　2015年，国家发改委与民政部共同发布《关于规范养老机构服务收费管理促进养老服务业健康发展的指导意见（发改价格〔2015〕129号）》，对不同类型的养老机构收费标准及价格减免制定指导性政策，以期推动社会资本涉足养老服务领域的积极性，调整养老服务供求关系，建立高效合理的养老机构服务收费管理机制，进一步促进养老服务业健康发展；而国家标准的《社区居家养老服务基本规范》仍在酝酿和编纂之中。从各层级城市地方政府关于社会养老服务相关政策文件看，除北京市首次制定以居家养老为内容的地方性法规《居家养老服务条例》外，大部分政策文件也只是涉及养老服务基本规范。从地方政府相关政策文件内容来看，对养老机构的管理主要局限在机构服务设施、服务内容及服务人员的任职资格；对居家养老服务的相关规定主要是对服务基本内容作出具体陈列，针对社会养老服务机构具体收费标准和服务评价审核标准的内容还未详细作出规定。从而导致不同层级城市尤其是三、四线城市社会养老服务机构准入和退出门槛低，服务提供的持续性、长久性差，城市养老服务机构老年人权益容易受损。在服务质量评价管理上，各层级城市地方政府都没有制订统一的服务质量评价体系，只是简单的陈述评价主体，因而很多服务机构让老年人签字或自己帮忙代签的方式取得评价结果；使许多机构的服务质量评估结果缺乏真实性、可靠性；对机构服务人员的任职资格等缺乏严格规定，不仅影响了养老服务质量，而且易有损机构养老口碑。

（2）社会养老服务机构内部的自我管理和自我约束　目前，各层级城市大多数养老服务机构的内部管理尚处在初步发展阶段，在管理方式和具体管理运作等方面仍存在很多问题和不足，就养老机构建设而言，机构定价随意性较大，养老服务行业还未形成统一的收费标准，导致机构乱收费现象严重；服务人员的服务态度和专业服务水平有待进一步提高，服务人员的定期培训依旧没有形成一种制度化、常规化的管理内容；服务质量的评价指标体系还在探索阶段。就居家养老服务而言，服务内容虽然细致完善，但由于服务人员的流动性较大，导致居家养老服务缺乏稳定性。

（3）各种社会养老组织的管理　从各层级城市文教体活动现状来看，老年社团组织数量众多，城市老年人参与积极性较高，但是这些社团组织的制度建设还不够规范，内部管理及活动开展缺乏充足的资源支撑。此外，某些管理条例，尤其是资金申请条例在实际操作中障碍重重，不利于老年社会组织进一步开展。因此，各层级城市政府有必要制订相应的制度标准或采取适当的措施明确老年社会组织的重要地位，维护其合法权益，保障各层级社团组织工作的持续开展，满足城市老年群体对文教体方面的需求。

（二）不同层级城市养老存在问题的差异性

1.一线城市　养老资源与城市老年人口的空间分布矛盾。通过对老年人的调查发现，城市老年人在选择养老机构时最关心两个因素：一是医疗卫生条件；二是离家距离。核心城区养老机构城市老年人选择最多，偏远地区老年人入住率较低。核心城区养老床位供不应求，出现一床难求的局面，往往要排队等候好几年，如果再考虑到失能老年人口，供给将更加紧张，而偏远郊区床位却空置率高，无人问津。

一线城市的中心城区，相较于郊区而言，医疗基础设施建设较为完善，医疗资源丰富，医疗服务水平高，相对来说，居住在中心城区的老年人交通成本低，而分布在郊区的老年人由于期待得到更高水平的医疗救护，即便要承担高额的交通成本，往往也会选择中心城区的医疗资源，这就导致中心医疗资源紧张。随着人口老龄化现象的加重，医疗资源分布不均严重影响着老年人医疗服务的使用，也促使养老矛盾的激化。

2.二线城市　城市"医养结合"养老服务发展缓慢。从二线城市老年人年龄结构看，高龄老年人口比重呈现递增趋势，从老年人身体健康状况来看，据全国多个城市调查数据显示，大多数老年群体都患有高血压、冠心病、骨质疏松等老年慢性疾病，更是意外伤害事件的高发群体，虽然政府有为老年人购买意外险，但基本有投保年龄限制，面向中高龄老年人的保险较少。而这些因素更加大城市老年人对健康护理和医疗救治的需求。为此，杭州和重庆等二线城市分别实施了创新"医养结合"模式的养老机构项目，大多通过医院与养老服务机构的合作实现"医养护"的结合。"医养结合"服务模式在各个二线城市的发展实践中也取得不错的成效，他们为入住的城市老年人实施包括精神、心理康复理疗服务，给患有脑卒中、偏瘫等老年疾病的患者提供更贴心的护理服务和更为完善的康复环境，以便老年人不再为康复检查和护理在医院与机构间频繁往返。但也不难发现，一些中小型综合医院借助深化医改契机，整顿为"医养结合"养老机构以求生存。但其从业性质又限制其发展，具体而言，医院开展养老服务尚未出台相应政策，养老院内提供医疗资源服务更是困难，因而现有"医养结合"服务机构床位数量有限，供给不足，众多有需求的城市老年人无法满足，这些服务机构的规模和软硬件设施还有待进一步扩大和增加。

3.三线城市　城市养老服务社会化程度低。建立民办养老机构是众多社会力量加入城市养老服务行业的重要途径，而其他领域一般较少涉及。从民营机构运转和经营效果来看，绝大多数都存在入不敷出现象，状况稍好一点的也处在勉强维持经营的困境。

另外，从老龄事业特别是城市老年人社会参与来看，活动参与资金从来源到运作大都由政府主导，社会其他人士的自觉参与意识较低，尤其是城市老年人自我服务、自我主导意识尚未树立起来，老年服务的社会化程度较低。

4.四线城市　城市养老服务建设落后。与一、二、三线城市相比，四线城市在城市养老服务建设方面存在较大问题，主要体现在政策制定、养老服务设施提供、养老服务内容以及服务水平等方面。

在政策制定方面，四线城市在养老政策制定方面不仅落后于其他层级城市，也未跟上城市养老发展速度，导致养老事业发展缓慢，缺少政策指导和支撑。在养老服务设施提供上，无论是养老机构还是社区居家养老，其服务机构数量不仅有限，而且服务设施不齐全。另外，随着文化水平的提高，城市老年人对文体教育、社会参与的积极性大大提高，高龄老年人口及失能老年人口的增加使他们对医疗、护理服务需求加大，而当前的服务设施远远不能满足他们的需求。老年活动中心往往只提供玩牌、打麻将等服务项目，像图书馆、阅览室等文化服务设施很少，体育设施更是仅局限在简单的健身器材。社区卫生服务中心也只简单提供测量血压、免费体检等服务，医疗保健、康复护理设施还无法满足城市老年人需求，不能实现"老有所学""老有所医"。在服务内容方面，四线城市社区居家养老服务仍然停留在提供日间照料、家政、上门服务等基本服务上，在精神慰藉、心理咨询等方面尚未开展。专业服务水平的高低是影响城市养老服务业发展的关键因素，城市养老服务若想进一步发展，离不开对城市养老服务专业队伍的建设。就目前来讲，四线城市众多居家养老服务中心服务人员为下岗职工、退休人员或就业困难者，虽然经过一定培训，但从其自身素质及整体服务质量来看，与城市老年人服务要求还存在较大差距。此外，城市社区养老服务志愿者队伍不断扩大，服务领域和服务效果得以加强，但却不可忽视其流动性太强的问题，导致城市养老服务水平难以提高。

二、不同层级城市养老发展困境的具体原因

1.一线城市 在一线城市养老资源的分配中，存在着明显的"公热民冷、城挤郊空"现象，导致真正有需要的老年人无法实现老有所养。在养老机构的建设和养老资源的投入中，社会资本和民间资本的流入是一线城市养老服务业发展的重要推动力，它们在弥补公办养老机构不足、养老资源短缺的同时，也存在一定程度上的盲目投资。

2.二线城市 养老服务机构间的"多头管理"。众所周知，城市养老服务属于准公共产品的范畴，该事业能否有效推进和发展在很大程度上取决于政府的准确职能定位。通过对二线城市养老事业的发展分析发现，在养老服务运作中普遍存在多头管理，政策扶持落实难的问题，城市养老服务涉及民政、卫生、财政、文化等多个部门，各个部门的不同层级之间以及同一层级的不同部门之间都有权对城市养老服务事业进行监管，进而出现职责交叉问题，进而不利于养老问题的及时解决。基于这种"多头管理"或"多头不管"的局面也使得二线城市各部门对各项扶持政策的认识、调整和落实难以做到协调一致和横向整合。再者，对许多二线城市中的转型医养机构而言，医保定点和医保额度也是制约其发展的瓶颈。

3.三线城市 影响三线城市养老服务社会化发展的因素很多，但最为重要的还是政府的优惠政策和养老资金的筹集。首先，对于三线城市民办养老服务机构来说，机构场地、养老服务设施建设以及雇佣服务人员就是一笔巨大投资，等到运营后寄希望于通过较高入住率让资金回本，有盈余后继续改善服务条件或扩大规模的想法往往与现实相背离，入住率无法保证导致资金回笼困难，难以维持运营，导致更多有投资养老服务事业的单位望而生畏。其次，三线城市政府对公办养老机构无论在土地利用、床位补贴还是政策支持等方面都加大扶持力度，对民办机构的优惠政策有限，补贴较少，进一步影响民办养老机构的发展，阻碍养老服务社会化发展。最后，资金投入是养老服务体系多元化得以推行的重要基础之一，城市养老服务体系的建设必须以充足的资金和政府财政支持作为保障，但随着三线城市人口老龄化现象的加重，资金已然是制约城市养老服务体系发展的瓶颈。三线城市养老服务社会化程度低从本质上讲也是因为资金短缺，政府财政支持难以顾及，且筹资渠道过于单一。

4.四线城市 城市养老服务建设尚处于初级阶段。从不同层级城市养老现状的对比分析中可以很清楚地看到，四线城市在老龄事业的推动和支持上都处于落后状态，而造成这种结果的原因就是四线城市的养老服务建设尚处于初级阶段，在政府政策支持、财政支撑，以及城市养老服务的专业化建设上存在明显的不足。首先，四线城市养老政策的制定和出台落后于老龄事业的发展。其次，经济基础决定上层建筑，在当前我国老龄事业发展仍主要依赖政府财政支持的背景下，四线城市经济发展水平直接影响地方财政对养老事业的投资力度，无法满足本地的养老设施建设需求。在城市养老服务的专业化建设方面，四线城市缺乏一支专业化的队伍支撑，尤其是相关专业人才的短缺，一方面是由于一些优秀

的高校毕业生即便家乡在四线城市，就业地的选择也倾向于东部沿海城市；另一方面是尚未建立完善的培训体系和学习渠道，养老服务人员的专业素质和服务水平亟待提升。

第五节　我国不同层级城市养老发展改善机制

一、一线城市：当地政府统筹规划，优化养老资源配置

一线城市养老服务相较其他层级城市来讲，无论在养老资源、养老服务还是养老环境提供等方面都优先发展于其他层级城市。但在发展过程中政府也应注重统筹规划、优化养老资源配置，减少养老资源浪费。针对中心区养老服务机构少且床位供不应求，而郊区机构分布广却床位空置率高的问题。首先，一线城市中心区土地资源紧张，地价高，通过扩建方式来增加养老机构和养老床位几乎不太可能；其次，中心城区处在人口密集区，交通发达，环境嘈杂，空气质量差，对城市老年人来说不适宜养老；最后，一线城市中心区之所以出现养老服务供不应求的局面，主要还是归因于其医疗卫生服务条件和交通便利条件。在以后的养老资源配置中，一线城市政府从统筹规划和长远布局考虑，应加大对郊区医疗卫生资源的开发以及交通条件的改善，优化养老资源适当往郊区调配，引导城市老年人到环境相对较好的郊区地带转移，从而改善当前城市养老资源分配与老年人口分布不均的局面。

二、二线城市：城市"医养结合"养老服务构建

"医养结合"养老模式的构建推动着二线城市养老服务业的发展。众所周知，"医养结合"是医疗和养老两个领域跨界合作的首次实现，更加需要政策协调和制度完善。具体而言，政府应首先出台相应政策以明确医院开展养老服务或养老机构建设医疗机构的条件及要求；其次，要加强治理能力，完善医养结合规划，基于我国人口老龄化的国情，既考虑已有养老服务体系和医疗服务体系，又充分利用和整合现有资源，加强监管，推动多部门协同，明确各部门责任，避免部门交叉、多头管理，从而导致出现互相推诿、逃避责任的局面；再者，对于一些符合相关条件和要求的机构建立促进其发展的扶植政策，赋予其医保定点待遇，提高医保额度，减轻这些机构城市老年人的医疗成本负担，努力建立统一的老年长期照料制度。与此同时，政府要鼓励引导社会力量参与到"医养结合"模式建设中，建立统一的准入机制，加大并落实对中小医养结合机构优惠政策，激发社会力量参与城市养老服务业投资的积极性。更为重要的一点是，在推行医养结合模式的过程中，要加快人才服务建设。目前，无论是从养老服务业还是医疗行业来看，服务人才的缺乏严重制约着养老和医疗的发展，因此，不仅要在各大高校增设老年护理专业，增强老年护理相关知识和专业训练，还应该加强对老年护理专业培养的资金投入，引进企业等其他外来资金，增强培养实力，提高培养质量，提升"医养结合"服务水平。

三、三线城市：城市养老服务社会化、产业化发展

城市养老服务是一项涉及多个主体和部门的社会性公共服务事业，它既需要政府部门的宏观调控和资金保障，也需要市场、社会力量的支持和帮助，共同驱动城市养老服务事业发展。在养老服务机构建设方面，政府应站在第三方的角度制定扶持和优惠政策，切实落实对民办养老机构的激励和优惠措施，特别是对非营利机构，一旦政策扶持不到位，其生存都处在濒危边缘。社会力量参与城市养老服务事业发展是大势所趋，政府力量的有限性决定了城市养老服务必须走向社会化、产业化。为此，结合生产性老龄化理论，充分挖掘和利用老年人剩余价值，鼓励低龄老年人投身社会志愿者服务，实现城市老年人与社会的融合，让老年人找到自身存在感和价值感，进而达到老年人生活充实与服务社会的双赢局面。其次，引入市场化机制的城市养老服务业。不仅可以解决养老资源不足、分配不均等现象，而且能够让处在各个阶层的城市老年人通过购买服务的方式，获得想要的多样化、多层次养老服务，满足不同城市老年人服务需求，这样既可以提高城市老年人幸福感和满意度，也有利于市场在资源配置中发挥决定性作用、强化政府宏观调控作用。总而言之，应充分利用民间资本，合理引导其资金流向。同时，鼓励实力雄厚的大企业在养老服务方面通过建立连锁机构形式实现规模化发展，进而以低成本方式谋取长期发展，最终形成一种品牌效应，树立养老服务良好形象。

四、四线城市：加强城市养老服务建设

健全的城市养老服务体系是养老事业发展的重要保障，当前四线城市的养老服务仍处在初级发展阶段，在基础设施建设和服务队伍建设上仍然存在很多问题和不足，为扭转当前养老服务落后局面，必须增加服务提供，提高服务人才队伍建设。首先，四线城市应通过加大政府投资力度、拓宽资金来源渠道等方式完善老年活动室、图书阅览室、健身器材等基本养老服务设施，扩大养老机构覆盖人群，在此基础上，进一步提供医疗、康复护理等医疗器械，争取向"医养"结合服务模式转变。在服务人员队伍建设方面，建立完整的人事制度，确定人才招聘、薪酬待遇、考核、奖惩等制度，减少人才流失；采用灵活和富有弹性的管理机制，给服务人员一定的自由空间，激发其服务热情；采取在职教育、锻炼等定期培训方式，不断提供养老服务的专业服务技能和知识，适当引入专业护理人才，提升团队整体素质水平；鼓励服务人员积极参加从业资格等级考试，坚持持证上岗要求；最后，加强对养老服务人员的服务宣传教育，培养其尊老、敬老、爱老的社会责任感和使命感。

第四章 我国医康养结合现状及发展

一、医康养结合的概念

医康养结合是指将医疗、康复和养老资源统一起来，将老年人的健康医疗放在首要位置，将养老机构和医院的功能相结合，同时满足老年人日常照料和治疗康复护理需求的一站式新型养老模式。其中，"医"包括医疗服务、健康咨询服务、健康检查服务、疾病诊疗服务和护理服务、大病康复服务以及临终关怀服务等；"康"包括康复、养生等服务；"养"包括生活照护服务、精神心理服务、文化活动服务等。归结起来，医康养结合模式的特点主要是有病治病，治后康复，无病养老。

医康养结合是传统养老概念的扩展和延伸，它体现了人们对更高生活质量的追求，承载了人们"老有所养，老有所依，老有所乐"的美好愿景。医康养结合这一概念包含五个元素，分别为服务主体、服务客体、服务内容、服务方式和管理机制。服务主体即服务的供给方。医养结合的服务主体主要包括老年公寓、护理院、临终关怀院、各级医院、社区卫生服务中心和社区居家养老服务中心等。服务客体即服务的接受者。主要包括慢性病、残障、大病恢复期及绝症晚期老年人等，也可为健康老年人提供健康长寿保障。服务内容中引入了现代医疗技术，它能够提供更加专业、便捷的养老服务，有效提高老年人晚年的生活质量。主要包括预防、保健、治疗、康复、护理和临终关怀等。服务方式包括四种，分别是养老机构增设医疗机构；医疗机构内设养老机构；养老机构与医疗机构签订合作协议；医养结合进社区、进家庭。管理机制主要指医养结合的管辖部门、管理方式、扶持政策的制定和落实等。

二、我国医养市场概况

医养结合并非是医疗和养老的简单叠加，而是将医疗、康复、保健、养生结合为一体，实现医疗资源与养老资源的深度融合与联动发展，从而使社会资源得到充分利用。医养结合产业基本具备支柱产业所需要的五大属性，即发展规模、市场前景、技术密度、产业关联度和经济效益。

根据中国社科院2016年发布的《中国养老产业白皮书》的预计，到2030年，中国养老产业的规模将达到13万亿元人民币。《中国老龄产业发展报告（2014）》预测，医养结合的市场规模有望在2050年达到106万亿元，占整个国内生产总值的33%。

三、养老市场环境变化

1.人口老龄化速度加快　截至2018年底，全国60周岁及以上老年人口24 949万人，占总人口的17.9%，其中65周岁及以上老年人口16 658万人，占总人口的11.9%。按照国际通用的划分指标，当一个国家或地区的65周岁及以上人口占比超过7%，就意味着进入老龄化社会；超过14%时，意味着进入深度老龄化社会；超过20%，则进入超老龄社会。

2.老年人医疗费用比重大 老年人医疗费用支出会随着年龄增加，如果提高老年人健康管理水平，做到慢性病的有效管理，疾病的早发现、早治疗，推进医疗费用的前端化，更多地用于"防未病、治小病、促保健"，将极大地减少医疗费用的支出。根据全国卫生服务调查显示，65岁及以上老年人口的就诊率、住院率和慢性病患病率均明显高于其他年龄群体，其中高血压、糖尿病及心脏病占比较高。根据国内外相关资料统计，在一般情况下，老年人口的人均医疗费用支出是非老年人口的3~5倍。随着年龄的增长，老年人口的健康状况不断下降，发病率增加，就诊率和住院率均明显高于其他年龄群体，对医疗卫生服务往往有更多的需求，医疗卫生费用相应地也不断增加。

3.人均可支配收入提高 经济收入的水平从根本上决定了消费力，同样，老年人收入水平的提升也必然会有效带动其对生活照护和医疗服务的需求。

4.每户人口数量变化 与家庭养老需求迅速增长形成鲜明对照的是，由于家庭规模缩小，时间资源紧张，家庭的养老能力被削弱。其中，农村留守老年人家庭、独居老年人家庭的养老问题最为突出。

四、我国医康养结合机构模式

（一）医养服务

医养服务的内涵是非常广泛的，几乎涵盖服务业的主要领域。包括生活照护、健康服务、康复保健、医疗服务、临终关怀等。

1.生活照护 包括日间照料、上门访问、家政服务、餐饮和日常陪护等。

2.健康服务 包括健康咨询、健康管理和慢性病防治。

3.康复保健 主要是康复理疗师根据老年人的身体状况，按照相应的康复计划，帮助老年人开展相对应的康复训练，帮助大病初愈、患有慢性病、失能或半失能老年人恢复生理和社会功能，包括康复治疗和功能恢复训练等。

4.医疗服务 包括门诊、住院、紧急救护。

5.临终关怀 包括舒缓治疗、灵性关怀、家属心理抚慰与疏导服务。

（二）养老服务体系

我国目前已经初步建立了以居家为基础、社区为依托、机构为支撑的养老服务体系，但是养老服务机构的共同问题是医疗护理服务缺失，无法满足半失能、失能老年人的医疗需求。

1.居家社区养老 由政府出资委托或资助专业养老机构在社区承办居家养老服务站点，并在建成后管理和运作，为辖区老年人提供居家养老服务；服务内容包括生活照料、托养服务、心理慰藉以及文化服务。

2.机构养老 是指在养老机构进行养老。养老机构可能附属于事业单位、医疗机构、福利机构，或者个人和团体组织，专为老年人提供饮食起居、清洁卫生、生活护理、健康管理和文体娱乐活动等综合性服务。

（三）医养结合机构

针对部分养老机构中缺少医疗服务的功能，我国从2013年开始鼓励建设医养结合机构，解决失能和半失能老年人的医疗服务需求。

1. 从医延养　一般是指以医院为主体，本质上是从医疗机构往下游的养老护理领域延伸，主要是面向刚需客户。在医院内设置老年床位，以医疗机构为主成立养老机构；在医疗机构内增成立专门科室提供养老服务，将医疗机构转型，转变成能够提供医疗服务和养老服务的康护和护理机构。由于医疗机构的市场接受度普遍都高，因此较为容易切入养老护理领域。

2. 由养添医　一般是指规模较大的养老机构留出部分楼栋或区域，用以配置护理院、门诊部或一级甚至二级综合性医院等医疗服务机构。此为最普遍模式医院结合模式，在养老机构中设置老年病医院、康复医院、医务室以及护理院等机构。由于现阶段单纯的养老项目存在盈利难度大、周期长等问题，通过医疗机构的设置，既可以增加养老项目对长者的健康保障，又可以为项目拓宽收入渠道，缓解运营压力。

3. 医养协同　指的是养老与医疗通过合作的形式，向老年人提供医疗卫生服务。目前市场上存在较多的传统签约合作模式，即养老机构与医疗机构签订合作协议，由医疗机构定期派医护人员到养老机构巡诊并提供医疗服务，而养老机构负责治疗后康复和恢复期的护理服务。通过养老社区达到医养结合的模式，在养老社区内，通过不同方式建立完备的医疗机构，为入驻的老年人提供有效的医疗保障。

4. 地域囊括照护　其基本思路是在搭建好的政府服务平台之下，对于需要医疗和介护服务的长者，通过居家上门的服务形式，协调医院、诊所、访问看护机构、药局和介护服务机构等多种老年服务单位，根据老年人的需要，提供医养整合式照护服务。

5. 其他新型模式　利用移动互联网技术与远程医疗技术，将养老的概念线上化、虚拟化，通过建立一个区域化养老信息服务云平台，老年人将服务需求通过电话或者网络告知云平台，平台将会按照需求派企业员工上门为老年人提供服务，同时对服务质量进行监督。

五、医养结合产业发展趋势

医养结合的目标是实现"医疗—护理—康复—养老"一体化的模式，通过提供医疗服务、康复护理、健康管理更好地满足老年人的医疗需求，帮助老年人保持健康的状态；通过养老服务更好地满足老年人的养老需求，减轻家庭和社会负担。医疗服务提供疾病诊治、急救治疗等专业服务；康复护理提供医疗护理、康复促进、临终关怀等长期连续的专业护理服务；健康管理提供健康体检、慢病管理、健康管理机咨询等服务；养老服务提供生活照护服务、精神心理服务、文化活动服务等。通过服务整合、资源整合及信息整合实现医疗—护理—康复—养老线上线下联通的模式。

医养结合产业政策、评价标准进一步落地和完善。目前机构养老政策难以"落地"的原因包括基层医疗机构很多医疗服务项目收费标准过低、医疗保险支付政策不完善、机构护理人员激励鼓励政策缺失等。医养结合为多头管理，养老机构的管理方为民政部门，医疗卫生机构对应卫生部门，医保报销由社保部门负责，社区居家养老服务则由老龄办组织实施，难以实现利益协同。政策趋势放开医疗卫生行业和养老服务行业的部门行政管理，打破行业垄断；同时通过付费制度改革，探索建立长期照护保险制度等推动医养结合的发展。

最适合中国的养老模式是居家和社区养老模式。我国养老模式呈现"9073"结构，即居家养老、社区养老、机构养老的比例分别为90%、7%、3%。从社会经济角度来说，我国人口基数大，采用居家社区养老模式能够快速缓解养老床位和机构不足的问题；从养老投资机构来说，居家社区养老主要提供服务，投资小、见效快；从老年人角度老说，老年人更希望在家养老，在熟悉的环境中生活，随时能和家人沟通，可以得到精神的慰藉。

数字化技术和设备的发展对居家和社区养老来说，最核心的就是区域化信息云平台的建设和老年人健康档案的普及；医疗信息系统和养老信息系统的打通和整合也非常重要，医养结合机构的信息系统除了现有养老信息系统外，还应加入能为养老机构提供电子病历管理、体检管理、药房管理、理疗康复管理以及医护工作站管理等功能的信息系统。除此之外，对机构运营者和居家社区养老服务提供者来说，远程医疗和护理技术的应用和升级也非常重要。

中医药在医养结合领域发挥应有的作用。中医治未病的理论核心"未病先防、已病早治、既病防变"与"以养促医，以医助养"的思想理念高度一致。中医药健康养老服务是我国独有的医疗与养老相结合的优势与特色。中医药对养老模式可提供众多优势项目。包括太极拳、八段锦、按摩、针灸、拔罐、刮痧及药浴等。可根据老年人状态的不同，设定各种具有中医特色的养生调养康复方案。中医药治疗方法具有简、便、效、廉等特点，在基层卫生服务中具有很好的群众基础和医疗优势，是老年人最愿意接受的医疗服务项目。在医养结合的实践中，应深入研究和探讨中医养生"治未病"的理论和实践，努力探索构建既有中国特色的医养结合服务体系模式。

第五章　我国医康养融合发展的必要性及重要性

一、我国医康养结合可持续发展的必要性

1.老年人日益增加的医疗、护理及康复需求　随着人口老龄化的加速，伴随而来的是老年人健康和照护问题的增多，老年人患病率高、患病种类多、患病时间长、并发症多、治疗难度增加，对长期医疗护理服务的需求不断增加，这些问题都成为影响老年人生活质量的重要因素。而大型医院主要关注急性病症的救治，对那些大病恢复期、后期康复治疗、慢性病、残障和绝症晚期的老年人无法提供细致的生活护理。老年人因生理、心理、社会、文化、卫生等方面的限制，在对待健康问题的需求上，渴望得到方便、经济、及时、高质量的医疗和护理。目前，不论是居家养老、社区养老还是机构养老的模式只能给老年人提供一些日常的简单照护，在医疗护理方面的服务无法满足老年人的需求，从而形成供需间的矛盾。传统养老产业的发展已跟不上时代的变化，迫切需要探索可持续发展的新模式，结合养老和医疗资源为传统养老产业注入新力量。因此，医养结合及其可持续发展有利于满足老年人在健康方面多样化的需求，提高养老健康服务水平，顺应时代发展潮流。

2.传统的家庭照料保障功能削弱　受计划生育、人口迁移流动和老少分居等因素的影响，平均家庭户规模持续小型化，这就意味着家庭中能够承担老年人照料服务的成员减少，家庭整体的照料负担增加。家庭规模缩小的同时，家庭结构也进一步简化。家庭规模的缩小，结构的简化，意味着家庭中能承担老年人照料的成员减少，老年人与成年人子女居住一起的比例降低。2～3人的小型家庭成为家庭主流，说明随着经济水平的提高，成年子女将更多的精力用于关心和照顾下一代，对老年人的照料程度降低。即使老年人和子女一起居住的4～6人家庭，成年子女也可能因为社会、工作压力等多方面因素，无暇顾及对老年人的照料，及时关注他们生理、心理的变化，特别是对患有疾病的老年人更加无能为力。此时开展医养结合大大有利于承接家庭溢出的养老功能，特别是在养老过程中有关医疗卫生、康复护理的健康问题能得到专业化的服务，使家庭成员和老年人双双受益。

3.养老机构难以满足入住老年人的医护需求　大多数养老机构主要以提供简单的生活照料服务为主，医疗服务较少，如北京市约40%的养老机构既无内设医务室，也没有与周边医疗机构合作。瘫痪卧床或痴呆的老年人是最需要养老服务的群体，但由于养老机构的风险规避和难以提供专业的医疗护理服务，导致养老机构的覆盖人群出现结构性缺陷，即基本生活能够自理的老年人受到欢迎而拒绝失能、失智老年人。从理论上讲养老床位应该是供不应求，但养老机构的床位闲置率却在50%～60%。如合肥市民办老年公寓普遍有50%的床位闲置，而老年护理院的床位使用率却在95%以上，甚至达到100%。这说明融入长期照护理念的"医养结合"型养老床位比较缺乏。

4.大型医院难以提供细致的养老服务　大型医院主要关注急性病症的救治，对那些大

病恢复期、后期康复治疗、慢性病、残障和绝症晚期的老年人无法提供细致的生活护理，但本应出院的老年人趋于风险最小化的行为选择，坚持留在医院，频繁"押床"。这加剧了大型医院医疗资源的紧缺，使得许多老年人的真正需求得不到满足，医院应有的治疗功能没有得到充分发挥，医疗资源也未得到有效利用。大型医院迫切需要"医养结合"型养老机构来承担这些老年人的常规护理工作，以实现治疗、康复与护理的无缝衔接。

5.中小型医疗机构资源闲置　在大型医院病床紧张的同时，一些二级以下的中小型医疗机构的床位使用率偏低，大部分医疗资源闲置。如何充分利用闲置的医疗资源是中小型医疗机构和民办医院发展面临的普遍问题。

6.促进"四位一体"共同发展　根据当代医养结合的发展形势提出的动态式"医养结合–基层卫生–中医药服务–健康管理"的"四位一体"理念，在未来持续性发展的医养结合具有很强的指导意义。①长期以来，在基层医疗卫生机构中由于相关配套政策的支持不断加大，相关医护人员技术及服务水平不断提升，基层卫生资源利用率虽有所提高但仍偏低，不能有效满足需求。医养结合模式在基层医疗卫生机构的有效融合，能促进基层卫生资源的整合利用，方便基层卫生机构辐射地区范围内的老年人就近治疗、养老、养生、康复、护理等，节省相关医疗费用，从而提高三甲、二甲医院的病床周转率，进而促进整个社会医疗卫生资源的长久利用及循环；②中医药康复服务也是健康养老的重要组成部分之一。中华民族历史数千年，中医药康复服务在护佑人民健康及防治疾病过程中发挥了重大作用。追溯《内经》上古天真论，演绎《千金方》导引养生，阅览《养老奉亲书》饮食调摄，有关传统老年医药及养生古籍不胜枚举。其蕴含的健康理念及其实践经验可完善医养结合模式。"中医药+康复+医养"模式有利于延缓衰老，提高老年人生活质量；增强体质，防止老年病发生；释放中医药康复医养服务能量，亦可防止民族传统医学的流失；③健康管理是以治未病思想和现代健康概念为核心，运用医学、管理学的理论、技术和方法，通过对个体或群体健康状况及影响健康的危险因素进行检测、评估和干预，实现以促进健康为目标的全人全程全方位的医学服务过程。医养结合的开展，能够提高健康管理的质量。医养结合与健康管理的相互融合有利于"医院—社区—家庭"全面健康服务管理模式的开展，健全健康管理信息库，进而提高老年人的养老服务质量及生命健康质量。

二、我国医康养结合可持续发展的可行性

（一）政策支持

为有效解决养老服务供需结构失衡问题，统筹相关医疗、养老资源，提高资源利用率，推动全面建成小康社会，《国务院关于推进医疗卫生与养老服务相结合的指导意见》（国发〔2015〕84号）提出了医养结合的基本原则、发展目标、重点任务和保障措施，以进一步推进医疗卫生与养老服务相结合。为了积极开展应对人口老龄化行动，推动老龄事业全面协调可持续发展，健全养老服务体系，国家持续不断加大对养老产业的政策支持力度。2016年，是"十三五"规划开局之年，政府出台了《"十三五"国家老龄事业发展和

养老体系建设规划》。2017年2月，工业和信息化部、民政部、国家卫生计生委三部委联合印发了《智慧健康养老产业发展行动计划（2017—2020年）》。文件具体指出，由于健康、养老资源供给不足，信息技术应用水平较低，难以满足人民群众对健康、养老日益增长的需求，因此要建立智慧健康养老利用物联网、云计算、大数据、智能硬件等新一代信息技术产品，实现个人、家庭、社区、机构与健康养老资源的有效对接和优化配置，推动健康养老服务智慧化升级，提升健康养老服务质量效率水平。2018年3月，在全国召开的两会上，应对老龄化的人口战略调整仍旧是其中一大热点提案。2017年10月，在中国共产党第十九次全国代表大会上，再次强调老年长者有所养，要积极应对人口老龄化，构建养老、孝老、敬老政策体系和社会环境，推进医养结合，加快老龄事业和产业发展。不仅如此，全国各地也出台了相关政策支持医养结合事业的发展。2022年2月21日，《"十四五"国家老龄事业发展和养老服务体系规划》的发布，明确了要不断扩大基本养老保险覆盖面。尽快实现企业职工基本养老保险全国统筹。实施渐进式延迟法定退休年龄。落实基本养老金合理调整机制，适时适度调整城乡居民基础养老金标准。大力发展企业年金、职业年金，提高企业年金覆盖率，促进和规范发展第三支柱养老保险，推动个人养老金发展。完善基本医保政策，逐步实现门诊费用跨省直接结算，扩大老年人慢性病用药报销范围，将更多慢性病用药纳入集中带量采购，降低老年人用药负担。

（二）经济可行

国家对老龄服务产业的财政投入资金总量也呈不断增加，财政支出的不断增加为医养结合的发展提供了经济基础。此外，医养结合模式的可持续发展，还能增加就业岗位，其运营和发展，更需要医疗卫生相关人员的配合。不仅如此，医疗相关人员的服务质量的提高能给医养结合模式下的养老机构增加收益，带动健康养老产业的发展，促进经济增长。在经济发展进入"新常态"背景的同时，经济结构也加快转型升级步伐，这是推进中国经济进入新发展阶段的必然选择。健康养老服务产业的发展潜力巨大，发展医养结合的养老服务模式能有效带动家政服务业、医疗护理业、老年用品业、老年文化产业等多个相关领域的发展，增加消费和就业，促进经济持续健康发展。

（三）科研支撑

笔者借助Cites pace可视化文献分析软件对医养结合领域在一定时期发展的趋势与动向进行分析。不论是cites pace可视化软件的timeline分析，还是聚类或非聚类分析都说明，近几年来医养结合总是围绕着养老、养老机构、养老模式、护理保险制度、居家养老、老龄化、供给侧改革这几个方面在研究。作为医养结合可持续发展研究，虽然没有前人经验可以借鉴，但具有突破性、创新性、可行性。借助一体化、整体性研究，并通过相关实践，较为准确地从科研角度理论归纳了以"政府政策的宏观与具体相结合、医养机构的高端与基层相结合、服务人员的质量与数量相结合、群众思想的理念与行动相结合"为出发点，在借鉴国内外先进实践经验的同时，构建出"医养结合—基层卫生—中医药服务—健康管理"四位一体的综合发展理念。

综上所述，医养结合可持续发展，是一个循序渐进的过程，应以满足老龄人群多样化需求为出发点，努力打造"一个平台、两类结合、三种形式、四个方面"的医养结合养老创新模式。此外，要不断总结国内外可借鉴的经验，结合我国国情和地方差异，为"健康中国"中医养结合的可持续发展提供更多更好的创新思路。

第六章 老年人健康信息行为与服务

一、老年人健康信息的获取及意义

（一）老年人健康信息的获取途径

由于老年人面临身体功能退化、收入水平下降、社会角色改变等多方面的问题，身心健康出现问题的比例较高，因此老年人有更多的健康需求。除了专业的医疗服务以外，老年人也需要在自身健康问题上采取更加积极的态度和行动。而社会与技术的进步使得公众越来越多地关注自身健康状况，健康信息的获取成为经常性行为。研究指出，高效的健康信息行为是促进健康、调节心理的关键应对策略。

与此同时，社会信息环境正逐渐向开放化、网络化和数字化方向发展。互联网成为当今社会最重要的信息载体，各种信息在网络上广泛传播，深刻地改变着人们搜集信息、获取信息和使用信息的行为和方式。人们对信息的敏感度、发现和利用信息的能力都在不断提高，用户、信息以及信息机构之间的相互作用关系更为复杂，用户的信息行为呈现出许多新的特征。可以说网络的普及使得老年人所依存的健康信息环境发生了深刻的变化，老年人健康信息行为与信息服务研究的健康信息需求和健康信息行为模式也发生了显著的变化。随着互联网的普及，人们更希望、也更容易获得专业和具体的健康信息。新的实践和研究也鼓励人们在知情的前提下参与健康决策，普通人群在是否治疗、如何治疗等方面有了更大的自主权，也进一步增加了健康信息的获取需要。但是，随着获取和拥有的健康信息资源不断增加，老年人也面临着因"信息超载"所带来的"信息焦虑"，老年人对健康信息服务提出了新的要求。在这一背景条件下，医疗卫生机构与信息服务机构如何为社会提供更有针对性的健康信息服务，也成为新的服务增长点和必须要承担的任务。

（二）实践意义

宏观上，为政府及有关部门提供决策依据，满足老年人的健康信息需求。尝试构建一个以政府部门、医疗机构、图书馆、商业机构、非营利组织和个人联动的健康信息服务主体，集成融会互联网各类与健康相关的资源和服务，为社会人群提供健康信息的共享、交流和合作。

微观上，为信息服务机构提供一个新的服务角度和思路。健康信息服务机构了解和掌握人群健康信息需求及信息行为模式，研究如何顺应网络环境，构建适应老年人群健康信息行为特点的健康信息资源与健康信息服务体系，使全社会健康水平不断提高，是目前及将来迫切需要研究的课题，同时也是健康信息服务业的重大契机。

就个人而言，面对不断增加的健康信息需求和复杂的、多渠道的、海量的健康信息资源，通过对自身健康信息需求和行为规律的了解，利用健康信息服务平台，对个人健康信息加以有效地组织和管理，对提升自己的健康信息行为效率和提高个人健康水平将大有裨益。

二、老年人健康信息行为与服务相关核心概念

1.信息行为　是在20世纪90年代合成的概念，其根源可以追溯到20世纪60年代的"信息需求和使用"概念。目前对于"信息行为"的概念，国内外有不同的解释，影响较大的观点主要如下。

（1）胡昌平和乔欢对信息行为的定义是"行为主体为满足特定信息需求而查询和使用信息的行为"，是"人类所特有的行为"，是主体在外部作用刺激下表现出的获取、查询、交流、传播、吸收、加工和利用信息的行为。

（2）美国学者Cole给出的定义，则认为"信息行为是指对信息进行分析和归类的行为"。

（3）美国学者Spink认为信息使用行为是指"吸收信息到现有知识基础的行为，包括信息交换和信息组织行为"。

（4）Wilson对人类信息行为的定义包括四个层面："信息行为（information behavior）是建立在信息资源和信息渠道基础上，主动和被动地寻求和利用信息的人类行为总和；信息寻求行为是有目的地去寻求能够满足目标需要的信息；信息检索行为是微观层面上发生在研究者和各种信息系统的相互作用；信息使用行为是把信息纳入人的现有知识基础所涉及的心理行为。"

Wilson的这一组定义，打破了长期以来信息行为作为广义"用户研究"的子概念的情况，有利于更好地对信息需求和利用进行研究。在众多定义当中，Wilson的定义为更多学者所接受。

2.健康信息行为（HISB）　是指个体在具体事件或情境中，针对健康信息的搜寻、获取、评价及利用的一系列行为。在说明健康信息行为时，有必要将这一概念与健康信息素养加以对比和区别。健康信息素养是一系列能力的综合，包括健康信息需求意识，识别健康信息来源并使用它们获取相关信息，评价信息的质量，在具体情况下对信息进行利用、分析、理解并作出决策的能力。可以看出两者有相近之处，但前者强调行为，后者强调能力。

笔者认为健康信息行为是指主体从事的与健康信息相关的一系列行为活动，分为意识和行动两方面，即从对健康信息的认识到查询获取，进而对获取的健康信息进行评价利用，最终做出自我健康决策或传播健康信息的行为，包括健康信息需求、健康信息获取、健康信息评价、健康信息应用等4个方面。

3.健康信息服务　沈丽宁提出健康信息服务是指利用现代信息技术，通过对健康信息资源的获取来帮助人们更好地调节控制自身的健康问题。而这里的健康信息资源一般是指与人类健康相关的任何形式的信息，具体包含医疗、康复、预防、保健、健康饮食、健康素养和健康政策等方面的信息。

笔者认为健康信息服务就是向健康信息服务对象，包括自然人、法人和机构组织等，提供和发布与健康或疾病相关的信息，通过健康信息资源的提供来帮助人们更好地解决健康信息需求，改善和控制自身的健康问题，进行健康相关问题的决策。

三、老年人健康信息行为与服务的研究方法

根据研究需要，综合使用多种研究方法，可以三角测量法的原则完成研究目标，并期望在信息行为研究上取得一些方法学上的创新，具体采用的研究方法有文献综合法、量化研究法、质性研究法和统计分析法。

1.文献综合法　收集国内外关于老年人健康信息行为和信息服务研究的各类文献，并进行分析比较，掌握健康信息行为研究的理论发展脉络和实践研究现状，为研究提供理论基础和实践依据。

2.量化研究法　问卷调查法是量化研究的一种常用方法，通过文献回顾、预调查，设计老年人健康信息行为问卷调查表，采用线下和线上相结合的方式，通过现场发放、微信、Email等方式多渠道向目标人群发放调查问卷，最后采用专业统计软件进行统计学检验和回归分析。

3.质性研究法　访谈是质性研究的一种重要方法，采用半结构化访谈来获得主观质性资料，帮助理解和分析老年人健康信息行为的特征及形成。

4.统计分析法　在收集到相关数据之后，采用SPSS或SAS统计软件，用描述性统计、方差分析和回归分析等统计方法进行分析。

第七章　老年常见心血管疾病医康养策略

第一节　老年人高血压

一、概述

高血压是我国老年人最常见的慢性病之一，是缺血或出血性脑卒中、心肌梗死等心血管事件的首要危险因素。据研究报道，半数以上的老年人患有高血压；而≥80岁以上的高龄老年人中，高血压的患病率接近90%。

老年人高血压的定义为：年龄≥65岁，在未使用降压药物的情况下，非同日、3次测量血压，收缩压≥140mmHg和（或）舒张压≥90mmHg。曾明确诊断高血压且正在接受降压药物治疗的老年人，虽然血压<140/90mmHg，也应诊断为老年高血压。老年高血压的分级方法见表7-1。

表 7-1　老年人血压水平的定义与分级

分级	收缩压（mmHg）		舒张压（mmHg）
正常血压	<120	和	<80
正常高值	120～139	和（或）	80～89
高血压	≥140	和（或）	≥90
1级高血压	140～159	和（或）	90～99
2级高血压	160～179	和（或）	100～109
3级高血压	≥180	和（或）	≥110
单纯收缩期高血压	≥140	和	<90

注：当SBP与DBP分属不同级别时，以较高的级别为准；单纯收缩期高血压按照收缩压水平分级。

二、老年高血压的诊断和评估

老年高血压的诊断和评估包括以下内容：①确定血压水平；②了解心血管危险因素；③明确引起血压升高的可逆或可治疗的因素，如有无继发性高血压；④评估靶器官损害和相关临床情况，判断可能影响预后的合并疾病。

三、老年高血压的临床治疗

老年高血压降压治疗应强调收缩压达标，在能耐受的前提下，逐步使血压达标。在启动降压治疗后，需注意监测血压变化，避免降压过快带来的不良反应。

1.老年人降压药物应用的基本原则

（1）低剂量　初始治疗时通常采用较低的有效治疗剂量，并根据需要，逐步增加剂量。

（2）长效　尽可能使用每天一次、24小时持续降压作用的长效药物，有效控制夜间和清晨血压。

（3）联合　若单种药治疗疗效不满意，可采用两种或多种低剂量降压药物联合治疗以增加降压效果，单片复方制剂有助于提高患者的依从性。

（4）适度　大多数老年患者需要联合降压治疗，包括起始阶段，但不推荐衰弱老年人和≥80岁高龄老年人初始联合治疗。

（5）个体化　根据患者具体情况、耐受性、个人意愿和经济承受能力，选择适合患者的降压药物。

2.不同临床情况下首选的降压药物（表7-2）

表7-2　不同临床情况下首选的降压药物

临床情况	降压药物
左心室肥厚	ACEI、CCB、ARB
无症状动脉粥样硬化	ACEI、CCB、ARB
微量白蛋白尿	ACEI、ARB
轻度肾功能不全	ACEI、ARB
既往心肌梗死	βB、ACEI、ARB
心绞痛	βB、CCB
心力衰竭	利尿剂、βB、ACEI、ARB、醛固酮受体拮抗剂
主动脉瘤	βB
心房颤动，预防	ACEI、ARB、βB、醛固酮拮抗剂
心房颤动，心室率控制	βB、非二氢吡啶类CCB
外周动脉疾病	ACEI、CCB、ARB
单纯收缩期高血压（老年人）	利尿剂、CCB
代谢综合征	ACEI、ARB、CCB
糖尿病	ACEI、ARB

注：ACEI为血管紧张素转化酶抑制剂；CCB为钙通道阻断剂；ARB为血管紧张素Ⅱ受体阻滞剂；βB为β受体阻滞剂。

四、老年单纯收缩期高血压

1.概述　根据世界卫生组织和国际高血压联盟联合制订的指南建议，将老年单纯收缩期高血压（ISH）定义为收缩压（SBP）＞140mmHg，同时舒张压（DBP）＜90mmHg。

2.临床治疗

（1）治疗流程　老年单纯收缩期高血压患者宜选择长效CCB、ARB、ACEI或利尿药，根据血压情况单选或联合。

老年单纯ISH药物治疗：①如果收缩压≥150mmHg，舒张压为60～90mmHg，可选用一种单药或联合治疗，尽可能使舒张压≥60mmHg。如舒张压＜60mmHg，收缩压＜150mmHg，宜观察，可不使用药物治疗；②如果收缩压≥150mmHg，可谨慎使用小剂量降压药物治疗。收缩压较高如≥180mmHg，可药物联合治疗。

（2）降压药物选择　利尿剂、CCB、血管紧张素转化酶抑制剂/血管紧张素Ⅱ受体阻滞剂（ACEI/ARB）、β受体阻滞剂均可作为首选降压药物，其中利尿剂和CCB对ISH降低收缩压更为有效。

五、老老年高血压

1.概述　欧洲心脏病学会/欧洲高血压学会（ESC/ESH）的高血压指南指出，老老年高血压的诊断标准为：①年龄≥80岁；②血压持续或3次非同日测量结果为，收缩压≥140mmHg，和（或）舒张压≥90mmHg；③单纯收缩期高血压诊断标准为收缩压≥140mmHg及舒张压≥90mmHg。

2.临床治疗　老老年高血压的治疗既要重视收缩压和脉压的控制，也不能忽视舒张压的变化，在保证舒张压不低于65mmHg的情况下，尽可能地降低收缩压。老老年高血压的降压药物选择如下。

（1）利尿剂　如噻嗪类利尿剂。

（2）钙通道阻断剂（CCB）　特别适用于老老年高血压患者。

（3）ACEI/ARB　ACEI可逆转高血压引起的心肌重塑，是伴有左心室肥厚者的首选，有利于预防充血性心力衰竭。

（4）β受体阻滞剂　老年人须从小剂量开始，逐渐加量。β受体阻滞剂更适用于交感神经亢进伴有冠心病的老老年高血压患者，与利尿药、CCB联合应用效果更佳。

六、康复养护

1.减轻体重　超重或肥胖是高血压发生的独立危险因素，减轻体重可降低血压水平。体质指数［BMI=体重（kg）/身高（m）^{2}］在22时，心血管病及多种慢性病的患病率、死亡率最低。BMI＞25称为超重，＞28称为肥胖。我国的高血压病患者中肥胖比例为健康人群的3倍。因此，要预防高血压，必须减重。

减重的措施一是限制过量的饮食；二是增加运动量。限制饮食要注意平衡膳食，不提倡使用抑制食欲的药物。由于各类脂肪提供的热量均高，因此脂肪的摄入应限制在总热量的20%以下。少食多餐，每日4～5餐有助于减重。在低热量饮食的同时，应增加体力活动，如开展一些体育运动、气功、健美操等。

2.平衡饮食　高血压患者饮食应遵循以下原则。

（1）控制热量摄入，避免肥胖，保持理想体重〔理想体重（kg）=身高（cm）-105〕。

（2）减少食盐摄入，每日摄入量最好少于5g。膳食中过多的钠盐可使血压升高。我国人群的研究表明，每日平均摄钠量增加1g，平均收缩压约增加0.27kPa，舒张压约增加0.27kPa。高血压的患病率与平均食盐摄入几乎呈线性相关。减少盐的摄入可降低血压。

（3）增加含钾和钙丰富的食物摄入量。有研究表明，钾摄入量与高血压之间存在明显的负相关。膳食钾的主要来源是新鲜蔬菜、水果、豆类等。

（4）定时定量，少量多餐，晚餐要少而精，多食水果、蔬菜等粗纤维食物。

3.戒烟限酒 饮酒与高血压发病呈正相关。流行病学调查表明，大量饮酒会导致高血压，饮酒量越大者血压值越高，如限制饮酒量则可以降低血压。因此，高血压患者最好不饮酒。如饮酒，建议少量，男性饮酒的乙醇量控制不超过25g，女性减半，妊娠期妇女不饮酒。吸烟会影响降压治疗的效果，使药物防止靶器官损害的作用减弱，因此科学戒烟对降压、保护心血管功能有益。

4.增加体力活动 适量的运动，能舒筋活络、畅通气血，缓解人的紧张情绪，有利于控制血压。经常坚持体力活动可预防和控制高血压。研究表明，体力活动少者发生高血压的危险是体力活动多者的1.52倍。一次运动训练或长期进行运动训练后均可使血压轻度下降，高血压患者比正常人下降得稍多。但老年人的运动要因人而异，循序渐进。

老年高血压患者要注意"三个半分钟"，即夜间醒来先静半分钟，再坐起半分钟，再双下肢下垂床沿半分钟，然后下地活动。一般来说，老年人可选择户外散步、慢跑、打太极拳、气功等节律慢、运动量小的项目，且以自己活动后不感到疲倦为度，如要增加体力活动量时，可每周3~5次，每次30分钟，进行有规律的体育锻炼，也可短时、多次运动，但每次持续时间10分钟，运动效果具有时间累加效应，因此锻炼时应循序渐进，持之以恒，量力而行，不宜选择过于剧烈的运动。

5.精神心理调节 高血压是一种心身疾病，心理社会因素对疾病的发生、发展、转归及防治都有重要的影响。任何精神刺激都能使血压升高，尽量减少情绪波动，对保持血压相对稳定、减少并发症的发生具有重要意义。

6.增强健康意识，培养健康行为 不论是一级或二级预防，合理的膳食、其他非药物疗法、健康的生活方式仍是整个治疗的基础，是治疗成败的关键。

7.心血管危险因素的控制 积极控制吸烟、减少饮酒、控制体重、适当运动、保持心理平衡等综合管理，对高血压患者预防动脉粥样硬化、脑卒中、冠心病等，有积极作用。

8.血压控制达标 老年患者降压治疗应强调收缩压达标，逐步降压达标，避免过快、过度降低血压。

9.正确使用降压药物 了解常用降压药物的名称、不良反应、注意事项。降压药可从小剂量开始，以减少不良反应，在患者能够很好耐受的情况下逐渐增加药物的剂量或联合用药。合理的联合用药可以最大限度地降低血压，但不推荐体质衰弱和≥80岁患者初始联合治疗，而且需注意在治疗过程中不宜频繁更换药物，用药4~6周后观察疗效，反应差时，再给患者更换另一种药物。尽可能地使用每天一次具有24小时降压疗效的长效药物，将血压的波动减少到最低限度。降压药物的使用要因人而异，根据每个患者具体情况个体化、长期治疗，切忌突然停药或自行停药，以免发生停药综合征，导致血压反跳、心悸、烦躁、心动过速等。

10.重视家庭自测血压及24小时血压监测　医护人员应指导患者或家属正确测量血压，教会患者自己观察血压的变化及应急处理预案，以便在突发血压变化或有急性并发症时能及时就医。家庭血压监测（HBMP）是我国目前最常用的高血压管理模式，其优势在于可以获得患者日常环境中数天甚至更长时间内多次的血压测量值，与动态血压相比，可提供更长时间的测量值和每日间的血压变异，具有更便利、易普及、重复性好等优点，有利于提高控制率。24小时血压监测对于降压药物的选择、使用时间、血压控制情况的监测具有指导意义。

第二节　老年人冠状动脉粥样硬化性心脏病

WHO根据病变部位、范围和程度将冠状动脉粥样硬化性心脏病（以下简称冠心病）分为5型。①隐匿型或无症状性心肌缺血：无症状，但在静息、动态或负荷心电图下显示心肌缺血改变，或放射性核素心肌显像提示心肌灌注不足，无组织形态改变。②心绞痛：发作性胸骨后疼痛，由一过性心肌供血不足引起。③心肌梗死：缺血症状严重，为冠状动脉闭塞导致心肌急性缺血坏死。④缺血性心肌病：长期慢性心肌缺血或坏死导致心肌纤维化，表现为心脏增大、心力衰竭和心律失常。⑤猝死：突发心搏骤停引起的死亡，多为缺血心肌局部发生电生理紊乱引起的严重心律失常所致。

一、心绞痛

1.临床表现

（1）疼痛部位　在胸骨中上段（相当两侧乳房的水平线），为内里痛，而不是表皮痛。疼痛为一片，而不是一点。

（2）疼痛的性质　为闷感、压榨感、紧缩感等异常感觉，少数表现为刺痛感和割痛感。疼痛剧烈，多伴出汗，难以忍受。

（3）发作诱因　常见的诱因为劳累，发作于劳累当时，而不是劳累过后。其次饱餐、寒冷、情绪激动等可诱发，也有的无明显诱因。

（4）放射性　常放射至左肩臂及左手指的尺侧，或两肩臂及两手指尺侧，有时放射至左下颌部或腭部及其他部位。

（5）疼痛时限　疼痛的持续时间一般为3~5分钟，很少超过15分钟，最长不超过30分钟，最短不短于5秒。

（6）缓解方式　停止原来活动，经休息或舌下含服硝酸甘油或速效救心丸数分钟即可缓解。

（7）每次发作相对不变　部位、性质、诱因、放射部位及时限、缓解方式等无大的变化。

2.临床治疗

（1）发作时的治疗　休息、硝酸甘油片剂舌下含化、吸氧等。

（2）缓解期的治疗　①清淡饮食、戒烟限酒，保持适当体力活动；消除及治疗各种诱发因素（如吸烟、高血压、高血脂、糖尿病、肥胖症等）；②硝酸酯类药，如二硝酸异山梨酯（消心痛）；③钙通道阻断剂，如地尔硫䓬（硫氮䓬酮）；④β受体阻滞剂，常用美托洛尔；⑤抗凝治疗，不稳定型心绞痛可行此治疗；⑥抗血小板聚集治疗，如阿司匹林；⑦改善微循环，如右旋糖酐-40注射液或羟乙基淀粉（706代血浆）；⑧调脂治疗，如阿托伐他汀（立普妥）。

3.经皮腔内冠状动脉介入治疗（PCI）　手术的指征：①心绞痛病程在1年内，药物治疗效果不佳者；②1支冠状动脉病变，且病变在近端，无钙化或痉挛；③有心肌缺血的客观证据；④左心室功能和侧支循环都较好。

4.冠状动脉旁路移植术（CABG）　对反复发作的心绞痛，具有适应指征者，可选择支架介入治疗或冠状动脉旁路移植术。

二、ST段抬高型心肌梗死

1.概述　ST段抬高型心肌梗死（STEMI）系由于冠状动脉闭塞（冠状动脉粥样硬化最为常见）、局部斑块破裂，血栓形成导致血流中断，使部分心肌因严重的持久性缺血而发生局部坏死。

2.临床表现　突然出现胸骨后或心前区持续性剧痛、血清心肌酶活力升高及进行性心电图特征性变化，可发生休克、心律失常或心力衰竭。年老体弱者症状可不典型。

3.临床治疗

（1）一般处理　严密观察体温、心率、心律、呼吸、血压、神志、胸痛等变化。进行心电监护，绝对卧床休息12小时，间断吸氧72小时，进食低脂、清淡、易消化食物，保持大便通畅。

（2）镇痛与镇静　可肌内注射哌替啶或吗啡。烦躁恐惧者给地西泮（安定），肌内注射或口服。

（3）再灌注治疗　严格执行治疗标准。不适合行PCI且存在大面积受损心肌、严重心力衰竭或心源性休克风险的STEMI患者，应考虑急诊CABG。

（4）抗凝治疗　静脉推注普通肝素，维持活化凝血时间（ACT）250～300秒。

（5）抗血小板治疗　阿司匹林首次150～300mg嚼服，以后75～100mg/d，口服。氯吡格雷首次300～600mg顿服，以后75mg/d口服。

（6）抗休克治疗　进行吸氧、保暖、祛除诱因等一般治疗。必要时给予补充血容量、应用升压药（如多巴胺）、血管扩张药（如硝普钠或硝酸甘油）、纠正酸中毒和电解质紊乱、辅助循环和外科手术等。

（7）纠正心律失常，注意监护心率。

（8）治疗心力衰竭　主要是治疗急性左心衰竭，起初1～2天出现心衰时宜先用利尿药和（或）血管扩张药。洋地黄类强心药尽量于心肌梗死24小时后应用，剂量宜小。

三、急性冠状动脉综合征（ACS）

1.概述 ACS是一组由急性心肌缺血引起的临床综合征，其共同的病理机制是冠状动脉硬化斑块破裂、血栓形成，并导致病变血管不同程度的阻塞。根据心电图表现分为ST段抬高和非ST段抬高两大类。

2.临床表现 主要以静息心绞痛、初发心绞痛、恶化劳力性心绞痛为主要症状，大部分无明显体征，临床包括不稳定型心绞痛（UA）和非ST段抬高型心肌梗死（NSTE-MI），以及ST段抬高型心肌梗死（STEMI）。

3.临床治疗

（1）一般处理 卧床休息1～3天，床边24小时心电监测，吸氧维持血氧饱和度达到90%以上。镇静、镇痛、相关检查。

（2）抗缺血治疗 如硝酸酯（硝酸甘油）；β受体阻滞剂、ACEI类（应个体化治疗）；钙通道阻断剂对变异型心绞痛疗效最好（如硫氮䓬酮）。顽固性严重缺血者采用主动脉内气囊反搏IABP。

（3）抗栓治疗 如常用司匹林、肝素或低分子量肝素等。

（4）抗凝治疗 普通肝素、低分子量肝素、比伐卢定等。

（5）调脂治疗 他汀类药物还具有抗炎、改善内皮功能、稳定斑块等调脂以外的作用。应尽早使用他汀类药物强化治疗。

（6）其他 当伴有明显血流动力学不稳定、经药物积极治疗症状仍反复出现，或临床表现高危，均应尽早冠脉造影和恢复血供重建治疗，参考心绞痛治疗措施。

四、康复养护

1.提高对老年冠心病危险因素的认识

（1）年龄和性别 年龄愈大，患病率也愈高。

（2）高血压 该病是老年冠心病的首要危险因素，不论性别和年龄，血压水平愈高，患病时间愈长者，其危险性愈大。对于非药物疗法仍达不到有效的血压控制目标者，应用降压药物治疗，如钙通道阻断剂、β受体阻滞剂、ACEI或ARB类等，必要时联合用药，血压控制目标推荐＜130/80mmHg。

（3）血脂异常 健康合理膳食，控制脂肪摄入量，多吃水果和蔬菜，控制体重。

（4）糖尿病和糖耐量减低 糖尿病是冠心病的独立危险因素，糖尿病患者罹患冠心病的风险是非糖尿病患者的4倍。

（5）吸烟 是冠心病的独立危险因素，应当大力提倡戒烟，并注意避免二手烟的危害。

2.使用有循证医学证据的二级预防药物 我国目前冠心病患者二级预防用药状况不理想。坚持二级预防用药，医师需要个体化调整药物剂量，监测药物不良反应，提高用药的依从性。二级预防主要包括以下内容。

（1）抗血小板药物 若无禁忌证，所有冠心病患者均应长期服用阿司匹林80～100mg/d，

CABG后应于6小时开始使用阿司匹林。若不能耐受，可用氯吡格雷75mg/d，或替格瑞洛90mg，2次/日代替。发生ACS或接受PCI治疗的患者，需联合使用阿司匹林100mg/d和氯吡格雷75mg/d治疗12个月。

（2）β受体阻滞剂　心率与冠心病患者预后呈显著负相关。冠心病患者静息心率应控制在55～60次/分，首选β受体阻滞剂。如不能耐受β受体阻滞剂，可试用伊伐布雷定降低窦性心率。

（3）ACEI/ARB　若无禁忌证，所有冠心病或慢性心力衰竭患者均应使用β受体阻滞剂和ACEI，如患者不能耐受ACEI，可用ARB类药物代替。

（4）他汀类药物　即使入院时患者总胆固醇和（或）低密度脂蛋白胆固醇无明显升高，也可启用并坚持长期使用他汀类药物，但应注意监测其肝损伤及横纹肌溶解症等不良反应。

（5）醛固酮受体阻滞剂　慢性心力衰竭患者服用醛固酮拮抗剂以及β受体阻滞剂和ACEI/ARB类药物被称为"黄金三角"，可有效抑制醛固酮的有害作用，减轻心室重构，但应注意监测血钾和肾功能等。

（6）冠心病的多重危险因素控制　约70%的心源性死亡和50%的急性心肌梗死发生于已确诊患者，其发生或再发心肌梗死和猝死的机会要比无冠心病病史者高4～7倍。斑块稳定性是影响冠心病发生和发展的主要决定因素，而"三高"、吸烟、交感神经活性增强、应激性等因素均可导致动脉粥样硬化斑块不稳定。研究显示，通过积极有效的二级预防，能促使易损斑块稳定，防止心血管不良事件的发生。

第三节　老年人肥厚型心肌病

一、概述

老年人肥厚型心肌病（HCM）可呈家族遗传性，也可呈散发性。

二、临床表现

1.心前区疼痛　1/3的HCM患者出现劳力性胸痛，但冠状动脉造影正常，胸痛可持续较长时间或间断出现，或进食过程引起，程度较轻，硝酸甘油不能缓解。可能由于肥厚的心肌需氧量增加，冠状动脉供血相对不足，长期存在心肌缺血的结果。

2.呼吸困难　90%以上有症状的HCM患者出现劳力性呼吸困难，阵发性呼吸困难、夜间发作性呼吸困难较少见，呼吸困难主要是由于左心室顺应性减低，舒张末期压升高，继而肺静脉压升高，肺淤血而引起。室间隔肥厚伴二尖瓣关闭不全可加重肺淤血。

3.乏力、头晕与昏厥　15%～25%的HCM至少发生过一次晕厥。约20%患者主诉黑矇或一过性头晕。多在活动时发生，是由于心率加快，使原已舒张期充盈欠佳的左心室舒张期进一步缩短，加重充盈不足，心排血量减低。活动或情绪激动时由于交感神经作用使肥厚的心肌收缩加强，加重流出道梗阻，心排血量骤减而引起症状。

4.心律失常 HCM患者易发生多种形态室上性心律失常、室性心动过速、心室颤动、心房颤动、心房扑动等，房性心律失常也多见。

5.心力衰竭 多见于晚期患者，由于心肌顺应性减低，心室舒张末期压显著增高，继而心房压升高，且常合并心房颤动。晚期患者心肌纤维化广泛，心室收缩功能也减弱，易发生心力衰竭，出现气急、心悸、不能平卧、肝大、下肢水肿等充血性心力衰竭的症状与体征。

6.猝死 HCM是猝死的主要原因，占50%。恶性心律失常、室壁过厚、流出道压力阶差超过50mmHg是猝死的主要危险因素。

三、临床治疗

老年人肥厚型心肌病尚缺乏特殊治疗。

1.一般治疗

（1）避免情绪激动或剧烈体力运动。

（2）即使存在心力衰竭，也应特别慎用降低心脏前后负荷增强心肌收缩力的药物，如洋地黄及利尿剂等，上述药物可加重心室内梗阻。

（3）预防感染性心内膜炎，呼吸道、拔牙、手术前后等应积极防治感染。

（4）外科手术麻醉时，硬膜外麻醉可引起腹腔血管扩张，减低心脏前后负荷，应尽量避免。

2.药物治疗 如β受体阻滞剂、钙通道阻断剂（如维拉帕米）、胺碘酮、丙吡胺等。

3.介入或手术治疗。

四、康复养护

1.定期复查 定期做动态心电图监测，检出有高度猝死危险的患者，并根据病情给予钙通道阻断剂及β受体阻滞剂治疗。

2.严格限制剧烈运动 因为肥厚型心肌病患者进行剧烈运动，或突然用力，或情绪激动，过度劳累等均可诱发或加重左室流出道梗阻，导致明显的血流动力学障碍，临床出现头昏、胸闷、短暂晕厥，甚至猝死等，即中医所谓"劳则耗气"，过劳必更损已有的气血亏虚，进而加重心脉痹阻，故应尽量避免，一般只能进行一些轻微的体力活动，体育锻炼也应根据身体情况，主要做些太极拳、体操等，注意劳逸结合，培养乐观情绪，正确认识本病，避免过度激动、紧张。

3.积极预防和控制感染 肥厚型心肌病常造成左室流出道梗阻，而心腔内有梗阻、二尖瓣关闭不全等均可成为感染性心内膜炎发生的温床，也可成为诱发急性心力衰竭的重要原因，因此平时要注意养成良好的卫生、生活习惯，注意营养，提高机体的抗病能力，预防感染，一旦发生感染，要积极使用有效的抗生素，手术前后，包括拔牙一般也都要预防性使用抗生素以防止感染性心内膜炎等的发生。

4.饮食 "食物入口，等于药之治病同为一理，合则于人脏腑有宜，而可却病卫生，不合则于人脏腑有损，而即增病猝死"（《本草求真》），HCM患者饮食调理也非常重要，饮食应富含维生素，尤其是维生素B_1、维生素B_6、维生素C和叶酸等，多食水果、蔬菜，控制热能摄入，对肥胖或超重者应降低体重以减轻心脏负担；可适当增加一些有益的无机盐和微量元素硒、钾、镁、锌等，并限制钠的摄入。

第四节　老年人心律失常

一、概述

老年人常见心律失常包括室性期前收缩、室性心动过速、心室扑动和心室颤动。

二、室性期前收缩

1.概述　室性期前收缩是指His束及分支以下心室肌的异位兴奋灶提前除极而产生的心室期前收缩，是临床上最常见的心律失常。

2.临床表现　大多数室性期前收缩患者可无明显症状，而在体检或因其他原因就诊时发现，可表现出的常见症状包括心悸、胸闷、失重感或心跳停搏。

3.临床治疗　喝茶、喝咖啡、过度疲劳是室性期前收缩的诱因，应予以去除。药物治疗方面可选择β受体阻滞剂、美西律、普罗帕酮或非二氢吡啶类钙通道阻断剂维拉帕米。

三、老年缓慢性心律失常

缓慢性心律失常是临床常见的心律失常，在老年人中缓慢性心律失常发病率更高。

心动过缓本身的症状包括头晕、乏力、黑矇、先兆晕厥、晕厥、心悸等。对于常规检查难以明确的心动过缓，还可以检查运动试验、颈动脉窦按摩、倾斜试验、药理学试验等激发试验。然而这些检查普遍敏感性和特异性都不高，诊断时必须与其他检查结合考虑。同时激发试验难以将症状与异常联系起来，也使其应用受到限制。

窦房结功能障碍包括窦性心动过缓、窦性停搏（窦性静止）等，病态窦房结综合征是比较特殊的表现类型，可同时合并快速型房性心律失常。

1.窦性心动过缓　是指窦性心律的频率低于60次/分。除非患者在心动过缓时存在症状，通常无需处理。急性期可予阿托品、异丙肾上腺素治疗。若无效，则需考虑体外经胸起搏或经静脉临时起搏。若除外了药物等可逆性因素，患有慢性症状性窦性心动过缓的患者应置入永久心脏起搏器治疗。

2.窦性停搏（窦性静止）　指窦房结未能产生激动。严重时可出现黑矇、晕厥，甚至发生Adams-Stokes综合征。窦房结退行性病变、急性心肌梗死、迷走神经张力增高、颈动脉窦过敏等均可发生，同样需要除外药物的因素。ECG表现为每个QRS波群前都有形态正常的P波，P-P间期不等于基础P-P间期的整数倍。不伴有症状的窦性停搏不需要处理。如果伴有症状，治疗同窦性心动过缓。

3.病态窦房结综合征（SSS）　简称病窦综合征，由于窦房结或其周围组织（也包括心房、房室交接区等）的器质性病变，导致窦房结冲动形成障碍和冲动传出障碍而产生的心律失常，主要以窦性心动过缓、窦房传导阻滞、窦性停搏为主，也可出现心动过缓–心动过速综合征。

临床表现轻重不一，可呈间歇发作性。多以心率缓慢所致脑、心、肾等脏器供血不足尤其是脑血供不足症状为主，易被误诊为脑血管意外。严重者可引起短暂黑矇、近乎晕厥或Adams-Stokes综合征发作。

确诊前应除外药物、神经或代谢紊乱等诱发因素。病态窦房结综合征的药物治疗存在局限性，缺乏肯定的疗效，故仅仅在紧急情况下或无起搏条件时使用。伴有明显症状的SSS，或发生晕厥的患者，一经诊断SSS，即需植入人工心脏起搏器。除了发生于急性心肌梗死或急性心肌炎的SSS可行临时起搏治疗外，无明显急性病因者，均宜植入永久人工心脏起搏器。SSS患者在合并快速性心律失常时，应在有效起搏支持的基础上给予抗心律失常治疗，包括洋地黄类药物等。

四、康复养护

严密监测患者的心律、心率、脉搏及血压的变化。测量心率、脉搏时应连续测定1分钟。对于患者心率＜60次/分或者＞100次/分或出现胸闷、心悸、心慌、头晕、乏力等症状时应及时通知医生，配合处理。

1. **保证休息**　嘱患者心律失常发作时卧床休息，采取舒适体位，尽量避免左侧卧位，因左侧卧位时患者常能感觉到心脏的搏动而使不适感加重，注意保证充足的休息与睡眠。

2. **给氧**　遵医嘱给予患者氧气吸入，将安全用氧温馨提示牌挂于患者床头，告知患者不可自行调节氧气流量。

3. **预防跌倒**　病态窦房结综合征的患者可出现与心动过缓有关的心、脑等脏器供血不足的症状，严重者可发生晕厥，属于跌倒高危患者。对跌倒高危患者悬挂跌倒高危标识，每周2次评估患者跌倒的危险程度，调低病床高度。定时巡视患者，将呼叫器置于患者触手可及之处，协助完成生活护理。嘱患者避免剧烈运动、情绪激动、快速变换体位等，患者外出检查时应有专人（家属、护工）陪伴。

4. **用药护理**　严格遵医嘱按时按量给予抗心律失常药物，静脉给药时应严格控制输液速度。观察患者意识和生命体征，必要时监测心电图变化，注意用药前、用药过程中及用药后的心率、心律、P-R间期、Q-T间期等的变化，以判断疗效和有无不良反应。

5. **心理护理**　采用综合医院焦虑抑郁量表（HADS）评估患者焦虑、抑郁状况。指导患者避免引起或加重窦性心律失常的因素，保持良好心态。情绪激动时交感神经兴奋可使心率增快，激发各种类型的心律失常；反之，情绪重度低迷时，迷走神经兴奋可使心率减慢，出现心动过缓或停搏。

6. **行起搏器植入术患者的护理**　有症状的病态窦房结综合征的患者应接受起搏器治疗。

7. **居家调养**

（1）饮食指导　告知患者应少食多餐，避免过饱。饮食过饱会加重心脏负担，加重原有的心律失常。告知患者禁烟酒、浓茶，少食咖啡及辛辣食物。

（2）活动指导　存在明显症状的患者，应卧床休息，尽量减少机体耗氧；偶发、无器质性心脏病的心律失常者，不需卧床休息，可做适当活动，注意劳逸结合；有血流动力学改变的心律失常患者应适当休息，避免劳累；严重心律失常患者应绝对卧床休息，至病情好转后再逐渐起床活动。

（3）用药指导　告知患者服药方法、时间及剂量，嘱患者按时服药。告知患者用药后可能出现的不良反应，一旦发生，应及时就诊。

第五节　老年人心力衰竭

一、概述

心力衰竭是指各种心脏结构或功能性疾病导致心脏的收缩功能和（或）舒张功能发生障碍，不能将静脉回心血量充分排出心脏，导致静脉系统血液淤积，动脉系统血液灌注不足，从而引起心脏循环障碍证候，表现为肺循环和（或）体循环淤血。

二、临床表现

1.左心衰竭的症状　主要表现为呼吸困难，咳嗽、咳痰、咯血，疲乏无力、失眠、头晕、心悸等。

2.右心衰竭的症状　继发于左心衰竭的右心衰竭，已存在呼吸困难。单纯性右心衰竭为分流性先天性心脏病或肺部疾病所致者，也均有明显的呼吸困难。

三、临床治疗

1.对因治疗　控制高血压、糖尿病等危险因素，使用抗血小板药物和他汀类调脂药物进行冠心病二级预防。消除心力衰竭诱因，控制感染，治疗心律失常，纠正贫血、电解质紊乱。加强健康教育与自我管理，特别是每日体重和尿量变化、合理限制钠盐摄入。提高药物依从性，减少不必要的非治疗性保健药物。

2.药物治疗　包括利尿剂、肾素-血管紧张素（RAS）拮抗剂、β受体阻滞剂、醛固酮受体阻滞剂（MRA）、伊伐布雷定、洋地黄类药物、钠葡萄糖共转运蛋白2（SGLT-2）抑制剂等。

3.心力衰竭患者心率管理的器械治疗策略　心力衰竭患者器械治疗主要包括双腔起搏器植入治疗（DDD）、心脏再同步化治疗（CRT）、植入型心律转复除颤器（ICD）或CRT-D的植入治疗。

四、康复养护

1.康复锻炼　能够促进老年人心功能的提高和恢复，缓解老年人焦虑和抑郁的情绪，提高其自我照顾能力和生活质量。因此，康复训练应在老年人住院期间即开始，遵循因人而异、循序渐进的原则，制定合理的康复计划，运动量由小到大、适当地间隔休息，避免超过心脏负荷。心脏康复包括体能训练、健康教育咨询、危险因素改变、放松训练及职业指导。在心脏康复训练进行过程中，一定要有医护人员的定期评估指导，以及时调整康复计划。

2.饮食调理

（1）低钠饮食，即钠摄入量不超过2g/d，避免进食罐装、熏制、腌制的食品。高血压患者应避免大量饮水；但低血压患者应酌情放宽钠的摄入，鼓励多饮水。

（2）低脂、低胆固醇饮食。患有冠心病、高脂血症的老年人饮食中胆固醇的含量应控制在3.9mmol/L（150mg/dl）以下，限制胆固醇摄入如动物内脏、甲壳类动物和蛋黄等；应选用不饱和脂肪酸如瘦肉、鱼类、植物油、脱脂牛奶、紫菜等；避免饱和脂肪酸的摄入如猪油、肥肉等动物油。

（3）避免饮用富含咖啡因的饮品，如浓茶、咖啡、可乐等，同时应戒烟限酒。

（4）鼓励高纤维素、高维生素、清淡易消化、避免产气的饮食。

3.生活节律 合理安排活动与休息，做到生活有规律、适当饮食、劳逸结合。在日常生活中，老年人应避免过饱，肥胖者更要适当限制饮食，减轻体重和心脏负荷；同时注意防寒保暖，预防呼吸道感染，患有心脏瓣膜病及心力衰竭的老年患者尤其要避免与呼吸道感染的患者接触。避免在饱餐、饥饿及运动后15分钟内进行洗浴，水温宜控制在40℃左右，时间不宜过长，以防发生意外。冠心病、高血压患者应随身携带急救卡和保健盒。心力衰竭较重的患者以卧床休息为主；心功能改善后，应适当下床活动，以免下肢静脉血栓形成和肺部感染。可采取高枕位睡眠；心力衰竭较重者采取半卧位或坐位。要保证充足的睡眠。

4.情志调整 老年患者避免情绪激动和焦虑，因为激动和焦虑可使心率加快，周围血管阻力和血液黏稠度增高，因此减轻患者心理负担和限制活动同等重要，调整患者情绪能防止心律失常的发生。

第八章　老年常见呼吸系统疾病医康养策略

第一节　老年人急性上呼吸道感染

一、概述

急性上呼吸道感染是鼻腔、咽或喉部急性炎症的总称。冬春较多，全年可发病。体质差的老年人发病率更高。

二、临床表现

1.普通感冒　起病较急，以鼻咽部卡他症状为主要表现。初期出现咽痒、咽干或咽痛，或伴有鼻塞、喷嚏、流清水样鼻涕，2～3天后变稠。如有咽鼓管炎可引起听力减退，伴有味觉迟钝、流泪、声嘶和少量黏液痰。全身症状轻或无症状，可仅有低热、轻度畏寒、头痛、不适感等。老年人由于体质原因，恢复时间会延长。

2.细菌性咽－扁桃体炎　起病急，咽痛明显，伴畏寒、发热，体温超过39℃。

3.病毒性咽炎和喉炎　咽部发痒、不适和灼痛感，咽痛不明显，可伴有发热、乏力等。当出现吞咽疼痛时，常提示有链球菌感染；腺病毒感染时常合并眼结膜炎。

三、临床治疗

1.对因治疗　如有细菌感染，临床上常用青霉素类、头孢菌素、大环内酯类或喹诺酮类抗菌药物。广谱抗病毒药利巴韦林对流感病毒、呼吸道合胞病毒等均有较强的抑制作用；吗啉胍对流感病毒、腺病毒和鼻病毒有一定疗效。

2.对症治疗　包括休息，忌烟、酒，多饮水，室内保持空气流通。头痛、发热、全身肌肉酸痛者可给予解热镇痛药；鼻塞可用1%麻黄碱滴鼻；频繁喷嚏、流涕给予抗过敏药物；咳嗽明显可使用镇咳药。

四、康复养护

老年人年老体衰，易因脾肾阳虚，而致感冒。为预防感冒，应采取"三善"措施，即善生活调养、善饮食调节、善体育锻炼。

1.完善生活调养　首先要学会"心理养生"，其次要善于合理安排日常生活。

（1）心理养生　即从精神状态上达到自信能防病、延年又益寿的意思，也就是古人强调的调情志之意。心情好时，人体的生理功能就能处于最佳状态，而心烦意乱时，人体生理功能就会随之下降，久而久之，就会发生多种疾病。据研究，人类疾病有50%～80%与不良心态、恶劣情绪有关。因此，老年人要力争做一个心情愉快的人，要增强自己的自信心，就能保持良好的心态，有利于提高机体的适应能力，既能预防感冒及其他各种老年病的发生，又能达到健康长寿的目的。

（2）合理安排生活　老年人冬季怕冷，常喜紧闭门窗御寒，晚上通宵与电热毯为伴，其实这种生活方式是不合理的。紧闭门窗，使空气中的粉尘、灰尘、人体自身放出或排出的汗臭气及厨房煤气等燃料放出的有毒气体，甚至新居墙壁、新油漆家具散发的化学物质等无法排出，严重时会引起中毒。故而，即使在隆冬季节，也不能整日将门窗紧闭，应该每日定时打开门窗，每次15～30分钟。使空气流通，阳光进屋，就能防止或减少发生感冒。长时间使用电热毯时，被窝里的温度虽能升高，但室内温度依然如故，稍有不慎，人就容易着凉感冒。如通宵达旦使用电热毯，还容易引起"电热毯皮炎"，为御寒，可在睡前将电热毯通电30分钟，让被窝内有温暖的感觉，睡觉时把开关关掉。另外，早晚用淡盐水漱口2次，可杀灭口腔病菌，起到祛病强身、预防感冒的作用。

2.善饮食调节　医圣张仲景曰："若得相宜则益体，相害则成疾。"这就是说，食之有道，能养身防病，食之无道，可伤身致病。老年人消化功能日益减弱，更应注意合理用膳。可从下述5个方面来调节饮食。

（1）熟食　老年人应以熟食为主，高温煮食，既可杀灭病菌，又能把对人体有害的物质分解、挥发或转化成无害物质，有利于营养卫生。同时，又能让食物中所含营养物质充分释放，成为柔软可口的食品，有益于老年人的消化吸收。

（2）热食　中医认为，人之热腹，不宜承受过多的冷食，因为冷食可加重胃肠负担，从而加重胃肠原有疾病，或引起新的疾病，尤其是体虚的老年人，更不宜冷食，而应热食之。

（3）配食　饮食调配要注意粗细杂粮的搭配、荤素食物的搭配、寒热性的搭配，尤其要多吃各种豆制品，才能达到博食（即不偏食），以满足老年人对脂肪、蛋白质、糖类、维生素及微量元素等各种营养素的需求；还要多喝水，经常饮用凉开水（即水开后，自然冷却到25～30℃）。水在沸腾后放置冷却的过程中，氯气比一般的自来水少了50%，水的表面张力、密度、黏滞度、导电率等理化特性也都发生了变化，近似于生理活性。只要水谷精微不断补养脾胃，使气血生化有源，正气旺盛，外邪不能侮也。

（4）节食　"食无求饱""不欲过饥，饥则败气"。古人精辟的见解，值得今人借鉴与效仿。控制饮食的摄入量，勿过饥过饱、过寒、过热，这对老年人尤为重要。

（5）药食　"药食同源"，一般食物均可入药，利用食物来预防和缓解疾病，自古以来有之。如大枣30枚，人参3克，水煎，饮汁食渣，经常食用，能补益元气，预防老年人患感冒；红糖30克，生姜3片，开水冲泡，睡前常饮之，也能预防老年人患感冒。

3.善体育锻炼　乾隆养生四诀"吐纳肺腑，活动筋骨，十常四勿，适时进补"中的前三诀就是提倡体育锻炼。其中十常为：齿常叩、津常咽、耳常弹、鼻常揉、眼常运、面常搓、足常摩、腹常持、肢常伸、肛常提。四勿为食勿言、卧勿语、饮勿醉、色勿迷。《黄帝内经》指出："阴阳四时者，万物之始终也，死生之本也。逆之则灾害生，从之则苛疾不起。"老年人在进行体育锻炼时，要善于"知日月，审逆从"，在气象条件不好时，不要勉强进行。如强寒潮到来，温度骤降10℃以下时，可使感冒、哮喘、心脑血管病等发病率上升，此时就不宜外出活动。老年人要善于体育锻炼，还应循序渐进，动作应由简而繁，运动量由小而大。运动前准备活动要长一些，一般不宜参加体育竞赛，尤其禁止参加不同年龄组的比赛。在锻炼时，不宜做较长时间的低头、憋气、下蹲、弯腰、倒立及翻筋斗、大劈叉等动作，运动以适量为宜。

第二节　老年人慢性支气管炎

一、概述

慢性支气管炎简称慢支，是指气管、支气管黏膜及其周围组织的慢性非特异性炎症。患者每年咳嗽、咳痰达3个月以上，连续2年或更长，并排除其他已知原因的慢性咳嗽，即可诊为慢性支气管炎。

二、临床表现

1.咳嗽　一般以晨间咳嗽为主，睡眠时有阵咳或排痰。

2.咳痰　为白色黏液或浆液泡沫性，偶可带血。清晨排痰较多，起床后或体位变动可刺激排痰。

3.喘息或气急　喘息性支气管炎有支气管痉挛，可引起喘息，常伴有哮鸣音。并发肺气肿时可伴有轻重不等的气急。

三、临床治疗

1.治疗原则　急性发作期以控制感染、祛痰止咳、解痉平喘为主；缓解期以提高抗病能力、预防急性发作为主。

2.急性发作期治疗　可通过抗感染治疗、祛痰镇咳治疗、解痉平喘治疗。

3.缓解期治疗　缓解期主要是加强体质的锻炼，提高自身抗病能力；也可试用免疫调节剂如百令（冬虫夏草）胶囊、刺五加黄芪片等。

四、康复养护

1.提高免疫功能，增强体质　老年人常因免疫功能减退和呼吸道防御能力下降，容易患上呼吸道感染和慢性支气管炎急性发作，所以应加强自身锻炼。对反复发作者也可采取冬病夏治的原则，即在缓解期要加强治疗，特别是注意提高机体的免疫力。也可用中医扶正固本药如黄芪、灵芝等。

2.立即治疗，即时控制　一旦发生上呼吸道感染，如感冒、咽炎、急性支气管炎时应立即治疗，及时控制，以防止演变为慢性支气管炎。不要小看伤风感冒，因为这些所谓的"小病"常可导致慢性支气管炎。

3.注意冷热，加强保暖　老年人在冬季如不注意保暖，很容易感冒，而导致慢性支气管炎急性发作，所以要特别注意避免受寒。每年冬季都有支气管炎发作的老年人或对寒冷空气过敏的人，可以考虑在冬季期间迁移到温暖的地区过冬，常可收到较为满意的预防效果。

4.避免有害气体、烟雾、粉尘的刺激　首先是忌烟，创造无烟环境，被动吸烟也可促发支气管炎。改善环境卫生，采取措施避免有害气体烟雾的刺激。

第三节　老年人支气管哮喘

一、概述

支气管哮喘是由嗜酸性粒细胞、肥大细胞和T淋巴细胞等多种炎性细胞参与的气道慢性炎症。

二、临床表现

1.典型症状　反复发作的胸闷、气喘及呼吸困难、咳嗽等症状。在发作前常有鼻塞、打喷嚏、眼痒等先兆症状，发作严重者可短时间内出现严重呼吸困难、低氧血症。有时咳嗽为唯一症状（咳嗽变异性哮喘）。在夜间或凌晨发作和加重是哮喘的特征之一。哮喘症状可在数分钟内发作。有些症状轻者可自行缓解，但大部分需积极处理。

2.哮喘的分期　根据临床表现可分为急性发作期、慢性持续期和临床缓解期。慢性持续期是指每周均不同频度和（或）不同程度地出现症状（喘息、气急、胸闷、咳嗽等）；临床缓解期是指经过治疗或未经治疗，症状、体征消失；肺功能恢复到急性发作前水平，并持续3个月以上。

三、临床治疗

1.药物治疗

（1）扩张支气管药物　β_2受体激动剂、茶碱类。

（2）抗炎药物　糖皮质激素、白三烯调节剂、色甘酸钠和尼多酸钠、抗IgE单克隆抗体、抗组胺药物。

2.长期治疗

（1）控制药物　或称为维持治疗药物，指需要长期每日使用的药物，这些药物主要通过抗感染作用使哮喘达到并维持临床控制。

（2）缓解药物　或称为急救药物，指按需要使用药物，这些药物通过迅速解除痉挛从而缓解哮喘症状。

（3）控制分级　治疗应以患者的病情严重程度为基础，根据其控制水平选择适当的治疗方案。

3.免疫治疗　哮喘是变态反应性疾病，故免疫治疗在哮喘中占有一定地位，免疫治疗分特异性和非特异性两种。

四、康复养护

1.休息与环境

（1）保证老年患者充足的休息与睡眠。

（2）环境安静，病室温度以20～22℃为宜，温度控制在50%以下，以减少尘螨的繁殖。每日通风换气、常规空气消毒。保证空气中无刺激性气味，避免各种烟雾、烟尘、挥发性物质的不良刺激。病室内不铺地毯，不放花草，远离宠物，被褥避免用羽绒、丝织品、动物皮毛等材料，尽量采用新棉制作。

2.饮食康复

哮喘患者饮食宜清淡，营养丰富，易于消化。不宜进食具有刺激性的食物如洋葱、大蒜、辣椒等。不饮浓茶、咖啡、酒、可乐等刺激性饮料，口味过于厚重的食物也不利于病情的控制。日常生活中，护士应协助患者找出与哮喘发作相关的食物，有选择地"忌口"。

（1）及时发现哮喘发作先兆，如患者主诉有鼻、咽、眼部发痒及咳嗽、流鼻涕等黏膜过敏症状时，应及时报告医生，对症处理。以减轻症状，尽快控制病情。

（2）观察患者有无自发性气胸、脱水、酸中毒、肺不张、呼吸衰竭等并发症的发生。

（3）根据患者缺氧情况来调整氧气流量，一般为3～5L/min，保证氧气充分湿化，湿化瓶及其内液体每日消毒更换，防止医源性感染。

（4）注意患者呼吸的频率，深浅幅度、节律的变化。主要为发作患者喘鸣音减轻乃至消失、呼吸变浅、神志改变常提示病情危重，需及时处理。

（5）观察用药后有无不良反应的发生。如应用氨茶碱时，注意观察有无恶心、呕吐、心律失常等反应；应用β受体激动剂时，注意心率、心律的变化；应用糖皮质激素气雾剂应注意口腔护理。

3.健康指导

（1）向患者及家属讲授哮喘病的常见诱因及表现，使其能注意采取措施来加以预防。

（2）指导患者备一些急救的药品，如β受体激动剂类气雾剂，教会患者哮喘发作时进行简单的紧急自我处置方法，同时应教会患者掌握平喘药物的作用，安全用量范围及不良反应等。

（3）帮助患者合理科学的膳食，保持平稳、放松、乐观的情绪，生活有规律，按时作息，避免情绪激动及过度疲劳。

（4）对于缓解期患者，可鼓励其积极进行家庭康复训练，如坚持做广播体操、长跑、打太极拳等。以增强体质，提高抗体抗病能力，同时指导患者在日常生活中应尽可能避免存在的诱发因素，如精神紧张、温度突变、呼吸道感染、煤气、油烟、室内花草、地毯、油漆、宠物等。向患者讲解长期反复发作的感染可引起阻塞性肺气肿、肺心病等危害，以积极的态度加以预防。

第四节 老年人肺炎

一、概述

老年性肺炎是老年人常见病，症状不典型死亡率高，是住院老年人、长期卧床老年人最常见的并发症。

二、临床表现

1.基础疾病多 老年人肺炎往往伴有基础疾病，如慢性支气管炎、慢性阻塞性肺气肿及肺源性心脏病、高血压、冠状动脉粥样硬化性心脏病、糖尿病、脑血管疾病、肺癌等，部分患者同时有两种或多种疾病。

2.发热等全身症状 老年性肺炎患者体温正常或不升高者达40%~50%，而且即使发热也大多数都是轻、中度的发热。老年肺炎临床表现不典型，常缺乏发热、胸痛、咳嗽、咳痰等症状。往往表现为意识状态下降、不适、嗜睡、食欲缺乏、恶心、呕吐、腹泻、低热，甚至精神错乱，大小便失禁或原有基础疾病恶化。

3.呼吸道症状 只有半数的患者有咳嗽和咳痰。老年人咳嗽无力、痰多为白色黏痰或黄脓痰、少数患者表现为咳铁锈色痰及痰中少量带鲜红色血。呼吸困难较常见。胸痛表现也相对少见。

4.并发症多 老年性肺炎患者并发症较多，最常见并发呼吸衰竭和心力衰竭，尤其已经有缺血性或高血压性心脏病的患者，心律失常颇常见。约1/3老年肺炎患者特别是年龄＞85岁的患者易于并发急性意识障碍和精神障碍，如谵妄等。其他如酸碱失衡、水电解质紊乱、消化道大出血、急性心肌梗死及多器官衰竭常见。

三、临床治疗

老年人肺炎很难及时作出明确病原体治疗，临床上多经验性治疗。

1.尽可能了解正确病史 发病前的基础病、用抗生素状况和过敏史、这样可避免用对患者无效或可能过敏的药物。

2.评估病情程度 如肺炎有严重休克和心力衰竭或呼吸衰竭者应选择广谱、强效安全、足量的抗菌药及早控制炎症。

3.了解患者重要器官功能状况 若有肾功能衰竭者避免用对肾有损害药物（氨基糖苷类）；若已有肝功能不良者应避免用对肝有害药物（如四环素及红霉素族药）。

4.本地区细菌耐药监测结果情况 不同地区细菌耐药性不尽相同。据当地细菌耐药状况选择抗菌药更合理。

5.患者肺炎的发病因素 如呼吸机相关肺炎（VAP）及导管源性肺炎者病原体多为条件致病菌、耐药菌，医院内感染常见病原体，可选择相应抗生素。

四、康复养护

1.老年性肺炎的预防主要手段是肺炎链球菌疫苗和流感疫苗的接种，以23价肺炎链球菌疫苗为例，对老年人肺炎链球菌肺炎的保护率可达60%～70%。

2.早期应用抗生素可减少VAP的发生，因机械通气起初感染的病原菌为非多重耐药性（MDR）菌，但长时间应用抗生素反而增加VAP的发生，因在晚发VAP的病原菌多为MDR菌，而且均在应用抗生素时发生的，所以尽量减少抗生素的使用时间。

3.VAP和入院后新发的肺炎（HAP）的其他预防主要是两方面。一是减少交叉感染，包括医护人员洗手、医疗器械消毒、严格的感染控制操作规程、隔离耐药菌感染的患者等；二是针对减少口咽和胃部的细菌定植和防止吸入，包括半卧位30°～45°进食、空肠喂养、以硫糖铝代替制酸剂和H_2受体阻滞剂预防急性胃黏膜病变、连续转动体位治疗、持续声门下分泌物引流、选择性消化道去污染（SDD）、减少镇静剂的使用等。

4.长期托老所获得性肺炎与医院肺炎的预防。应坚持洗手、落实常规感染控制措施；隔离多重耐药呼吸道病原感染者；营养支持和特殊喂养措施；预防应激性溃疡；抬高床头；声门下分泌物引流；警惕手摸污染器械；选择性去污染。

5.其他化学预防。对未接种疫苗者用金刚烷胺和金刚乙胺预防甲型流感。建议在流感流行期，对处于高危的未保护人群接种流感疫苗，并用金刚烷胺或金刚乙胺治疗2周，直到保护性抗体达保护水平。

6.健康指导

（1）老年患者日常生活中应该卧床休息，但在此期间宜保持定期适量的肢体活动。恢复期宜早活动，但应量力而行，以不觉劳累为准。

（2）老年患者如果体温过高时，可用温水、乙醇擦身，擦前额、颈部、四肢内侧，头枕冰袋，冷毛巾敷前额，均有助于降温。慎用退热药，以防汗出过多引起虚脱。

（3）胸痛剧烈的老年患者应该取患侧卧位，以减轻疼痛，呼吸困难者取半卧位。

（4）老年人咳嗽痰多者宜用祛痰剂不宜镇咳，应该经常翻身拍背以助排痰；伴有高热者宜采取物理降温，如乙醇擦浴，冰袋敷前额、颈部及腋下、腹股沟等处，不宜用解热剂，以免退热时大量出汗导致虚脱或低血容量性休克。

（5）缺氧者应给予低流量持续给氧法，以血气分析仪动态观察，最好使氧分压保持在60mmHg以上。

第五节　老年人肺结核

一、概述

肺结核是由结核分枝杆菌引起的慢性呼吸系统传染病。继发性肺结核是肺结核中的一个主要类型，包括浸润性、纤维空洞及干酪肺炎等。

二、临床表现

1.肺部症状　慢性咳嗽、咳痰、咯血、气短及反复出现的发热等。发热往往提示病变重新活动或处于进展阶段，咯血有时可为大量。

2.全身症状　气急、咳嗽、呼吸困难症状常见。老年人肺结核易被长年慢性支气管炎的症状所掩盖，有时甚至因继发感染而高热，甚至发展至败血症或呼吸衰竭才去就医。

3.老年人肺结核并发症较多见　如慢性支气管炎、肺气肿、肺癌、混合感染、自发性气胸、哮喘、肺源性心脏病等。还有其他系统疾病如糖尿病、高血压、冠心病、贫血等，并且老年人肺结核的发生率比中青年患者高。

三、临床治疗

1.对症治疗

（1）咯血　痰中带血或小量咯血，以对症治疗为主。老年体衰、肺功能不全者，慎用强镇咳药，以免因抑制咳嗽反射及呼吸中枢，使血块不能排出而引起窒息。

（2）毒性症状　在有效的抗结核治疗基础上慎用糖皮质激素。

（3）免疫制剂　老年人的免疫功能减退，在化疗效果不佳时加用胸腺素等，免疫调节剂等，可提高治疗效果。

（4）并发症的治疗　老年肺结核患者并发症多，在治疗结核病的同时，积极治疗并发症，这样才能改善预后，如糖尿病患者将血糖控制在理想水平，将有利于肺结核治愈。

（5）加强营养支持及心理治疗　老年人消化功能差，疾病消耗、多有营养不良。在治疗中要加强营养支持治疗加速机体康复。对有老年抑郁症、老年神经官能症、阿尔茨海默病患者，对治疗失去信心，不能坚持正规用药，应加强心理护理。医务人员及家属要监督用药完成疗程，保证疗效。

2.药物治疗　结核病的治疗应遵守早期、联用、适量、规律和全程的原则，强调个体化用药。

3.手术治疗　结核性脓胸和（或）支气管和胸膜瘘经内科治疗无效且伴同侧活动性肺结核时，宜做肺叶胸膜切除。

四、康复养护

1.锻炼指导　步行锻炼心肺，步行有助于改善心血管系统包括心肺、动脉和静脉的功能，步行能使血管弹性增加，特别是腿的持续运动，可促使更多的血液回流到心肺，由于步行可促进全身血液循环，同时增加了肺活量，从而吸收更多的新鲜空气，这样就大大提高了步行锻炼者心肺工作效率，有利于促进机体新陈代谢。步行可以强肌壮骨，步行锻炼有利于维护人体的平衡，保持骨骼健康，由于步行时全身肌肉和关节都参加了活动，这样不仅疏通了经络，而且也使骨骼肌肉得到了锻炼，关节也变得更灵活，步行的实践证明，爬楼梯是保持骨骼和肌肉强健的最佳方式。随着社会的发展，医疗水平的不断提高，人口老龄化、疾病重症化，病伤后康复缓慢困难等问题愈来愈明显，因此，针对老年人的生理和心理特点，积极开展老年人康复指导有利于疾病的恢复。

2.饮食指导 因结核病是一种消耗性疾病，必须配合营养支持，早日恢复健康。老年肺结核患者在卧床休息的时候，平均每天需2500～3000kcal总热量，较一般不从事体力劳动的健康人高出一些。这是因为肺结核患者有发热、出汗、渗出等额外消耗，必须加以补足的缘故，蛋白质也必须增加，体重每千克每日至少供应2.0g，对老年人肺结核患者给予营养以补充消耗，积贮能量。营养中糖类和脂肪是产生热的主要源泉。维生素可维持人体各种生理功能，并协助各种营养素发挥作用；无机盐类在人体构造上是必需的，同时还有调节生理作用功能。水分占人体体重的63%，是人体的重要组成成分，肺结核患者每天饮食中不但需足够的总热量，还需有足够的营养素，包括增加蛋白质、维生素以及无机盐类的供应。

第六节　老年人慢性肺源性心脏病

一、概述

慢性肺源性心脏病（简称肺心病），多数是由肺组织、肺动脉血管或胸廓的慢性病变引起肺组织结构和功能异常长期发展而成，也有因解剖因素的胸、背畸形所致。

二、临床表现

1.心功能代偿期 主要表现为慢性呼吸道症状，如咳嗽、咳痰、气短或喘息、胸闷等。活动时加重，感染加重时有呼吸困难。体检有肺气肿征，双肺可闻不同程度的干、湿性啰音，肺动脉区第二音亢进，上腹部剑突下可见明显心尖冲动，三尖瓣区可闻Ⅲ级以上收缩期杂音。

2.心功能失代偿期 此期除有代偿期表现加重外，还有明显右心衰竭甚至并有呼吸衰竭表现，如呼吸困难加重、胸闷心悸、上腹胀满、食欲缺乏、尿少、重者有头昏、头痛、烦躁或嗜睡、语言障碍、幻觉、精神失常、昏迷等神经-精神症状。体检可见明显呼吸表浅和呼吸困难、缺氧（如发绀）征；颈静脉怒张、心动过速和（或）心律不齐、肝大、肝颈静脉反流征阳性、下肢水肿，甚至有腹腔积液等肺动脉高压及右心衰竭征。

三、临床治疗

急性发作期治疗：①积极有效地控制呼吸道感染；②保持呼吸道通畅，积极排痰，补充足够液体，有助于脓稠痰液咳出，营养支持使患者咳出痰液；③纠正低氧，有条件者长期使用家庭氧疗；④改善通气；⑤心力衰竭治疗；⑥并发症处理，如肺性脑病、上消化道出血、电解质紊乱等。

四、康复养护

1.注意环境 保持环境舒适与室内空气新鲜、洁净，室内通风每日两次，每次15～30

分钟，防止对流以免患者受凉。室温宜在18~22℃，湿度宜在50%~60%，以充分发挥上呼吸道防御功能。防止与呼吸道感染者接触，减少感染并发症。

2. 饮食调节　给予高营养、易消化、清淡、高维生素的饮食，增加机体对感染的抵抗能力。勿食产气性食物，多吃水果、蔬菜保持大便通畅。对于痰液黏稠不易咳出的老年人，除有心肾和其他需要限制水摄入的疾病，应鼓励老年人多饮水，每日饮水量2000~3000ml。

3. 生活方式

（1）指导老年人注意休息、劳逸结合。

（2）指导老年人防寒保暖，保持居室空气新鲜湿润，每日开窗通风。少去人多的场所，避免接触有上呼吸道感染的患者，减少呼吸道感染的机会。积极防治呼吸道感染，改善老年人环境卫生，避免生活中烟雾、油烟、粉尘、刺激性气体的刺激。

（3）指导老年人坚持呼吸功能锻炼和全身有氧运动，活动应有序、有恒、有度。保持大便通畅，减少排便用力时的耗氧。戒烟、戒酒、生活有规律。

4. 预防慢性肺部疾病

（1）治疗呼吸系统疾病的药物，包括糖皮质激素、抗组胺药物、平喘药、抗生素等。

（2）家庭氧疗。

5. 呼吸练习与腹式呼吸　患者取仰卧位、半卧位或坐位，一只手放在腹部，另一只手放在胸部，闭口，经鼻腔做深吸气，同时向上隆起腹部，使放在腹壁上的手感觉到运动，放在胸部上的手使胸廓运动保持最小。呼气时腹肌和手同时下压腹腔，通过缩唇缓慢将气体呼出，开始每日2次，每次10~15分钟，以后可逐渐增加次数和时间，最好成为自然呼吸习惯。缩唇呼吸：患者经鼻吸气后，缩唇吹口哨样缓慢呼气，一般吸气2秒，呼气4~6秒，呼气流量以能使距口唇15~20cm蜡烛火焰倾斜，而不熄灭为度，以后可逐渐延长距离和时间。

6. 全身性锻炼　患者通过适当的运动训练主要是有氧训练，可增强患者体质，在一定程度上可增强呼吸困难的耐受力，改善呼吸功能，如户外步行、太极拳、登楼、适当家务等。可根据患者自己的活动能力、耐受性及兴趣进行选择。

7. 指导患者学会自我监测心、肺功能的变化　指导其坚持呼吸锻炼，包括咬式呼吸和缩唇呼吸。以增强膈肌活动，提高潮气量，减少呼吸频率，变浅快呼吸为深慢呼吸。

8. 加强心理疏导　患者反复住院使家庭经济负担加重再加上病情重，使很多患者悲观、绝望。家人应共同劝导患者坚持治疗，有变化随时就诊。

第七节　老年人阻塞性睡眠呼吸暂停综合征

一、概述

阻塞性睡眠呼吸暂停综合征（OSAS）是指由于某些原因导致上呼吸道阻塞或狭窄，夜间睡眠时伴有反复发作性呼吸暂停、缺氧、鼾声、白天嗜睡等症状的一种较复杂的疾病。

老年人更常见。

二、临床表现及诊断

老年人敏感性、反应性差，主诉有时不确切，OSAS的临床表现易与老年人衰老症状相混淆，往往造成漏诊、误治。

三、临床治疗

1.经鼻持续气道正压通气（CPAP）或双水平气道内正压通气（BiPAP）现已成为治疗OSAS的首选措施，治疗时可使上气道保持畅通，消除呼吸暂停，氧分压升高，二氧化碳分压降低，睡眠结构改善及降低血压及肺动脉高压，疗效确切。

2.睡眠时带口腔矫治器与舌托，带后可使下颌前移和或舌前移，使上气道扩大或增加其稳定性，使软腭悬雍垂处的后气道间隙增大，防止舌下陷，不同程度缓解OSAS，适用于轻至中度的OSAS及不耐受经鼻CPAP者。

3.外科治疗。气管切开、腭咽成形术仍为OSAS有效的治疗方法，但手术有效率仅50%。近年来，开展的激光悬雍垂腭咽成形术不需切除扁桃体，手术并发症少，有较好的临床实用价值。

四、康复养护

1.让患者了解自身睡眠呼吸暂停状况　可以通过多导睡眠描记仪、血氧饱和度监测，让患者清楚地知道自己在不知不觉的睡眠中发生了什么事；让患者了解治疗前、治疗中、治疗后睡眠呼吸暂停次数，最长呼吸暂停时间，血氧饱和度下降情况，及其随之而发生的症状，如低氧血症、心律失常、血压增高等；让患者了解疾病对自身的影响，才愿意坚持治疗。

2.提高患者对本病的认识　由于阻塞性睡眠呼吸暂停综合征是一个长期的慢性的过程，而且呼吸暂停发生在睡眠中，多数患者只是认为因睡眠欠佳而困倦，打鼾只是噪声，对身体没有什么不良影响，患者对疾病的严重性抱怀疑态度，对长期治疗更是拒绝。所以要加强宣教，让患者了解本病的危害。

3.指导患者建立良好的生活方式

（1）肥胖患者应适当减肥　对于肥胖患者，指导他们通过合理控制饮食，适量运动来减轻体重。

（2）少饮酒　乙醇能减低上呼吸道肌肉的紧张度，增加了睡眠时异常呼吸的频率，乙醇也可使憋醒延迟，从而延长了呼吸暂停。因此，限制乙醇饮料的摄入，对患者有益。

（3）睡眠时采用侧卧位　平卧时由于重力作用，舌根及软腭易阻塞气道，同时平卧时腹部的肥胖容易降低肺容量。所以，患者宜采用侧卧位。

（4）不要服用镇静、催眠剂　在睡前服用镇静、催眠剂无法解决根本性的问题，相反会加重患者的病情。

（5）尽早合理的诊治 睡眠呼吸暂停综合征是具有潜在危险的常见病症，除导致或加重呼吸衰竭外，还是引起脑血管意外、心肌梗死、高血压病的高危因素。尽早合理的诊治，可明显提高患者的生活质量，预防各种并发症的发生，提高患者生存率。

第八节 老年人呼吸衰竭

一、概述

呼吸衰竭简称呼衰，是指各种原因引起的肺通气和（或）换气功能严重障碍，以致在静息状态下亦不能维持足够的气体交换，导致低氧血症伴（或不伴）高碳酸血症，进而引起一系列病理生理改变和相应临床表现的综合征。

二、临床表现

1.呼吸困难 是呼吸衰竭最早出现的症状。随呼吸功能减低而加重，伴有呼吸频率、深度与节律的改变。可表现呼吸频率增快，辅助呼吸肌参与时可有"三凹征"。中枢性疾患或中枢神经抑制性药物所致的呼吸衰竭，表现为呼吸节律改变，如潮式呼吸、比奥呼吸。

2.发绀 是缺氧的典型表现，可在口唇、指甲出现发绀。

三、临床治疗

1.急性呼衰现场抢救 急性呼吸衰竭多突然发生，应在现场及时抢救，防止或缓解严重缺氧和二氧化碳潴留，保护重要脏器功能。

2.保持呼吸道通畅 如排痰、解痉、建立人工气道等。

3.氧疗 根据病情，用鼻导管、鼻塞或鼻面罩给氧。

4.呼吸兴奋剂 常用药物有尼可刹米（可拉明），新药有多沙普等。

5.机械通气 急性呼吸衰竭，严重缺氧和二氧化碳潴留，上述措施无效，应尽快进行机械通气辅助或控制呼吸。

6.纠正水、电解质紊乱和酸碱失衡。

四、康复养护

1.呼吸操 预防呼吸肌疲劳，改善机体营养状况，坚持每天做呼吸操。全身性呼吸体操锻炼是在上述腹式呼吸练习的基础上进行，即腹式呼吸和扩胸、弯腰、下蹲等动作结合在一起，起到进一步改善肺功能和增强体力的作用。

2.心理护理 COPD老年人多伴有低氧血症，常出现心理障碍、性格改变和情绪状态失调，尤以焦虑和抑郁多见。护理人员应针对COPD老年人的心理问题给予护理干预，改善老年人的不良情绪。首先，应指导老年人正确认识疾病，积极配合氧疗，坚持呼吸康复训练，减轻肺部症状带来的不适；其次，护理人员应评估老年人的社会支持系统，指导老年人积极主动地利用社会支持。社会支持作为集体康复的重要支援，使得个体可以获得信息和经济支持，分享他人的建议和想法，从而感到幸福和愉快，有利于提高个体的生活自理能力和心理满足感，从而减少抑郁情绪的发生。

3.健康指导

（1）指导老年人适当休息，加强营养。

（2）教育老年人认识积极预防感染的重要性，鼓励老年人，特别是缓解期老年人坚持锻炼，以加强耐寒能力和提高记忆力。注意保暖，避免受凉，预防感冒。

（3）避免刺激呼吸道，如戒烟。同时注意改善环境卫生，做好个人劳动保护，消除及避免烟雾、粉尘和刺激性气体等诱发因素对呼吸道的影响。

第九章　老年常见消化系统疾病医康养策略

第一节　老年人反流性食管炎

一、概述

反流性食管炎是胃食管反流病的一种，是指胃及十二指肠内容物反流至食管内而引起的食管黏膜损伤，内镜下有食管炎症的表现。反流性食管炎发病高峰年龄为60～70岁。残胃、胃癌、食管裂孔疝的患者反流性食管炎多发。

二、临床表现

主要表现为胃灼热、反酸、反胃。其中，胃灼热是胃食管反流病最突出的症状。

三、临床治疗

控制症状，治愈炎症，防止复发和并发症。疗程一般为6～8周，甚至更长。

1.生活指导

（1）避免摄入咖啡、酒、碳酸饮料、巧克力、高脂食物等。

（2）少食多餐，控制体重，睡前1～2小时不进食。

（3）改善睡姿，床头抬高15～20cm。

2.药物治疗　包括抑酸药、促动力药物和黏膜保护剂。

3.内镜治疗　射频治疗、注射或植入技术以及内镜下腔内食管成形术是胃食管反流病内镜下治疗的主要方法，也是近年来研究的热点。经内镜食管扩张治疗用于食管狭窄者，亦可在内镜下用高频电刀做星状切开。

4.手术治疗　内科治疗无效或难以控制的出血可考虑外科手术治疗。

四、康复养护

1.休息与活动　每餐后散步或采取直立位，平卧位时抬高床头20cm或将枕头垫在背部以抬高胸部，这样借助重力作用，促进睡眠时食管的排空和饱餐后胃的排空。避免右侧卧位，避免反复弯腰及抬举动作。

2.饮食调理　为减轻老年人与进餐有关的不适，保证营养物质的摄入。

（1）进餐方式　协助老年人采取高坐卧位，给予充分的时间，并告诉老年人进食速度要慢，注意力要集中，每次进食少量食物，且在一口吞下后再给另一口。应以少量多餐取代多量的三餐制。

（2）饮食要求　为防止呛咳，食物的加工宜软而烂，多采用煮、炖、熬、蒸等方法烹调，且可将食物加工成糊状或肉泥、菜泥、果泥等。另外，应根据个体的饮食习惯，注意食物的色、香、味、形等感观性状，尽量刺激食欲，食物的搭配宜多样化，主副食合理，粗细兼顾。

（3）饮食禁忌　胃容量增加能促进胃反流，应避免进食过饱，尽量减少脂肪的摄入量。高酸性食物可损伤食管黏膜，应限制柑橘汁、西红柿汁等酸性食品。刺激性食品可引起胃酸分泌增加，应减少酒、茶、咖啡、可口可乐等的摄入。

3.日常生活指导　改变生活方式及饮食习惯是保证治疗效果的关键。指导老年人休息、运动、饮食等各方面的注意事项，避免一切增加腹压的因素，如裤带不要束得过紧、注意防止便秘、肥胖者要采用合适的方法减轻体重等。

4.用药指导　老年人在日常用药时应特别谨慎，如合并心血管疾病患者应适当避免服用硝酸甘油制剂及钙通道阻断剂，合并支气管哮喘则应尽量避免应用茶碱及多巴胺受体激动剂，以免加重反流。同时，指导老年人掌握促胃肠动力药、抑酸药的种类、剂量、用法及用药过程中的注意事项，尤其要提醒老年人服药时须保持直立位，至少饮水150ml，以防止因服药所致的食管炎及其并发症。

5.心理指导　胃食管反流病具有慢性复发倾向，老年人可能会因不能及时治愈而悲观失望，应及时了解老年人的心理特征及情绪反应，给予必要的心理支持。善于使用安慰性、鼓励性的语言告知治疗的进展和老年人的每一次进步，树立老年人康复的信心。

第二节　老年人常见胃和十二指肠疾病

一、急性胃炎

1.概述　急性胃炎系由不同病因引起的胃黏膜急性炎症。病变严重者可累及胃黏膜下层与肌层，甚至深达浆膜层，有胃穿孔的风险。

2.临床表现　急性发病，上腹部疼痛或不适，以及恶心、呕吐、食欲缺乏等消化不良症状是急性胃炎共同表现。

3.临床治疗　治疗原则维持生命体征平稳、抑制酸分泌、保护胃黏膜等对症治疗。

（1）卧床休息，进流食或禁食，停止胃黏膜损害的药物或诱因。

（2）抑制酸分泌：目前主要包括质子泵抑制剂PPI（雷贝拉唑、埃索美拉唑、兰索拉唑）、组胺受体拮抗剂H2RA（西咪替丁、法莫替丁和尼扎替丁）以及新型钾离子竞争性酸抑制剂P-CAB（伏诺拉生），需要给予强力抑酸，必要时可静脉泵入质子泵抑制剂。

（3）保护胃黏膜：可给予硫糖铝、L-谷氨酰胺呱仑酸钠颗粒等黏膜保护剂。

（4）对白细胞升高、发烧者，可给予抗生素，如喹诺酮类，头孢二代、三代抗生素等。

二、慢性胃炎

1.概述　慢性胃炎是由各种原因引起的胃黏膜的慢性损伤。据调查，64～87岁的老年人均有不同程度的胃酸分泌减少。老年人的慢性胃炎常有胃酸缺乏。

2.临床表现

（1）非萎缩性胃炎　即浅表性胃炎，可有慢性不规则的上腹隐痛、腹胀、嗳气等，尤以饮食不当时明显，部分患者可有反酸，此类患者胃镜证实糜烂性及疣状胃炎居多。

（2）萎缩性胃炎　胃体胃炎一般消化道症状较少，有时可出现明显厌食、体重减轻，舌炎、舌乳头萎缩。可伴有贫血，在我国发生恶性贫血者罕见。

3.临床治疗

（1）一般治疗　以改变不良饮食习惯为主，避免暴饮暴食，避免过冷、过热、过酸、过于辛辣的食物，戒烟戒酒，忌服损伤胃黏膜的药物，如非甾体类药物，如需服用时需加用胃黏膜保护药物。

（2）对症治疗　有反酸者适当服用H_2受体拮抗剂或质子泵抑制剂。腹胀者可选用胃肠动力药。某些患者可服用助消化酶类药。

（3）保护胃黏膜　如聚普瑞锌颗粒、替普瑞酮、麦滋林等药物，有贫血者加服维生素C、叶酸、维生素B_{12}等。

（4）HP阳性，特别是有胃癌阳性家族史者应行根除HP治疗，临床通常选用PPI、铋剂，联合两种抗生素的四联疗法。

（5）慢性胃炎背景基础上可能会出现黏膜萎缩、肠化以及不典型增生，如出现不典型增生，需及时治疗，轻度不典型增生可保守治疗，定期内镜复查及活检，中高级别不典型增生需选择手术或内镜下行内镜下黏膜剥离或内镜下黏膜切除治疗。

三、消化性溃疡

1.概述　老年人消化性溃疡是指60岁以上的胃、十二指肠溃疡。

2.临床表现

（1）慢性病程，反复发作，冬春季好发。典型腹痛有其规律性，胃溃疡的疼痛多在餐后半小时，持续1~2小时至下次进餐；而十二指肠溃疡的疼痛往往在空腹和夜间，进食后可暂时缓解。胃溃疡发生率超过半数，70岁以上增至85%。老年人溃疡症状往往不太典型，20%~30%无症状，以出血为首发症者占13%。粪便潜血阳性、贫血、体重减轻等在老年多见。

（2）并发症多，并发出血多见，占老年消化性溃疡的20%以上，且出血量较大。

（3）伴发病多。老年人消化性溃疡多伴有一种或多种老年性疾病，如高血压、冠心病、糖尿病等。

（4）愈合较慢，因此用药时间相对要延长。

（5）体征。溃疡活动期常有上腹压痛，且与溃疡部位相符。老年患者要注意有无贫血、消瘦、锁骨上淋巴结肿大等。

3.临床治疗　消除病因、缓解症状，促进溃疡愈合，治疗并发症及预防复发。

（1）一般疗法　合理饮食，少渣易消化食品为宜。纠正不良生活习惯，如戒烟酒、咖啡、浓茶，忌食辛辣、油炸等食品。

（2）药物治疗

1）抑酸治疗　①组胺H_2受体拮抗剂，如法莫替丁、雷尼替丁；②质子泵抑制剂，如奥美拉唑、兰索拉唑、雷贝拉唑等。老年溃疡患者的用药周期应适当延长。

2）根除HP　西方国家认为根除HP最优方案是OAC500（奥美拉唑、阿莫西林、克拉霉素），或OMC250（奥美拉唑、甲硝唑、克拉霉素）。国内有用呋喃唑酮代替甲硝唑治疗。难治性溃疡在三联疗法基础上再加铋剂即所谓四联疗法，疗程亦酌情延长。

3）保护黏膜屏障　常用的有铋剂，如枸橼酸铋钾等。不含铋的制剂有麦滋林-S、施维舒（替普瑞酮）。

4.康复养护

（1）饮食调理

1）少食多餐　定时定量。进食过饱可使胃窦过度扩张，胃酸分泌增加，不利于溃疡愈合。

2）饮食清淡　富有营养，食物制作要稀、软、熟、烂，易于消化吸收。避免摄入过冷、过热、过酸、过咸、粗糙饮食，减少对溃疡面的刺激。戒烟酒、浓茶、调味品等。

3）饮食有节　在溃疡病发作病情严重时，应进流质饮食，如牛奶、豆浆、米粉和蛋汤等。但不宜多饮，因其所含钙和蛋白质能刺激胃酸分泌。病情好转可改为半流质饮食或无渣软饭、面条、稠藕粉、蒸鸡蛋和稠粥等。随病情好转，逐步增加食物的品种和用量直至过渡到普通饮食。

（2）注意口腔卫生　在晨起、餐后及睡觉前刷牙，及时清除牙缝中残留食物，保持口腔卫生。牙列缺损者，及时安装义齿，同时指导老年人保护、清洁义齿，晚上就寝时取下义齿清洁后置冷开水中。呕吐或呕血后，及时清除呕吐物，保持呼吸道通畅，并帮助患者漱口，避免各类刺激再次引起呕吐。

（3）心理调理　长期处于焦虑与紧张等应激状态可引起胃肠黏膜损害，因此对老年患者进行心理护理十分重要。

（4）日常预防　多了解疾病的相关知识，保持健康的生活方式：生活有规律、劳逸结合、避免劳累和精神紧张、合理饮食、戒烟酒，正确用药，自我监测不良反应，预防便秘。

（5）休息与活动　适量运动尤其是到户外活动，能使老年人保持最佳的生理功能和心理状态，有利于增加胃肠蠕动，增进食欲，控制体重。

第三节　老年人缺血性肠病

一、概述

缺血性肠病是由于肠道血管发生血运障碍，使相应的肠道发生急慢性缺血、缺氧性损害，而常有腹痛、腹泻、便血、吸收不良等症状，重者可致肠穿孔、腹膜炎及休克。老年人是本病的高危人群，若合并心血管疾病、糖尿病，发病率更高。

二、临床表现

临床上缺血性肠病分为急性肠系膜缺血（AMI）、慢性肠系膜缺血（CMI）、缺血性结肠炎（IC）。

1.急性肠系膜缺血 剧烈上腹痛或脐周痛而无相应的体征，器质性心脏病合并心房颤动，胃肠道排空障碍称为AMI三联征。患者发病时常有突然发作的腹痛，初为内脏性，近中脐区腹，定位不确切，继而逐渐加重且定位准确。多伴有恶心、呕吐、腹胀、腹泻、便血及发热。

2.缺血性结肠炎 结肠缺血可表现为坏疽性和非坏疽性结肠炎，两者有不同的临床过程。2/3以上患者临床表现为突然起病的轻到中度腹部绞痛或腹胀，多位于左下腹，出现伴有鲜血的腹泻，偶有黑便。其他症状有厌食、恶心、呕吐、低热等。

3.慢性肠系膜缺血 典型症状为餐后腹痛、畏食和体质量减轻。主要表现为反复发生的与进食有关的腹痛，腹痛可为持续性钝痛。

三、临床治疗

1.原发疾病的治疗。力求维持正常循环功能，如有可能应避免强心剂、扩张剂等所致的肠道缺血加重。

2.急性缺血者应禁食减轻肠道负担、静脉营养维护水盐平衡及热量供给，慢性缺血者宜少食多餐，食用易消化饮食。

3.血管扩张剂，可用硝酸盐及钙通道阻断剂，但效果不够理想。急性期可试用罂粟碱，加入生理氯化钠溶液中，以1.0mg/ml，缓慢静脉滴入，最大可用至30~60mg/h。

4.抗菌药物可减少肠道细菌，减轻内毒素血症。如氧氟沙星及甲硝唑等口服。

5.停用皮质类固醇、血管收缩剂。

6.介入治疗。对于非闭塞性肠缺血的早期患者，经过原发病的积极治疗和经动脉内灌注扩血管药物后，是可以治愈的。

7.外科治疗。非闭塞性肠缺血，一旦出现腹膜炎的体征，必须及时地进行手术探查。

四、康复养护

1.饮食调理 对于老年便秘患者不要用力解便，可多吃富含膳食纤维类的软食，少吃酸性水果，保持大便通畅。调整并长期坚持（如进软食，戒烟酒，避免辛辣、油炸、生冷、不化之品等刺激，糯米等黏稠的食物也要少吃），可以有效预防缺血性肠病的发生和加重。日常生活中尽量限制各种甜食，包括糖果、甜点心等食物的摄入，避免产气食物使肠道胀气从而处于高压状态再次诱发缺血性肠病；少食动物内脏等含胆固醇高的食物，忌吃油炸、油煎食物。指导患者少食多餐，保证营养供给。

2.心理调养 患者每年行常规体检，心态处于平静状态，面对突然的病情变化、大便形态及颜色的改变而出现轻度抑郁，间断的腹痛使患者心中充满烦躁、恐惧、焦虑，甚至濒死感；患者曾行右侧乳腺癌根治术及头部黑色素瘤切除术，处于情绪紧张状态。护理人员应该对患者进行疾病知识讲解、健康宣教，消除患者及家属的紧张感和增加患者的安全感；及时评估沟通交流效果，保证患者和家属了解必要的知识，以良好的状态适应疾病的不同时期，以促进患者早日康复，恢复患者战胜疾病的信心。

3.肠道功能恢复指导　出血性肠道疾病急性期禁止行肠道按摩，患者在行电子肠镜后肠道处于充气状态，肠管受到牵拉，血管血流发生改变，使肠道出现急性供血障碍。此时应避免肠道按摩致部分肠壁内膜缺血加重而发生肠壁坏死、肠穿孔，减少肠道刺激，包括患者情绪的急剧变化、饮食不当，减少肠道难吸收物质的摄入，如减少过早经口摄入高营养饮食等。

4.舒适调整　保持环境清洁、整齐，利用空气洁净屏持续控制病房空气，精密除尘、去除有害气体、消除异味、补充清新空气，解除由血便引起的病室内血腥味；同时加用柠檬茶味漱口液漱口，早晚各1次，解除口腔异味；观察腹痛部位、性质、持续时间及患者耐受程度，减少护理操作引起的干扰，保证患者休息，加强对突然出现剧烈腹痛、腹肌紧张的病情变化的观察。大便及血液的刺激使肛周处于潮湿和代谢产物侵蚀的状态，加上皮肤间的摩擦，使患者舒适度降低。为此，要保护肛周皮肤，早晚用温水清洗肛周，每次大便后清洁肛周，用皮肤保护膜涂抹肛周皮肤，以隔离排泄物对皮肤的直接刺激，同时促进患者舒适。

第四节　老年人肛肠疾病

一、痔

1.概述　痔疮是一种老年人常见的肛肠疾病。在老年人，随着年龄的增加及长期便秘、腹泻、肛门括约肌病变等因素，肛垫组织内的结缔组织和肌性组织发生退化，固定和支持作用逐渐减弱，若肛垫黏膜下纤维发生断裂，使肛垫不能固定于黏膜下层，则肛垫过于充血、向下移位，形成痔。

2.临床表现

（1）大便出血　血色鲜红，其出血时呈喷射状、点滴状、擦拭带血等。无痛性、间歇性便后有鲜红色血是其特点，也是内痔或混合痔早期常见症状。出血一般发生在便前或者便后，有单纯的便血，也可与大便混合而下。

（2）大便疼痛　一般大便时出现肛周疼痛，常常表现为轻微疼痛、刺痛、灼痛、胀痛等。

（3）肛门瘙痒　肛门及肛周肌肤出现瘙痒症状。主要是由于肛门分泌物、脱出痔核及周围皮肤受到了刺激，皮肤终日潮湿，从而产生瘙痒感，导致湿疹和瘙痒的发生。

（4）直肠坠痛　该症状主要是外痔的表现。如果内痔被感染、嵌顿，出现绞窄性坏死，这样会导致剧烈的坠痛。轻者有胀满下坠感，重者则会出现重坠痛苦。

（5）肿物脱出　肛门内部出现肿物脱出，这主要是中晚期内痔的症状。

（6）嵌顿　传统的看法称"绞窄性内痔"，但临床所见外痔形成血栓的更多见，故多伴有疼痛，当痔核脱出不能送回时亦称为"嵌顿痔"，长时间的痔核嵌顿还会出现病变。

（7）流分泌物 肛门流出分泌物。

（8）贫血 患者可出现面色苍白、倦怠乏力、食欲缺乏、心悸、心率加快和体力活动后气促、水肿等，一些患者可出现神经系统症状如易激动、兴奋、烦躁等。

（9）坏死 痔核嵌顿于肛门外，由于一系列的病理改变使局部代谢产物积聚，进一步加重了肛门局部水肿，加重了痔核的嵌顿。这是一种恶性循环，所以内痔嵌顿日久必然出现坏死，此时的坏死常局限在痔核的黏膜部分，但亦有侵犯人体其他部分的情况。

（10）感染 感染多局限在肛门局部，如果强力复位容易使感染扩散，引起黏膜下肛周或坐骨直肠窝脓肿。

3.临床治疗

（1）一般调理

1）饮食调整 痔的发病率与饮食结构有关，少食精制食品，增加膳食纤维，可以改善便秘，有利于痔的治疗。

2）养成良好的排便习惯，保持肛门清洁 老年人应注意缩短排便时间，不可忍便或用力排便。另外，便后和平时应多做提肛运动，加强肛提肌锻炼。

（2）局部用药 常用的局部药有膏剂（九华膏、马应龙麝香痔疮膏等）和栓剂（化痔栓、牛黄消炎栓等），均具有局部止血、消炎作用，可以较迅速地消除症状。

（3）注射硬化疗法和套扎疗法。

（4）手术疗法 对经过上述非手术治疗效果不满意或反复发作者，应考虑手术治疗。手术的目的是祛除病灶、消除症状、保护可保留的正常肛垫。

二、肛裂

1.概述 肛裂是指肛门内括约肌表面的肛管上皮组织全层裂开，局部表现为纵行的梭形溃疡，往往反复发作、难以愈合，而逐渐形成慢性肛裂。

2.临床表现 肛裂患者临床上主要表现为排便引起的周期性肛门部疼痛，常伴有便秘和排便少量出血等症状。

3.临床治疗 首先要止痛解除肛管括约肌痉挛，帮助排便，中断恶性循环，促使局部愈合。

（1）肛裂的治疗 急性肛裂治疗主要是：①1：5000高锰酸钾温水坐浴，敷消炎止痛膏剂或栓剂；②口服缓泻剂，使粪便松软、润滑以利于排便；③在局部麻醉后进行扩肛治疗。

（2）手术疗法 常用的手术方法是肛裂切除术（包括部分肛裂外括约肌切断术）。

三、直肠肛管周围脓肿

1.概述 直肠肛管周围脓肿是指直肠肛管部位及其周围组织发生的化脓性病变。

2.临床表现

（1）肛门周围脓肿 主要症状是肛周持续性跳动性疼痛，排便、受压及咳嗽时加重，行动不便，坐卧不安。脓肿局部红肿、发硬或压痛。

（2）坐骨直肠窝脓肿（坐骨肛管间隙脓肿）　初期局部体征不明显，以后出现患部红肿，有明显深压痛。直肠指诊，患侧有压痛性肿块，甚至有波动感，穿刺可抽出脓液。

（3）骨盆直肠窝脓肿（骨盆直肠间隙脓肿）　较前两者少见。肛腺脓肿向上穿破直肠纵肌进入肛提肌上骨盆直肠间隙形成脓肿。此处位置深，空间较大，因此全身感染症状更明显而局部症状不明显。CT检查可发现脓腔，诊断主要依靠穿刺抽脓，经直肠指诊以手指定位，从肛门周围皮肤进行穿刺。

3.临床治疗

（1）非手术治疗　①应用抗生素；②温水坐浴；③局部理疗；④口服缓泻剂以减轻患者排便时的疼痛。

（2）手术治疗　诊断一旦明确，须手术切开治疗。

四、肛瘘

1.概述　肛瘘是肛管与肛周皮肤的感染性通道，在老年人中也有较高的发病率。

2.临床表现

（1）肛瘘的主要症状是肛门周围的外瘘口不断地有少量脓性分泌物排出，可刺激周围皮肤，引起痛痒不适。

（2）直肠指诊　在内口处部分可扪到硬结及较硬的索状瘘管。

3.临床治疗　肛瘘不能自愈，必须手术治疗。手术的原则是将瘘管切开，必要时切除，敞开创面促进愈合。

五、直肠脱垂

1.概述　直肠脱垂指肛管、直肠甚至乙状结肠下端向下移位突出于肛门外的一种病理状态。老年型直肠脱垂只要产生脱垂的因素存在，脱垂便会日益加重。肛裂括约肌因反复脱垂而逐渐完全失禁，更加重了脱垂。

2.临床表现　有直肠脱垂的老年人在早期，常感觉当排便时有肿物自肛门脱出，便后可自行复位，在数年内脱出肿物逐渐增大，每次便后需用手上托方能复位，排便后有下坠感和排不尽感，排尿次数明显增多，常常出现排尿困难和尿频现象，严重时咳嗽、走路、久站或稍一用力即可脱出，由于病程长，脱出的直肠黏膜磨损、出现水肿、感染、出血甚至嵌顿。

3.临床治疗　对于部分脱出的老年患者可采用非手术疗法，练习平卧排便，便后立即将脱垂的直肠复位对禁忌手术者可采用针刺、中药、硬化剂黏膜下注射等治疗。完全脱垂者一般采用手术治疗，如直肠折叠术、直肠悬吊术、直肠固定术。对肛门特别松弛又不能耐受手术者，可用肛周皮下支持环埋入手术，以缩小肛门。

六、康复养护

1.保持大便通畅　养成按时排便的习惯，每天1~2次为宜。不要久忍大便，避免形成习惯性便秘。老年人在每天早饭后排便为好，此时结肠有一次较大的收缩蠕动，这时排便较为容易，排便时间最好每次不超过5分钟。

2.**控制饮食，合理搭配**　日常饮食中，应增加富含纤维素的食物，多吃粗粮、豆类、蔬果。纤维素能增加肠蠕动，利于排便，排出肠道内有害物质，对老年人习惯性便秘者，更为适宜，可减少肛肠病的发病机会。此外，应少吃高脂肪食物，因为脂肪的某些代谢物质有诱癌作用。少吃刺激性食物，如辣椒、生姜、酒等，以减少对肛门、直肠的刺激。

3.**注意饮食卫生**　卤菜、熟食最好热过再吃；生的、熟的食物分开存放；不吃生冷食品及剩菜，这样可预防胃肠炎的发生。不可酗酒，酒在中医学上被认为是热毒之品，对肠黏膜刺激很大，有扩张胃肠血管和痔静脉血管的作用。特别是高度酒，其乙醇的作用更为强烈，更易诱发痔疮及脓肿的发生。

4.**适当运动**　如果人体长期处于一种固定的姿态，如久坐，排便时间过长，会影响血液循环，肛门直肠血液淤积，痔静脉充血、曲张、隆起，从而引发肛肠疾病。适当运动有助于促进血液循环，减少肛肠疾病发生的概率。

5.**生活有规律**　从事久坐、久立、久蹲职业的人应经常变换体位，适当地增加活动，参加一些课间操、做仰卧起坐等运动，能增加腹肌力量，对于提高排便功能很有帮助。老年人可根据个人的体力参加一些适当的体育锻炼，如做早操、散步等，促进全身气血流畅，胃肠活动加强，食欲增加，自主神经得到调整，排便顺利通过。每日做2次提肛运动，每次30下，有益于防止肛肠病的发生。

6.**节制性欲**　性生活时可使背部和臀部的肌肉高度紧张收缩，同时直肠也会出现抽搐收缩，导致会阴肛门部充血、痔静脉回流障碍。如果性生活过度，则易引起痔静脉曲张和血液淤滞而形成痔疮。因此，人们应该多参加有益的活动，减少性欲方面的刺激，从根源上杜绝肛肠疾病。

7.**治疗慢性疾病**　如长期营养不良，体质虚弱，可引起肛门括约肌松弛无力；长期患慢性支气管炎、肺气肿，由咳喘造成腹压上升，盆腔淤血；另外，慢性肝炎、肝硬化、腹泻也是导致肛肠疾病发生的诱因。所以，及时治疗一些引起肛肠疾病的慢性病很有必要。

第五节　老年人胆石症

一、概述

60岁以上的结石性胆囊炎归属于老年胆石症。

二、疾病特点

1.病程长，胆囊壁纤维化或萎缩，与周围粘连多，手术难度大。

2.因老年人心肺、肝肾功能代偿功能差，一旦发生胆囊炎，抗菌能力差，细菌和毒素易进入血循环，加重多脏器功能损害。

3.老年人应激反应迟钝，免疫功能低下，症状和体征不典型。

4.老年人血管硬化，胆囊血运差，易发生坏疽、穿孔。

5.老年人并存多种疾病冠心病、心绞痛、肾病及结石，易混淆及掩盖胆石症症状。

6.老年人腹壁松弛，腹膜刺激反应差，腹部症状不明显，易并发感染性休克，且病程进展快、延误抢救。

三、临床表现

症状依结石部位、是否梗阻及有无感染而差异较大。

1.腹痛 胆石症可反复发作，有时可持续数十年。胆囊结石可无症状或间断性右上腹闷重、钝痛感。当结石阻塞胆囊管时即发生疼痛并向右肩放射。常伴有恶心、呕吐、发热，可诱发急性胆囊炎。进油腻食物或饮酒后突然发生呈现胀痛，易与心绞痛、肾结石痛混淆，且疼痛程度比青年人胆绞痛轻。

2.发热 老年人应激反应迟钝，即使胆道重症感染，发热程度与症状不符，一般在38℃左右，极少超过39℃。

3.黄疸 胆管结石嵌于Vater壶腹部下缓解，几天后出现黄疸，如黄疸加重，会出现皮肤黄染伴瘙痒，老年人巩膜原存在色素沉着，应与巩膜黄染区别，在光线充足区检查。

4.腹胀 老年人腹壁纤维退化，肠蠕动功能减弱，腹胀明显，腹式呼吸减弱，从而掩盖腹膜刺激症状。

四、临床治疗

老年人无症状胆囊结石，且结石直径＜2cm者，一般不必施行胆囊切除术，可定期检查，超声扫描随诊，一般情况下，每6个月检查一次，若出现症状则随时检查，并按有症状胆囊结石处理。老年人无症状胆囊结石，若因其他外科疾病需行右上腹手术时，可一并切除胆囊。

五、康复养护

1.有规律的进食是预防胆石症的最好办法 因为未进食时胆囊中充满了胆汁，胆囊黏膜吸收水分使胆汁变浓，此时胆固醇/卵磷脂大泡容易形成，胆汁的黏稠度亦增加，易形成胆泥。如此时进食，食物进入十二指肠，反射性地分泌胆囊收缩激素，使胆囊收缩，这时大量黏稠含有胆泥的胆汁被排出到达肠道内，因此可以防止结石的形成。

2.多吃富含纤维素的食物 含纤维素较多的食物可以刺激肠蠕动，并刺激胆汁流入肠腔，防止胆汁淤积，有助于预防胆石症。含纤维素较多的食物有蔬菜、水果、粗粮、杂粮等。

3.养成饮水习惯适当多饮水 水不但可以稀释胆汁防止形成胆泥症，而且还有助于将早期微小结石冲刷入肠道而排泄掉。成年男性每日饮水量以2500～3000ml为宜；女性及心肺肾功能正常的老年人每日以饮用2000～2500ml水为好。饮水以白开水为主，也可喝一些米汤、稀粥、豆浆等清淡饮料，以促进胆汁分泌和排泄。

4.吃富含维生素C的食物　胆石症的形成一般与胆汁淤积和继发细菌感染、胆固醇代谢失调等有关，维生素C可帮助胆固醇转化为胆汁酸，从而有助于预防结石的形成。有研究表明，缺乏维生素C，女性比男性更易患胆石症。平时多食用富含维生素C的酸枣、山楂、柚子、栗子、柑橘、草莓以及菜花等，可以提高血液中维生素C的含量。

5.吃富含维生素A的食物　含维生素A丰富的食物能防止胆囊上皮细胞脱落形成结石核心，也能帮助消化吸收脂肪，这对预防胆石症十分有益，所以应经常食用。含维生素A较多的食物有玉米、乳制品、鱼类、番茄、胡萝卜等。

6.少吃富含脂肪和胆固醇的食物　胆石症的形成与体内胆固醇过高关系密切，要预防胆石症，必须限制过多地摄入脂肪和胆固醇含量高的食物，对肥胖的胆结石患者更应限制。富含脂肪和胆固醇的食物包括动物内脏、鱼卵、肥肉、蟹黄、蛋黄、巧克力、奶油制品等，饮食忌油煎、油炸。

7.少吃糖类等甜食　经常吃糖类等甜食，过量的糖分会刺激胰岛素的分泌，使糖原和脂肪合成增加，产生高脂血症，同时胆固醇合成与积累也增加，造成胆汁内胆固醇增加，易导致胆石症。

8.保证摄入足够量的蛋白质有利于预防胆石症　蛋白质是维持人们身体健康所必需的一种营养物质。据研究，蛋白质摄入量的长期不足，与胆色素结石的形成有关，保证饮食中有足够的蛋白质，有助于预防胆色素结石的发生。

9.讲究卫生、防止肠道蛔虫感染能预防胆石症　肠道蛔虫病和胆道蛔虫病是诱发胆色素结石的重要因素，要养成良好的卫生习惯，饭前便后洗手，生吃瓜果必须洗干净，搞好环境卫生等，这不仅是预防蛔虫病的有效措施，对预防胆色素结石也很有帮助。要积极治疗肠道蛔虫病和胆道蛔虫病，发现肠道蛔虫病后，应及时服用驱虫药，以免蛔虫钻入胆管，万一得了胆道蛔虫病，更应积极治疗，以防日久发生胆色素结石。

10.保持胆囊正常的收缩功能是预防胆石症的重要一环　要保持胆囊正常的收缩功能，防止胆汁长期淤滞。对长期禁食使用静脉内营养的患者，应定期使用胆囊收缩药物，如胆囊收缩素等。

11.养成良好的生活习惯　保持规律化的生活起居，改变少动多静的生活方式，加强体育锻炼，保持大便通畅，保持健康的心态和良好的情绪，做到天天都有好的心情，对预防胆石症的发生和避免胆石症急性发病亦大有帮助。

第六节　老年人功能性消化不良

一、概述

老年人功能性消化不良是一组无器质性原因的慢性持续性或反复发作性中上腹证候。

二、临床表现

1.上腹痛　为常见症状。部分患者以上腹痛为主要症状，伴或不伴有其他上腹部症状。

2.早饱、腹胀、嗳气 为常见症状,可单独或以一组症状出现,伴或不伴有腹痛。早饱是指有饥饿感但进食少许食物即感胃部饱满,不能继续进餐。上腹胀多发生于餐后,或呈持续性进餐后加重。早饱和上腹胀常伴有嗳气,恶心、呕吐并不常见,往往发生在胃排空明显延迟的患者,呕吐多为当餐胃内容物。

3.精神症状 不少患者同时伴有失眠、焦虑、抑郁、头痛、注意力不集中等精神症状,这些症状在部分患者与"恐癌"心理有关。

三、临床治疗

1.一般治疗 食用易消化的食物、低脂饮食、少食多餐等。

2.促动力药 改善进餐相关的上腹部症状,如餐后上腹饱胀、早饱等。

3.抑酸剂 适用于非进餐相关消化不良中上腹痛、烧灼感为主要症状者。

4.精神心理治疗 对抑酸剂、促动力剂治疗和HP根除后仍无效且伴有明显精神心理障碍的患者,应进行行为、认知疗法和心理干预。

四、康复养护

1.修补好牙齿,养成细嚼慢咽的习惯 老年人从容咀嚼,缓慢吞咽,加强了食物的机械性加工,既可以减轻胃肠道的负担,又可以避免粗糙、坚硬的食物对消化道黏膜的不良刺激。

2.避免进食不易消化的食物 油炸、油煎食物,未煮熟的肉类、鱼类、蛋类等,均不易消化。高脂肪食物会延缓胃排空,应该尽量少吃。

3.适当增加含纤维素丰富的食物 纤维素可促进胃肠道运动,增加肌张力,减少胃肠憩室形成。新鲜绿色蔬菜、海带、紫菜均含纤维素较多,燕麦片除了纤维素含量高之外,还含多种微量元素,并有降血脂功能,平时不妨多吃一些。

4.坚持良好的生活习惯,保持稳定乐观的情绪 如食不过饱,定时定量,餐后适当活动等,均可改善胃肠道功能。定时解便是预防便秘的重要方法。情绪对胃肠道消化功能影响很大,愤怒、忧郁等不但影响胃肠运动,还影响消化液的分泌,久而久之,便会发生消化不良。

第七节 老年人便秘

一、概述

便秘是老年人的常见症状,其发生率随着年龄的增长而增高。

二、临床表现

排便次数减少和排便困难。排便次数每周少于3次,严重者长达2~4周才排便1次。

有的患者表现为排便困难，排便时间可长达分钟以上，或每日排便多次，但排出困难，粪便硬结如羊粪状，且数量很少。此外有腹胀、食纳减少，以及服用泻剂不当引起的排便前腹痛。体检左下腹有存粪的肠襻，肛诊可触及粪块。

三、临床治疗

1.药物治疗

（1）调节肠道运动功能的药物　如匹维溴铵、奥替溴铵、多离子通道调节剂（曲美布汀）、马来酸曲美布汀片等。

（2）促动力药　如西沙必利、替加色罗等。

（3）通便药　包括膨胀性泻剂、渗透性泻剂及刺激性泻剂。

2.灌肠治疗　常用的灌肠剂有生理氯化钠溶液、泻盐、矿物油、肥皂水和茶叶水等。

3.生物反馈疗法　有目的地指导患者增加腹腔压力和协调肛门括约肌运动等，帮助患者进行排便功能锻炼。生物反馈治疗的效果尚不肯定，对排出道阻滞型便秘可能有所作用。

4.手术治疗　手术治疗仅适用于长期严重便秘，且经过内科治疗无效者。

四、康复养护

1.饮食康复

（1）高纤维食物和维生素含量丰富食物　多食纤维素和维生素丰富的蔬菜和水果，如粗制面粉、玉米粉、豆制品、芹菜及韭菜等。对于体重正常、血脂不高、无糖尿病的患者，可指导清晨空腹饮一杯温开水、蜂蜜水或加少许香油等，以润滑肠道，刺激肠蠕动。

（2）产气食物及B族维生素丰富的食物　如白薯、香蕉、梨、生蒜、生葱、木耳、银耳、黄豆、玉米、生黄瓜、生萝卜及瘦肉等食物，利用其发酵产气，促进肠蠕动。

（3）多饮水　养成多饮水的习惯，保证每天的饮水量在2000～2500ml，每天清晨饮1杯温开水或盐开水。

（4）增加含油食物　对体重正常、血脂不高的患者，适当增加脂肪摄入量，如黑芝麻、蜂蜜及植物油等。

（5）避免或减少饮食　少饮浓茶或含咖啡的饮料。对于功能损伤或不活动的老年人应限制富含纤维素的食物。禁食生冷、辛辣及煎炸刺激性食物。

2.行为预防　通过定时排便锻炼，养成良好的排便习惯，有利于增强直肠肛门运动量和协调性，促进粪便顺利排出。排便锻炼一般应在餐后结肠活动较活跃期进行，尤以早餐后为宜。不管是否有便意，定时模拟排便，建立正常的排便反射。在排便锻炼时要注意力集中，不要看报或干其他事情，同时双手压迫腹部或做咳嗽动作，增加腹压以利于排便。积极治疗全身性疾病和肛周疾病，防止和避免使用引起便秘的药物，不滥用泻药。

3.运动康复

（1）参加一般运动　老年人根据自身情况参加运动，若患者身体条件允许可适当参加体育锻炼，如散步、慢跑、太极拳等。

（2）避免久坐久卧　若患者长期卧床或坐轮椅，应该避免久坐久卧，可扶助站立。

（3）腹部按摩　可做腹部按摩，取仰卧位，用手掌从右下腹开始沿顺时针向上、向左、再向下至左下腹，按摩至左下腹时应加大力度，2～3次/天，每次5～15回，站立时也可做。

（4）收腹运动和肛提肌运动　收缩该部位的肌肉10秒后放松，重复训练数次，以提高排便辅助肌的收缩力，增强排便能力。

（5）卧床锻炼方法　躺在床上，将一条腿屈膝抬高到胸前，每条腿练习10～20次，每天3～4次；从一侧翻身到另一侧10～20次，每天4～10次。

4.日常习惯养生

（1）养成良好的排便习惯　定时排便，早餐后或临睡前按时蹲厕，培养便意取坐位。排便用力勿过猛。排便时注意力要集中，避免便时看书看报。有便意则立即排便。

（2）少用泻药　勿长期服用泻药，防止药物依赖发生。

（3）使用辅助器　体质虚弱的老年人可使用便器椅，或在老年人面前放置椅背。提供排便坐姿的依托，减轻排便不适感，保证安全指导老年人在坐位时把脚踩在小凳子上。

（4）排便注意事项　排便身体前倾，勿忽视任何一次便意，不要留宿便。心情放松，先深呼吸，后闭住声门，向肛门部位用力解便。

第八节　老年人常见食管异物

一、概述

老年人身体各项功能衰退，牙齿松动、脱落，咀嚼功能差，口内感觉欠灵敏，咀嚼不充分，容易把异物（枣核、鸡骨、鱼刺等）囫囵吞下，堵塞食管。由于食管位于后纵隔，邻近主动脉、气管、心脏等多个重要的组织结构，若对异物处理不及时或处理方式不当，可能会造成严重并发症，甚至危及患者的生命。

二、临床表现

患者一般有明确的异物误咽史。轻者有咽部或胸骨后不适、隐痛，吞咽时尤为明显。大多有不同程度的颈部、胸骨后疼痛，伴吞咽困难和梗阻感。严重时可出现恶心、呕吐。

三、临床治疗

食管异物的治疗原则为尽早取出异物，减少并发症的发生，必要时行手术治疗。

四、康复养护

1.食物康复

（1）避免有鱼刺、骨头等容易噎呛的食物、避免黏性较强食物如年糕。

（2）避免食物过冷或过热。

（3）避免过量饮酒。

（4）对脑卒中吞咽困难的患者，给予半流质饮食。

（5）对偶有呛咳的患者，合理调整饮食种类，以细、碎、软为原则，且温度适宜。

2.进食注意事项

（1）进食时指导患者细嚼慢咽。

（2）对于进食慢的患者，配餐员可将餐盘留下，在规定的时间内回收。

（3）避免一次进食过多，鼓励少食多餐、细嚼慢咽。

（4）对于频繁发生呛咳的患者，可用汤匙将少量食物送至舌根处，让患者吞咽，待完全咽下，张口确认无误后再送入食物。

（5）患者发生呛咳时宜暂停进餐，呼吸完全平稳时，再喂食物。

（6）若患者频繁呛咳且严重者应停止进食。

3.进食体位　尽量取坐位，上身前倾15°。卧床患者进餐后，不要过早放低床头。

4.口部肌肉训练　对有吞咽功能障碍的老年人，指导吞咽功能锻炼。

（1）面部肌肉　皱眉、鼓腮、露齿、吹哨、龇牙、张口、咂唇。

（2）舌肌运动　伸舌，使舌尖在口腔内左右用力顶两颊部，并沿口腔前庭沟做环转运动。

（3）软腭的训练　张口后用压舌板压舌，用冰棉签于软腭上做快速摩擦，以刺激软腭嘱患者发"啊、喔"声音，使软腭上抬，利于吞咽。

第十章　老年常见神经系统疾病医康养策略

第一节　老年人脑血管病

一、短暂性脑缺血发作

（一）概述

短暂性脑缺血发作（TIA）指由于脑、脊髓或视网膜局灶性缺血所致的、不伴急性梗死的受累供血区局灶性神经功能障碍。

（二）临床表现

1.颈内动脉系统TIA

（1）三偏表现，即对侧肢体偏瘫、偏身感觉障碍及偏盲。

（2）优势半球病变可有失语、失读、失算、书写障碍。

（3）一过性单眼黑矇或闪光。

2.椎-基底动脉系统TIA

（1）以阵发性眩晕最为多见，伴恶心、呕吐。

（2）一过性脑干、小脑缺血症候群　复视、眼震、共济失调、吞咽困难、构音障碍和交叉性瘫痪等。

（3）猝倒发作　表现为突然倒地，无可察觉的意识障碍，常可立即自行站起。

（4）短暂性全面遗忘症　表现为突发性、一过性记忆丧失，对时间地点定向障碍，发作时不能记忆新事物，但谈话、书写及计算能力保持良好，不伴意识障碍及其他神经系统体征。

（三）临床治疗

1.急性期溶栓治疗

2.口服抗栓药物治疗　如阿司匹林或氯吡格雷。

3.症状性大动脉粥样硬化性TIA的非药物治疗　如行颈动脉内膜剥脱术或颈动脉支架成形术。

二、脑梗死

（一）概述

脑梗死是由于脑循环供血不足造成局部脑区血流减少，引起脑组织软化和神经功能障碍的一组疾病。

（二）临床表现

多数患者通常有多个症状和体征，如头痛、意识改变、失语、视野缺损、复视、眩晕、构音障碍、跌倒发作、偏瘫、偏身感觉障碍等。

（三）临床治疗

目前提倡超早期治疗（发病后 3 ~ 6 小时）；综合保护治疗（针对脑梗死后的缺血瀑布及再灌注损伤进行综合保护治疗）；个体化治疗（具体方案、药物的选择、剂量、时机、配伍等）；整体化观念（综合考虑脑与心脏及其他器官功能的相互影响）；注重预防性干预（对脑梗死的危险因素给予纠正措施）。

三、脑出血

（一）概述

老年人以高血压脑动脉硬化性脑出血多见。脑出血发病凶险，发病 30 天的病死率高达 35% ~ 52%，仅有约 20% 的患者 6 个月后能够恢复生活自理能力，给社会和家庭带来了沉重的负担。

（二）临床表现

多发生于 50 岁以上的老年人。疲劳、过度用力和用脑、情绪激动、寒冷等均可诱发，部分病例无明显诱因。大多数患者有头痛，少量出血及未破入脑室的外囊较大脑出血可无头痛，而大量出血引起意识障碍者可掩盖头痛。呕吐是脑出血常见症状，由颅内压增高所致，少量出血可无呕吐；基底核外侧型及脑叶出血大多数意识清楚，或仅有轻度模糊，内侧型出血量大者 72% 出现昏迷，且为突发昏迷，也有意识障碍逐渐加深数日后出现昏迷者。患者多有肢体麻木无力、部分患者癫痫样发作。

（三）临床治疗

1.**一般治疗**　保持安静，绝对卧床，保持排尿排便通畅、防止排便用力和剧烈咳嗽，以减少血压突然升高而再出血。

2.**控制血压**。

3.**止血治疗**。

4.**病因治疗**　老年人常见因合并疾病需要口服抗凝药（华法林、新型口服抗凝药）、抗血小板药（阿司匹林、氯吡格雷等）相关脑出血，或溶栓治疗后脑出血。

5.**外科治疗**　有手术指征者可行手术治疗。

四、蛛网膜下隙出血

（一）概述

原发性蛛网膜下隙出血（SAH）是指脑表面血管破裂后，血液流入蛛网膜下隙。

（二）临床表现

头痛是本病主要和常见的首发症状，患者表现为突发的剧烈全头痛，或头痛先出现在局部，很快波及全头，常伴恶心、呕吐；老年人可无头痛或程度轻，这与老年人常有脑萎缩、颅腔内空隙相对较大及疼痛阈增高、反应迟钝有关。意识障碍是老年人发病主要和常见的首发症状，多提示出血量较大。患者多在发病当时数分钟短暂意识丧失，以后意识清醒，但躁动、不安、谵妄；出血量大者昏迷时间长，老年患者因原有脑动脉硬化，脑供血和脑细胞功能相对较差，因此容易发生不同程度的意识障碍和精神症状。部分老年患者临床表现不典型。

（三）临床治疗

1.一般治疗 绝对卧床休息、降低颅内压。

2.防治再出血 如采取调控血压、抗纤溶药物、外科手术等治疗方法。

3.病变血管的处理 如血管内介入治疗、外科手术或立体定向放射治疗（γ-刀治疗）。

五、老年人脑血管病的康复养护

（一）头痛的康养

严密观察老年患者头痛发作的部位、头痛的性质、伴随症状、持续的时间、有无先兆、有无诱发因素和有关阳性体征及治疗情况，为医生提供诊治依据。合理选用短期药物治疗和预防性药物治疗或紧急治疗方案。

1.松弛方法 可采用生物反馈训练减缓偏头痛发作的频率和强度，同时可采用认知行为疗法，使患者感到病情得到控制。使用认知疗法，将疼痛分散、转化、转移，减缓症状的严重程度。

2.心理护理 要经常与老年患者交流，了解他们的心理状态，有针对性地做好疏导工作，帮助患者建立战胜疾病的信心。用心理疏导，听抒情轻音乐、看书、聊天、散步等调整患者的紧张焦虑情绪。

3.氧气吸入法 吸氧有利于缓解丛集性头痛，一般给予高流量的氧吸入。

（二）眩晕的康养

1.发作时应尽量卧位，避免搬动。

2.保持安静，不要惊慌，尽量少与患者说话、减少探视。

3.经常发作的患者，应避免重体力劳动，尽量勿单独外出，扭头或仰头动作不宜过急，幅度不要太大，防止诱发发作或跌伤。

4.发作时如出现呕吐，应及时清除呕吐物，防止误吸。

5.眩晕严重时，额部可放置冷毛巾或冰袋，以减轻症状。

6.由于发作时消化能力减低，故应给予清淡、易消化的半流食，同时还应协助做好进食、洗漱、大小便等的护理，保持体位舒适。

7.鼓励患者保持心情愉快，情绪稳定，避免精神紧张和过度操劳。

8.指导日常生活起居规律，坚持适当的体育锻炼和运动，注意劳逸结合。

（三）高热的康养

1.病室温度、湿度适宜，温度在24～28℃，湿度在40%～60%。

2.患者情绪安定，卧床休息，减少活动。

3.体温测量期间无饮水、饮食。

4.体温计位置正确、无移位。

5.体温异常者，采取相应护理措施。

6.对冷敏感的患者不宜用任何方法的物理降温，因各种冷刺激都会使患者出现寒战，使横纹肌产热增加而影响降温效果。

7.不论采用何种降温方法的同时，都应在足心置热水袋，促进散热，增加舒适。

8.对有出血倾向皮疹、皮下出血点及伴有皮肤性损害的患者禁用乙醇擦浴，特别是白血病患者，乙醇擦浴往往导致出血症状加重。

9.擦浴禁擦后背、前胸区、腹部和足底等处，以免引起不良反应。

10.使用冰块降温的患者要经常更换部位，防止冻伤。腋下冰袋降温后，腋温的测量不宜在50分钟内进行。

11.应用医用冰毯降温的患者，体温探头应放在直肠或腋中线与腋后线中间为宜。

12.高热量、高蛋白半流食，适当补液，注意水、电解质平衡。

13.注意口腔护理。

14.大量出汗患者及时更换衣服，保持衣被干燥。

15.高热谵妄者给予镇静剂。

16.持续高热者，可采取冬眠低温疗法。

17.鼓励患者多饮水，以果汁及盐水为宜，必要时静脉输液。

（四）昏迷的康养

1.平卧位，头偏向一侧或侧卧位。舌根后坠阻塞气道时应用舌钳将舌拉出，并置通气道。

2.及时清除口、鼻腔内分泌物及痰液，防止误吸及窒息。如患者呼吸急促，轻度发绀时，给予吸氧，并备好呼吸机，气管切开包等抢救物品。

3.口腔、眼睛的护理。对于张口呼吸的昏迷患者，应用两层湿纱布置于患者口鼻部以湿润吸入空气和滤过灰尘，有利于保护呼吸道黏膜上皮。昏迷患者丧失清除口腔分泌物的能力，易继发感染，应加强口腔护理；昏迷患者眼睑不能闭合时，可导致角膜损伤，可用眼药水、眼药膏点眼，再用无菌纱布覆盖，严重者可行眼睑缝合。

4.观察呼吸功能。听诊肺部，痰液较多者，进行肺部物理治疗、体位排痰；遵医嘱予以氧气治疗、气道湿化治疗；呼吸道清理无效、需气道保护者，尽早建立人工气道。

5.观察胃肠功能。听诊肠鸣音，观察肠蠕动，尽早进行胃肠营养；观察有无应激性消化道出血及药物疗效，不良反应等反应；并观察长期应用抗生素后有无双重感染及使用大量脱水剂后有无水、电解质平衡紊乱等；观察排便情况，便秘者适当应用缓泻剂，大便失禁者，可用直肠棉条或尿管、经鼻气管插管行直肠引流，气囊压力适中，防止会阴部皮肤受损。

6.导尿管护理。尿失禁患者应留置导尿管，每3~4小时排放一次，每日2次会阴护理，以防逆行感染。

7.保持静脉输液的通畅。做好静脉留置针的护理；有脑室外引流时做好脑室外引流的护理。

8.病情动态观察，定时测量体温、呼吸、脉搏、血压和瞳孔，观察意识状况等，及时记录全身情况及神经系统体征变化，重症患者应配特别护理员守护在床旁，定时观察，记录并及时汇报，便于医师抢救。

9.体温护理。体温不升者，应给予保暖，一般慎用热水袋，需用时，水温不得超过50℃，并加布套，以防止昏迷患者烫伤，高热患者给予冰袋、乙醇擦浴等物理降温，出汗多时应及时更衣，避免着凉。

10.预防压疮，设置翻身记录卡，每2小时翻身一次，用50%乙醇轻柔按摩，定时温水擦浴，注意床位平整和干燥，受压部位应垫以气圈或海绵垫以减轻受压，有条件时配备气垫床，将手足置功能位。

11.加强安全措施，对烦躁不安或有精神症状患者，应给予约束保护。抽搐发作患者应备舌钳、压舌板、纱布、牙垫等防止唇舌损伤。

12.密切观察生命体征，意识障碍、瞳孔变化、神经功能定位体征。

13.观察颅内压变化，发现异常及时通知医生，并配合抢救。

14.体位利于静脉回流，降低颅内压；肺部痰液引流，防止坠积性肺炎。

15.约束带保护，防止受伤。

16.压疮高危巡视。

17.治疗项目巡视常规，疗效评价。

18.保持病室环境，限制探视。

（五）抽搐的康养

1.发作时的护理

（1）防止继发性创伤，除去患者身边的危险物品，解开其衣服，头偏向一侧。

（2）防止咬伤，用一端包有纱布的压舌板放于上下齿之间，以防止咬伤。

（3）保持呼吸道通畅，吸氧可减轻缺氧及脑损害。

（4）给予安定10mg静脉注射或安定20mg加入补液中静脉缓滴，制止发作。

（5）禁止向患者嘴里灌汤灌药，防止吸入性肺炎的发生。

（6）对抽搐肢体不能用暴力施压，以免造成骨折。

（7）应有专人陪伴，使用床挡。

（8）减少刺激，保持安静。

2.间歇期的护理

（1）设床栏护架，床边留有一定的空间，禁放危险物品。

（2）抗癫痫药物应持续定时服用，不能擅自停药。

3.康复指导

（1）指导患者遵医嘱按时服药。

（2）养成有规律的生活习惯，避免过度疲劳，少进刺激性食物，保持心情舒畅。

（3）注意自身安全，禁止患者从事驾车、高空操作等危险工作。外出应有人伴行或随身携带诊疗卡，注明单位、地址，万一发作便于得到及时正确的处理。

（4）患者如有发作先兆，应尽快找一安全地点平卧，于两齿间咬上手帕、手套或帽子等物。

（5）定期监测肝肾功能。

4.观察抽搐发作时间、持续时间、间歇时间、发作频率。

5.观察发作时意识是否丧失。

6.观察抽搐发作特点是从身体何部开始，是局灶性还是全身性，是小发作还是大发作，是持续状态还是阵发性的。

7.观察伴随症状有无呕吐、大小便失禁、头痛、高热、外伤等。

8.观察生命体征。

9.观察药物疗效及不良反应。

（六）意识障碍的康养

1.取侧卧或头侧仰卧位，以利口腔分泌物引流。

2.意识障碍伴有窒息、严重出血、休克或脑疝者不宜搬动患者，以免造成呼吸心博骤停；休克患者采取头低足高位，以保证脑的血液供应。

3.颅内高压无禁忌患者，给予抬高床头 15°～30°，以利颅内静脉回流，减轻脑水肿。

4.定时翻身及改变头部位置，防止压疮形成。

5.肢体瘫痪者，协助并指导家属进行肢体按摩和被动运动，并保持肢体功能位置，防止足下垂、肌肉萎缩及关节僵硬。一般被动运动及按摩肢体每日 2～3 次，每次 15～30分钟。

6.意识障碍时，呼吸中枢处于抑制状态，呼吸反射及呼吸道纤毛摆动运动减弱，使分泌物积聚，应保持呼吸道通畅及时给予氧气吸入，以减少、预防呼吸道并发症，保证脑的血氧供应。

7.及时取下义齿，清除口鼻分泌物、痰液或呕吐物，以免进入呼吸道造成梗阻或肺炎发生。

8.吸痰尽可能彻底、操作轻柔、方法正确，防止损伤气管黏膜并使吸痰有效。

9.舌根后坠患者使用口咽通气管、托起下颌或以舌钳拉出舌前端。

10.深度昏迷患者应尽早行气管切开，必要时行机械通气并加强呼吸机应用的护理。

11.口腔护理每日2次，每次翻身时按摩骨隆突部并予以叩背。

12.眼睑闭合不全患者，以25%氯霉素眼药水滴患眼每日3次，四环素眼膏涂眼每晚1次，并用眼垫遮盖患眼，必要时行上下眼睑缝合术，防止暴露性角膜炎发生。

13.遵医嘱静脉补充营养的同时给予鼻饲流质饮食，不可经口喂饮食，以免发生窒息、吸入性肺炎等意外。

14.鼻饲饮食应严格遵守操作规程，喂食每日6~8次，每次量不超过200ml；对于胃液反流的患者，每次喂食量减少，并注意抬高床头30°~60°；喂食时和喂食后30分钟内应避免给患者翻身、吸痰，防止食物反流，同时注意观察有无消化道应激性溃疡的发生。

15.及时抽血查电解质，以防止因电解质紊乱而加重病情，必要时记录24小时出入水量。

16.便秘时可用开塞露或肥皂水低压灌肠，以免反射性的引起颅内压增高而加重病情。

17.腹泻时，用烧伤湿润膏或氧化锌软膏保护肛周，防止肛周及会阴部糜烂。

18.尿失禁、潴留而留置导尿管时，应严格按照无菌操作，尿道口每日消毒2次，女患者阴部清洗每日2次。

19.伴有抽搐、躁动、谵妄、精神错乱患者应加强保护措施，使用床挡，防止坠床。

20.指导患者家属关心体贴患者，预防患者伤人或自伤、外出，及时修剪患者指甲、防止抓伤，必要时予以保护性约束。

（七）压疮的康养

长期卧床的老年患者，如果照顾不周很容易并发压疮，所以应该做好日常护理很关键。

1.避免局部长期受压，鼓励和协助老年患者至少每2小时翻身1次；保护骨隆突部位，在身体空隙处垫软枕或海绵垫，有条件时，应用气垫床；酌情在骨隆突处垫以气圈、棉圈，以架空受压部位。水肿及肥胖者不宜用气圈，因局部压力重，影响血液循环，妨碍汗液蒸发。

2.避免潮湿、摩擦及排泄物的刺激，床铺需保持平整、清洁、干燥；保持患者皮肤的清洁干燥，对大小便失禁、呕吐及出汗者，应及时擦洗干净；不可使用破损的便盆，使用便盆时不硬塞硬拉。

3.增进局部血液循环，定时用50%乙醇按摩背部及受压处，温水擦背或用湿垫毛巾行局部按摩，亦可用电动按摩器按摩，压力由轻到重，再由重到轻，每次3~5分钟。

4.增进营养摄入，高蛋白高维生素饮食，增强抵抗力和组织修复能力。

5.如有条件，尽可能应用电动气垫床。

6.压疮的分期护理　①淤血红润期：局部皮肤出现红、肿、热、触痛或麻木。此期应及时除去病因，采用各种预防措施，防止压疮的发展。②炎性浸润期：受压部位皮肤呈紫红色，皮下产生硬结，皮肤因水肿而变薄，可出现水疱。此期应保护皮肤，避免感染，除加强减压措施外，局部可用红外线照射。对未破的小水疱可用厚层滑石粉包扎，减少摩擦，防止破裂感染，让其自行吸收。大水疱用无菌注射器抽出疱内液体，消毒后，无菌纱布包扎。③溃疡期：轻者，浅层组织感染，脓液流出，溃疡形成；重者，感染向周围组织扩展，可达骨面，甚至引起败血症。除全身和局部措施外，应根据伤口情况，无菌换药，可辅助红外线照射，使创面干燥，有利于组织修复。

第二节　老年人帕金森病

一、概述

帕金森病（PD）又名震颤麻痹，是发生于中老年人中枢神经系统的神经系统退行性疾病。

二、临床表现

包括特征性的运动症状及非运动症状。

（一）运动症状

1.静止性震颤　早期表现为静止性震颤，由一侧上肢的远端手部开始，常为规律性的手指屈曲和拇指对掌动作，呈"搓丸样"动作，逐渐扩展至同侧下肢及对侧上、下肢，呈"N"字形进展。下颌、口唇、舌及头部亦可受累。在静止时出现（静止性震颤），随意运动时减少或消失，疲劳、紧张及情绪激动时震颤加剧，睡眠时消失。下肢震颤以踝关节为主。到晚期随意运动时震颤也不减弱或消失，而演变为经常性震颤，影响日常生活。少数患者可不出现震颤，部分患者可合并轻度姿势性震颤。

2.肌强直　由于协同肌与拮抗肌张力均增高所致，出现伸、屈肌张力都增高，受累肢体运动缓慢，在关节做被动运动时，因增高的肌张力始终保持一致，所谓阻力均匀，故称为"铅管样强直"。若伴有震颤，则如同转动齿轮感，称为"齿轮样强直"。面部、颈部、躯干及四肢肌肉均可受累。肌强直严重者可引起肢体的疼痛，称为痛性痉挛。

3.运动迟缓　表现为随意运动减少，动作幅度变小速度缓慢。手指精细动作障碍，字越写越小，称"写字过小症"；面部表情活动减少，常双眼凝视，瞬目动作减少，呈"面具脸"；由于口、舌、腭及咽部肌肉运动障碍，自动的吞咽唾液动作消失，使唾液难以咽下，可致大量流涎，而患者的唾液分泌并无增加。病情严重时可有吞咽困难、饮水呛咳，构音含糊不清、音量降低、语言单调、平坦而无韵律，有时有加速倾向，呈暴发性语言。

4.姿势平衡障碍　患者常出现特殊姿势，表现为全身呈前倾屈曲体态，头颈部前倾，躯干俯屈、肘关节屈曲前臂内收，髋及膝关节略微弯曲。行走时缺乏上肢前后摆动等联合动作及姿势反射减少直至丧失，导致容易跌倒。步态障碍早期表现为下肢拖曳，逐渐发展为起步困难，想迈步但迈不开，双足似黏在地面上一般，一旦迈开后即可行走，一停步会再次出现起步困难，称为"冻结步态"。或迈开步后，即以极小步伐（小碎步）向前冲去，越走越快，不能及时转弯或停步，称为"慌张步态"。

（二）非运动症状

1.自主神经功能障碍　包括顽固性便秘，可能与肠系膜神经丛的神经元变性导致胆碱能功能降低，胃肠道蠕动减弱有关；尿频、排尿不畅、尿失禁，阳痿；交感神经功能障碍导致直立性低血压；汗液分泌增多或减少；头面部皮脂分泌增多呈"油脂面容"，伴有脂溢性皮炎倾向。

2.睡眠障碍　60%～90%的患者伴有睡眠障碍，睡眠障碍是最常见的非运动症状。可有失眠、快速眼动期睡眠行为障碍、白天过度嗜睡等；有些患者夜间睡眠可伴有不宁腿综合征、睡眠呼吸暂停。

3.精神及智能障碍　多数表现出无欲和迟钝的精神状态，近半数患者抑郁，常伴有焦虑、淡漠、疲劳。有15%～30%的患者逐渐发生认知障碍乃至痴呆，以及幻觉、妄想及冲动控制障碍。

4.感觉障碍　80%～90%的帕金森病患者出现嗅觉减退，部分患者常有肢体麻木、疼痛等。

三、临床治疗

1.药物治疗　提倡早期诊断、早期。应坚持"剂量滴定"以避免产生药物急性不良反应，力求实现"尽可能以小剂量达到满意临床效果"的用药原则，可避免或降低运动并发症尤其是异动症的发生率。

2.手术治疗　主要有神经核毁损术和脑深部电刺激。

四、康复养护

1.康复与运动疗法　对帕金森病运动和非运动症状改善乃至对延缓病程的进展可能都有一定的帮助，特别是帕金森病患者多存在步态障碍、姿势平衡障碍、语言和（或）吞咽障碍等轴性症状，这些症状对于药物疗效甚微，但是可以从康复和运动疗法中获益。因此，康复治疗建议贯穿于帕金森病患者的全病程。临床上，可以根据不同的行动障碍进行相应的康复或运动训练，如健走、太极拳、瑜伽、舞蹈、有氧运动、抗阻训练等。

2.预防帕金森

（1）防治脑动脉硬化是预防帕金森病的根本措施，合并有高血压、糖尿病、高脂血症等疾病的患者要积极治疗。

（2）避免或减少接触对人体神经系统有毒的物质，如一氧化碳、二氧化碳、锰、汞等。另外，百草枯、有机磷农药等所含的毒素均是致病因子，亦应尽量少接触或做好防护。

（3）避免或减少应用奋乃静、利血平、氯丙嗪等诱发帕金森病的药物。如果必须应用，应遵守医嘱，切不可乱用。

（4）加强体育运动，如散步、跑步、打太极拳、健身球和练俯卧撑等。多进行脑力活动，延缓脑神经组织衰老。

（5）若发现老年人有上肢震颤、手抖、动作迟缓等帕金森病先期征兆时，应及时到医院就诊，争取早诊断、早治疗。积极延缓疾病的进展同样是有效的预防措施。

（6）如果已经确诊为帕金森病，应在疾病早期鼓励患者多活动，继续工作；行动要稳，步履宜慢，严防跌倒；多吃水果、蔬菜，可服用蜂蜜；不吸烟、不饮酒。

第三节　老年人癫痫

一、概述

癫痫是一组由已知或未知病因所引起，脑神经元高度同步化，且常具自限性的异常放电所导致的综合征。

二、临床分型

根据癫痫发作的分类主要包括全面性发作、局部性发作、难以分类的发作、特殊的发作形式或者类型。

三、临床治疗

1.病因治疗　如脑卒中后恢复期发生癫痫则需长期服抗癫痫药。颅内肿瘤患者行外科治疗或放疗、化疗。脑寄生虫病患者则应进行驱虫治疗。

2.抗癫痫药物治疗　其原则是根据发作类型选药。老年人用药主张单药小剂量开始，逐渐加量，以免产生不良反应。

3.癫痫持续状态的治疗　老年人癫痫持续状态，在给氧和气道防护的同时静脉注射地西泮。应特别注意老年患者呼吸、意识、血压的改变。

四、康复养护

1.饮食　老年性癫痫患者饮食不能暴饮暴食，禁酒，不要吃刺激辛辣食物，主要以低盐、低脂饮食，禁止食入自己过敏的食物。饮食调理如下。

（1）忌辛辣食物　辛辣刺激性食物对胃肠道有一定的刺激，少部分患者可能会诱发癫痫。

（2）忌烟酒　长时间大量抽烟可能会导致大脑缺氧，从而诱导癫痫发作。大量饮酒后可导致大脑神经元兴奋性增高，也可能会诱发癫痫发作。另外，喝酒可以导致抗癫痫药物代谢加速，降低血药浓度，从而诱发癫痫发作。

（3）宜易消化食物　老年人由于胃肠道功能下降，消化能力降低，所以平时应该进食易消化的食物。

2.口服用药　了解抗癫痫各类药物的作用、剂量、用法，以及不良反应、注意事项、正确服用方法等。

3.日常护理　对于有癫痫大发作的患者，家属一定要随时陪护，以免大发作引起身体摔伤发生意外等。

4.特殊注意事项 大多数抗癫痫药物都具有不同程度的不良反应，所以除了常规体检、用药前肝肾功能、血尿常规检查以外，用药后的首月还需复查血尿常规、肝肾功能等，以后则需按药物的不同不良反应不定期、有目的地进行有针对性检查，至少持续半年。

5.预防 老年性癫痫大多为继发性癫痫，所以主要以预防原发疾病发生为主，如老年人要定期监测血压、血脂、血糖，预防脑血管疾病发生。已经确诊为癫痫的老年人，要规律服药，预防癫痫发作。

第四节　老年人周围神经疾病

一、三叉神经痛

（一）概述

表现为颜面部三叉神经分布区反复发作性、阵发性、剧烈性疼痛，多数为单侧面部发病、少数为双侧面部发病。

（二）临床表现

1.好发于成年人及老年人，70%~80%患者在40岁以上发病。

2.疼痛位于三叉神经分布区内，以第二支和第三支受累最为多见，绝大多数为单侧。

3.疼痛呈突发电击样、烧灼样、刀割样或撕裂样短暂剧痛，常伴患侧面肌抽搐。每次发作时患者常以手按压或摩擦面部，并不停地做咀嚼动作以期减轻疼痛。

4.每次发作历时数秒或数十秒，一般不超过2分钟。每天发作数十至数百次，间歇期无症状。

5.常有触发点（或称扳机点），多位于上下唇、鼻翼、颊部、齿龈、舌缘、口角等处。轻触此点即可诱发疼痛。为此患者常不敢进食、洗面、刷牙，不敢说话，以致口腔卫生极差、脸面肮脏、憔悴，甚至脱水。

6.原发性三叉神经痛无神经系统阳性体征。继发性三叉神经痛常有三叉神经损害体征或合并其他颅神经麻痹。

7.原发性三叉神经痛呈慢性经过，周期性发作，缓解期可数天或数年不等，继后发作渐频，缓解期缩短，难以自愈。继发性三叉神经痛病程与原发病有关。

（三）临床治疗

特发性三叉神经痛首选药物治疗，无效或失效时考虑其他方法。继发性三叉神经痛应针对病因治疗。

（四）康复养护

1.尽量避免诱发疼痛的因素，如洗脸、刷牙、修面、理发、吃饭等动作要轻柔，尽量避免刺激扳机点。刮风时最好不要出门，寒冷天应注意保暖，外出时戴口罩，避免冷风直接刺激面部。

2.进食较软的食物，因咀嚼诱发疼痛的患者，则要进食流质或半流质饮食，如面条、鸡蛋羹、米粥等。切不可吃油炸物、坚果类等令人咀嚼费力的食物，不吃不闻刺激性的调味品如姜粉、芥末等，以防因打喷嚏而诱发三叉神经痛发作，不喝酒，不抽烟，不饮咖啡等。

3.每日生活、饮食要有规律，保证足够的睡眠和休息，避免过度劳累。

二、舌咽神经痛

1.概述　舌咽神经痛也称为迷走舌咽神经痛，是一种在舌咽部及耳深部出现的反复发作的阵发性剧痛。疼痛可以从舌后、咽喉部放射至外耳。

2.临床表现

（1）剧烈疼痛位于一侧舌根、扁桃体、咽喉，可达深部、下颌角，偶尔可累及耳颞部或颈枕部。

（2）突发疼痛，疼痛性质与三叉神经痛相似，呈间歇发作，每次持续数秒至1~2分钟。

（3）触发点位于舌根、扁桃体凹、咽后壁。吞咽、谈话、咳嗽均可引起发作。严重发作可伴有喉部痉挛、心律失常、低血压性晕厥等。

3.临床治疗　基本原则同三叉神经痛，主要是综合性内科治疗，无效时再进行手术。

（1）药物治疗　是基础治疗，用药原则同三叉神经痛。

（2）神经阻滞治疗　一般在茎突内进行舌咽神经干封闭，也有仅注射触发点周围。

（3）手术治疗　可行颅外舌咽神经干切除术和颅内舌咽神经根切断术，若发现有血管压迫，可行微血管减压术。

4.康复养护

（1）一般护理　选择清淡、无刺激的软食，严重者可进食流质；保持健康心态和有规律的生活，合理休息、适度娱乐；保持周围环境安静、室内光线柔和，避免因周围环境刺激而产生焦虑情绪，以致诱发或加重疼痛。

（2）止痛　观察患者疼痛的部位、性质，讨论减轻疼痛的方法与技巧，鼓励患者运用指导式想象、听轻音乐、阅读报纸杂志等分散注意力，以达到精神放松、减轻疼痛。

（3）用药康复　遵医嘱正确服用止痛药，并告知药物可能出现的不良反应，如卡马西平可致头晕、嗜睡、口干、恶心、步态不稳、肝功能损害、皮疹和白细胞减少等；氯硝西泮可出现嗜睡、步态不稳等。有些症状可于数天内自行消失，患者不要随意更换药物或自行停药；而有些症状需立即停药处理，护士应观察、记录和及时报告医师。

5.健康教育

（1）疾病知识指导　本病可为周期性发作，病程长，且发作间歇期随病程延长而缩短，应帮助患者及家属掌握本病相关知识与自我护理方法，以减少发作频率，减轻患者痛苦。

（2）日常生活指导　生活规律，保持情绪稳定和心态平衡，培养多种兴趣爱好，多与他人沟通，多想开心高兴的事情，分散注意力；保持正常作息和睡眠；洗脸、刷牙动作宜轻柔，食物宜软，忌生硬、油炸食物。以减少发作频率。

（3）用药与就诊指导　遵医嘱合理用药，服用卡马西平者每1~2个月检查1次肝功能和血象，出现眩晕、步态不稳或皮疹时及时就医。

第五节　老年人阿尔茨海默病

一、概述

阿尔茨海默病是一种以获得性认知功能损害为核心，并导致患者日常生活能力、学习能力、工作能力和社会交往能力明显减退的综合征。

二、临床表现

1.轻度认知功能障碍　主观认知下降，且客观测试证实认知障碍（可能主要不是遗忘）或精神行为异常；可独立进行日常生活活动，但较复杂的日常生活能力下降；或临床痴呆评定量表（CDR）0.5分。

2.早期（轻度）阿尔茨海默病　①进行性认知障碍会影响多个领域，可出现精神行为异常。首发症状常为记忆力减退，尤其是近事记忆；语言能力下降，难找到合适的词汇表达思维内容；情绪不稳定；②对日常生活产生明显影响，主要损害工具性日常生活能力（理财、乘坐公共交通、购物等）导致不再完全独立，偶尔需要帮助；③CDR 1.0分。

3.中期（中度）阿尔茨海默病　此期大脑皮层功能全面受损，主要表现为：①进行性认知障碍和精神行为异常；②认知功能下降对日常生活产生广泛影响，基本日常生活能力（梳头、进食、穿衣、大小便等）受损，经常需他人协助；③CDR 2.0分。

4.晚期（重度）阿尔茨海默病　①进行性认知障碍和精神行为异常，可能无法进行临床面试；②认知障碍对日常生活产生严重影响，包括自我照料在内的基本活动受损，完全依赖帮助；③CDR 3.0分。最终患者智能完全丧失，缄默不语或成植物状态；吞咽困难可引起消瘦和营养不良；常因并发症，如吸入性肺炎、压疮、泌尿系统感染而死亡。

三、临床治疗

控制及改善症状，延缓病情进展。由于阿尔茨海默病原因未明和发病机制不清，尚无特异性治疗办法。

四、康复养护

1.对较严重的阿尔茨海默病患者应收容在护士站附近（条件允许时收容在护理站便于随时观察）的病房里，以观察其行动，积极预防患者出现危险，有毒药品、危险物品要安全放置。尤其要控制独自外出，避免造成意外。

2.保障阿尔茨海默病患者的基本人权 当疾病更进一步发展时，患者情绪淡漠，行动迟缓，精神呆滞，衣着不洁，不能完成日常生活的内容（如简单的家务）与生活自理，逐渐出现幻觉和妄想，严重时还会出现失语和精神症状等。在患者出现这种症状时，应得到亲属、周围的同事、医务工作者的理解、关心和爱护，不能对他们采取鄙视和排挤的行为，孤立、冷淡甚至挖苦、嘲笑他们，应使他们的人格得到尊重。

3.加强安全措施 如患者有翻越床栏或有坠床可能时，可将床垫放到地板上以免患者摔伤，不用粗糙的地毯和光滑的地面，厕所要用坐便，必要时安装扶手等。

4.患者如有视觉及空间的失认现象，物品要固定放置，采光要适当，为方便其辨别病房与卫生间等，应采取彩色管理效应，即在门上涂醒目的色彩标志。

5.患者如有流浪到室外的习惯，则给其戴上名牌。

6.患者如无自杀或危害他人的行为，可不加特殊的监护或隔离，患者如有发生危害自己生命安全和他人安全的行为时，应采取防范和监护措施，但不能实施过激措施，防止患者受到伤害。

7.要给患者以体贴和关怀，尽可能在白天以种种方法（如看电视、听音乐、打麻将，与同病房的病友及医护人员对话等）不使患者造成睡眠紊乱或将昼夜颠倒。医护人员要向患者家属了解患者入院前的生活习惯。

8.要亲视患者服药。如服药的剂量、时间、方法、药名要准确无误，防止剂量不准、误服造成中毒或达不到治疗目的。

9.患者如无尿、便失禁，则应定时督促排泄，使其养成定时如厕的好习惯。

10.有的患者因缺乏主动性而躺倒不起，末期患者因大小便失禁而易发生压疮。为保持皮肤的完整性和预防并发症的发生，应采取定时翻身，2小时翻身一次，保持床铺整洁、干燥，无皱褶、无渣屑，防止压疮发生。如出现压疮，按压疮的分期（淤血红润期、炎性浸润期、浅度溃疡期、坏死溃疡期）治疗和护理。达到早期治愈的目的。

11.有的患者对自己及周围的人毫不关心，甚至对医护人员采取不理智、不礼貌的行为，致使医护人员受到委屈，医护人员应给予理解。

12.注意患者的饮食，保持最佳水平，补充营养和水分。如多发性脑梗死性阿尔茨海默病，应给予低脂饮食、降血脂食物及高维生素食物。禁食肥肉、动物内脏、鱼子、奶油、蛋黄等高脂食物，多食瘦肉、鱼肉、新鲜蔬菜、豆制品、水果等，延缓病程发展速度。

13.阿尔茨海默病患者应适当加强自我锻炼，增加机体抵抗力，防止呼吸道及肺部感染；要注意保暖，及时添加衣服；保持安静，注意休息并取适宜的卧位；随时观察生命体征，如体温、脉搏、呼吸、血压变化。如发现患者患有肺部感染要及时给予抗感染药、吸氧，保持呼吸道通畅，必要时给予吸痰，防止口腔分泌物造成窒息。

14.最严重的阿尔茨海默病患者，表现为长期卧床，丧失语言和行动能力，甚至陷入昏睡及昏迷。对此类患者更应加强基础护理，保持口腔皮肤清洁。如口腔护理每日2次，皮肤护理4小时一次，做皮肤护理的同时，帮助患者做被动的肢体功能活动，如四肢屈伸运动等。加强语言沟通，观察患者的手势及表情，及时满足患者的需要。进食困难者，要给予鼻饲，补充营养和水分，保持胃管通畅，每周更换胃管1次；有尿潴留时，及时给予导尿。导尿时，膀胱过度膨胀时，尿量不得超过1000ml，防止虚脱和血尿。留置尿管时，应每周更换尿管1次，每日用生理氯化钠溶液冲洗膀胱2次，防止泌尿系感染。

15.精神鼓励　初期老年患者因担忧其逐渐智能减退而感到焦虑、恐惧等，应给予精神上的鼓励和耐心开导，针对阿尔茨海默病患者的失落感，要主动热情地对其进行心理护理。要唤回他们对历史的追忆，从而以较为积极的态度去充实生活，接受治疗和护理。如有不合理的要求也不要拒绝，要引导他们扩大活动范围，勤用脑，从而促进和保持健康。

16.指导患者及其家属处理相互关系。家属是患者的支持者、保护者，是患者的代表者。家属与患者之间的特殊感情决定了家属在鼓励安慰患者、护理患者和融洽医、护、患关系方面的独特作用。因此，医护人员应注重对家属进行护理指导，帮助他们处理好患者与家属的家庭关系。

17.有计划、有目的地进行预防性、指导性的康复护理。

（1）提升自我照顾能力，督促完成日常生活的内容。

（2）维持现存的自我照顾能力，反复强调患者做某种事，不需代办，可协助完成。

（3）延缓肢体运动功能的退化及预防肢体的挛缩，帮助患者完成被动活动。

这样对老年人痴呆患者的生活活动能力有一定帮助，而且经被动活动能促进肢体的血液循环，保持肢体的运动功能，预防和减少其他并发症。阿尔茨海默病的护理，主要是预防性的，其目的是尽可能保持患者的独立自主能力，鼓励体力活动，随时随地挖掘和捕捉能唤醒其记忆的事，使之延缓阿尔茨海默病的行为退化。

如何更加完善阿尔茨海默病护理的各项护理措施，将实际工作升华至理论阶段，再转过来指导实际，还需在理论上不断深入研究，实践中不断探索，以寻求更加科学有效的护理措施。

第六节　老年人抑郁症

一、概述

老年人抑郁症表现为持续性情绪低落，伴焦虑、躯体不适和睡眠障碍等，同时可有各种认知障碍和躯体症状。

二、临床表现

1.**思维迟缓**　思维过程缓慢、联想困难，表现为主动性言语减少、语音低微、语速缓慢，回答问题时反应迟钝。

2.**抑郁心境**　以持续的情绪低落为核心症状，包括苦闷忧伤，兴趣索然，缺乏信心，常回忆过去而谴责自己。1/3的患者有自卑感，常伴有焦虑、心烦、易激惹等。

3.**精神运动性抑制**　是抑郁症的典型症状之一。患者动作和言语普遍减少，与精神活动迟钝与贫乏同出一辙。随着患者抑郁情绪加重，言语动作减少。

4.生物性症状 患者常伴躯体不适感，如头痛、四肢酸痛、胃部不适、腹泻或便秘、胸闷、心悸，但相应的体格检查及实验室检查无阳性发现。部分患者有疑病倾向，大约1/3的老年组患者以疑病为抑郁症的首发症状。疑病内容常涉及消化系统，有自杀念头。

三、临床治疗

1.心理治疗 解释消除患者焦虑，鼓励患者正确对待心理社会因素与危机。

2.药物治疗 从抗抑郁药的安全性、患者的耐受性、药物药理学及复发风险等因素来考虑，大多数患者会选择5-羟色胺再摄取抑制剂、5-羟色胺、去甲肾上腺素双重再摄取抑制剂、米氮平或安非他酮。

四、康复养护

1.环境布置 住处应光线明亮，空气流通、整洁舒适，墙壁以明快色彩为主，并挂上壁画，摆放适量的鲜花，以利于调动积极良好的情绪，焕发对生活的热爱。

2.保持合理的运动与休息睡眠 生活要有规律，鼓励老年人白天参加各种娱乐活动和适当的体育锻炼；晚入睡前喝热饮、热水泡脚或洗热水澡，避免看过于兴奋、激动的电视节目或会客。创造舒适安静的入睡环境，确保充足睡眠。

3.加强营养 饮食方面，既要注意营养成分的摄取，又要保持食物的清淡。多吃高蛋白、富含维生素的食品，如牛奶、鸡蛋、瘦肉、豆制品、水果、蔬菜，少吃糖类、淀粉食物。

4.不脱离社会，培养兴趣 老年人要面对现实，合理安排生活，多与社会保持密切联系，常动脑，不间断学习；并参加一定限度的力所能及的劳作；按照自己的志趣培养爱好，如种花、钓鱼、书法、摄影、下棋、集邮等。

5.鼓励子女与老年人同住 子女对于老年人，不仅要在生活上给予照顾，同时要在精神上给以关心。和睦、温暖的家庭和社交圈，有助于预防和度过灰色的抑郁期。避免或减少住所的搬迁，以免老年人不易适应陌生环境而感到孤独。

6.社会重视 社区和老年护理机构等应创造条件让老年人进行相互交往和参加一些集体活动，针对老年期抑郁症的预防和心理健康促进等开展讲座，有条件的地区可设立网络和电话热线进行心理健康教育和心理指导。

第七节　老年人谵妄

一、概述

谵妄是在广泛性脑功能低下基础上，出现的急性脑器质性综合征，是患者维持注意和觉醒能力急剧下降，伴有其他新发认知功能障碍的一组临床综合征。老年谵妄的发生率高，在70岁以上住院老年患者，有1/3以上患者合并谵妄。

二、临床表现

1.意识和注意损害 从模糊到昏迷；注意的指向、集中、持续和转移能力均降低。

2.认知功能的全面紊乱 知觉歪曲、错觉和幻觉（多为幻视）；抽象思维和理解力损害，可伴有短暂的妄想，但典型者往往伴有某种程度的语言不连贯；即刻回忆和近记忆受损，但远记忆相对完好，时间定向障碍，较严重的患者可出现地点和人物定向障碍。

3.精神运动紊乱 活动减少或过多，并且不可预测地从一个极端转变成另一个极端；反应的时间增加；语言加速或减慢；惊跳反应增强。

4.睡眠－醒觉周期紊乱 严重者完全不眠，或睡眠－醒觉周期颠倒；昼间困倦；夜间症状加重；噩梦或梦魇，其内容可作为幻觉持续至觉醒后。

5.情绪紊乱 如抑郁、焦虑或恐惧、易激惹、欣快、淡漠。

三、临床治疗

1.病因治疗 首先去除导致谵妄的病因。

2.非药物治疗 尽量避免约束（增加死亡率），在保证患者安全的前提下，鼓励患者活动；改善环境等。

3.药物治疗 如抗精神病药（奥氮平、氟哌啶醇等）、苯二氮䓬类。

四、康复养护

以下是住院患者预防谵妄的主要建议，主要围绕避免诱因和改善环境两方面。

1.避免病房调换和配用固定的护理人员，维持护理环境稳定。

2.提供清晰标牌、无眩光灯具、简易显眼的精确时钟和日历，预防定向障碍；应用再次定位通信和促进认知活动，比如回忆过去；鼓励亲朋好友定期探访；支持探访者告诉他们谵妄的简要信息，并且支持他们沟通交流。

3.处理感觉损害，确保患者佩戴眼镜或助听器。

4.预防脱水，确保足够的液体输入，与伴随疾病一起，控制液体入量。

5.预防营养不良，确保患者戴有义齿，并确保工作人员按照为老年人制定的营养指南进行护理。

6.预防感染，遵守感染控制政策，避免不必要的导管插入，或者尽早移除导管，而且留意感染并进行治疗。

7.预防或减轻疼痛，检查患者是否疼痛或观察非语言性的提示。确保给予患者病情相符的镇痛药物。

8.预防多重药物的影响，实施定期的药物治疗回顾。

9.处理行动不便的有限活动，鼓励患者四处走动；术后鼓励患者早期活动，或帮助患者进行一系列运动锻炼。

10.改善睡眠障碍，找出并促进以人为本的睡眠习惯，并减少噪声。

第八节　老年人睡眠障碍

一、概述

睡眠障碍是指睡眠量的异常及睡眠质的异常或在睡眠时发生某些临床症状。据调查显示，60岁以上的老年人57%会出现睡眠障碍。

二、临床表现

失眠表现为入睡困难（入睡时间超过30分钟）、睡眠维持障碍（整夜觉醒次数≥2次）、早醒、睡眠质量下降和总睡眠时间减少（通常少于6小时），同时伴有日间功能障碍。

三、临床治疗

1. 纠正引起失眠的病因　老年人睡眠障碍是躯体疾病的症状，应治疗病因，包括对抑郁和焦虑的治疗。

2. 药物治疗　推荐使用非苯二氮䓬类（唑吡坦、右佐匹克隆、佐匹克隆、扎来普隆）或褪黑素受体激动剂。

3. 加强睡眠卫生教育　调整作息制度，提供适宜的睡眠环境，睡前避免饱餐及饮用酒类和咖啡，白昼适当增加活动。

4. 强光治疗　黄昏时强光照射（强度为数千勒克司，至少数小时）可改善睡眠维持性失眠，其机制在于重新安排生物钟。

5. 认知行为治疗　用于改变不良的睡眠习惯和不能睡眠的病态信念。

6. 睡眠剥夺或睡眠限时　限制白昼打盹及缩短卧床时间。

四、康复养护

1. 昼夜节奏的维持　维持固定的起床时间，即使是周末、假日，也应坚持固定的上床和起床时间，以维持正常的睡眠节律，避免昼夜节奏紊乱。若因有事未完成而心有挂念无法入睡，则应先将事情做完再上床睡觉，而隔天仍于固定的时间起床。需注意的是如果长期工作时间过长，导致每天睡眠量过少，也会有入睡困难，此时解决方法是调整白天的工作量，以使夜晚能提前上床、安心睡觉。

2. 增强晚间的睡眠欲望

（1）尽量减少卧床时间　当睡眠效率低至80%以下时，应考虑减少卧床时间，以提高睡眠效率。随着睡眠效率的提高，再逐步延长卧床时间。

（2）避免午睡或白天小睡　白天小睡时间过长或过晚皆可降低夜晚睡意而难以入睡。此外，因为身体或心理问题引起的夜晚失眠也需由白天小睡获得补足。

（3）白天运动、夜晚按摩　白天运动除可强健身体、促进心情的调整外，运动时体温上升可促进夜晚的睡眠，特别是慢波睡眠。然而傍晚过后尤其临近入睡时，应避免做剧烈运动，否则临睡前仍处于兴奋状态的肢体及高体温将有碍入睡。一般而言，睡前4小时内应停止剧烈运动。晚上则应用按摩或柔软体操来帮助肌肉放松。

（4）睡前冲温水澡 有助于入睡，但应避免水温过热或过冷。由于入睡时体温会逐渐降低，洗热水澡会使体温太高不易入睡，而过冷的水温则有促醒作用。若想浸泡热水，则应提前至睡前2~3小时进行。

3.睡眠环境适宜

（1）空气 室内空气要保持流畅，确保夜晚睡眠时空气中有足够的氧气。有必要时开启空气清新机维持室内空气的品质。

（2）卧房摆设 包括卧房颜色、家具摆置、清洁等。选择适合的有助于平静的卧房颜色，移去过多的与睡眠无关甚至干扰睡眠的杂物，保持卧房整洁。时钟应摆在听不到"滴答"声的地方。卧房摆设原则是将卧房功能单纯化，使卧房的功能单纯是为了睡眠。

（3）光亮度 一般在光线较暗的环境中比较容易入睡。有些人对黑暗产生不安全感，此时可以在卧室开盏小暗灯，有助于入眠。相对于夜晚的黑暗助眠，清晨的光照则有助于觉醒后快速恢复清晰度。

（4）声音 一般而言，超过70dB的声音，会引起觉醒导致无法入睡。所以以维持较安静的睡眠环境是睡眠的必要条件。然而不同个体对声音的敏感性有差异，对不同来源声音的敏感性也不相同。在医院嘈杂的环境中，患者可以聆听一些舒缓的音乐助眠。

（5）温度 在刚入睡时由于身体主动调降体温设定值，所以需散热以降低体温。因此，入睡时室温的调降有助于体温的下降，也有助于入睡。入睡后体温虽较清醒时为低，但大致会维持恒定；但在进入快眼动睡眠时，体温则是随室温而变。如果室温调得过低，在快眼动睡眠时体温会急速下降，而过低的体温会促使睡者醒来，这也是许多人在后半夜或清晨因为冷的刺激而早醒的缘故。

（6）湿度 适宜的相对湿度为60%~70%。使用空调、暖炉时需注意湿度的维持，且室温需适宜以防止过度流汗。另外，穿着吸汗性佳的睡衣，也有助于身体周围适宜湿度的维持。

此外，睡眠环境必须安全，私密性好，才能使睡者安心入睡。

4.先解决脑海中的问题再上床睡觉 如果脑海中存在问题，处理完再上床睡觉，让床铺不会成为解决问题的场所。如果有非要考虑的事情，可以安排一定的时间来考虑一些问题，如在吃饭前后进行思考，但不宜有太长的时间，一般以1小时以内为宜。在床上思考，使人兴奋，不能有效地放松，影响睡眠。睡不着时，做一些柔和的体操，放松自己，待放松后再上床睡觉。

5.注意饮食调节

（1）临睡前尽量不进食 如觉得饿则喝杯麦片或米浆，以减少饥饿感。牛奶因含有色氨酸，有帮助睡眠的作用，但因其不易快速消化，睡前饮用也有可能干扰入睡。

（2）避免咖啡因 咖啡因是一种刺激物，有醒脑作用，能够减少总的睡眠时间。咖啡因的作用时间可持续14小时。这种物质见于咖啡、可可、可乐饮品和某些非处方药（如感冒药、抗过敏药）。咖啡因能够阻断腺苷受体，引起皮质唤醒。一次摄入300mg咖啡因就能够减少快速眼动睡眠，摄入500mg就相当于苯丙胺5mg引起的唤醒程度。一般认为，上床前使用咖啡因或白天饮太多咖啡，会增加精力和觉醒感，而难以入睡。在下午4点以后使用咖啡因都会影响睡眠。

（3）避免尼古丁　各种烟草都含尼古丁。实验室及人群研究显示，尼古丁对睡眠的作用与咖啡因类似，但也有区别。小剂量尼古丁有轻度的镇静和放松作用，高浓度尼古丁的作用类似于咖啡因，具有兴奋作用，增强警觉度。尼古丁可增加肾上腺素的释放，刺激中枢神经系统，起着唤醒身体和精神作用，导致觉醒。因此，上床前至少1小时内不要吸烟。吸烟严重者在午夜可由于出现戒断症状而觉醒。慢性吸烟者入睡困难的发生率显著增加。

（4）避免饮酒　酒常被用于帮助入睡，特别是对心情紧张和焦虑的患者。晚上饮用少量红酒可能对睡眠有帮助。但是过量饮酒会严重影响后半夜的睡眠，从而导致第2天起床后头脑不清醒、睡眠不足。酒在入睡后仍在代谢，可激活交感神经，引起警觉增高、容易唤醒、深睡眠期的时间减少、心率加快、出汗、多梦及头痛。有人就戒酒对睡眠的影响进行了研究，结果显示，戒酒后患者都有严重失眠，失眠可持续24个月。需要注意的是，乙醇像其他镇静剂一样，可抑制睡眠期的呼吸，加重阻塞性睡眠呼吸暂停和打鼾。睡眠打鼾的人应戒酒或尽量减少饮酒量。

第十一章　老年常见内分泌及代谢疾病医康养策略

第一节　老年人糖尿病

一、概述

老年人糖尿病患病率高，大多为2型糖尿病。

二、临床表现

1.典型"三多一少"症状者不多，而无明显症状者较多，多饮、多食、多尿及消瘦约占老年人糖尿病首发症状者的17%。相当部分人说不清具体起病时间，只是近期症状明显。而由体检发现血糖高或糖耐量试验阳性占老年人糖尿病的30%～40%。

2.老年人糖尿病早期以餐后血糖增高为主要表现，空腹血糖多正常。

3.老年人糖尿病并发症多且严重，如糖尿病非酮症高渗综合征、心脑血管并发症、糖尿病眼病、神经病变、皮肤及会阴瘙痒或感染等。

4.老年人糖尿病治疗中极易发生低血糖，应高度警惕。

三、临床治疗

1.**饮食治疗**　至关重要，需既保证生理活动需求，又不增加代谢负担。控制每天饮食摄入的总热量及控制三大营养素的比例。

2.**运动治疗**　可提高肌组织对胰岛素的敏感性，增强体力，陶冶情操。运动宜适当并贵在坚持。不强求运动量，量力而行，要能在运动中感受乐趣。不参与竞争性运动，逐渐增加运动量，以不疲劳为度。当血糖过高或有急性、严重的慢性并发症时不宜运动锻炼。运动前做准备活动，运动中注意防跌倒、防骨折。

3.**药物治疗**　常用药物包括二甲双胍、噻唑烷二酮类、α糖苷酶抑制剂、GLP-1类似物（如艾塞那肽、利拉鲁肽、司美格鲁肽等）、胰岛素等。

四、康复养护

1.**劳逸适度**　生活中应该是劳逸适度。如果多逸少劳，四肢不勤，则身体肥胖，可使糖代谢紊乱，容易产生糖尿病。相反，整日劳累，精神高度紧张，身体极度疲劳，亦可使糖代谢紊乱，而导致糖尿病发生。因此，劳逸适度是预防糖尿病的重要措施之一。

2.**适量瓜果**　新鲜瓜果及干果不仅是含果糖较多的食品，也是含维生素多的食品。糖尿病患者既食之有益，又不宜多食，应注意种类选择及食用时间。

3.**稳定情绪**　长期情志不畅，郁滞生热，化燥伤阴，急躁愤怒，气郁化火，消烁阴津，均是糖尿病的主要诱发因素。因此，经常保持良好的情绪，胸怀宽广，遇事乐观，是预防糖尿病最好的一种方法。

4.合理饮食 中医学认为，过食肥甘厚味（即高脂肪、高蛋白食品），易酿成内热，损耗肺、胃、肾之阴液。老年人切忌暴饮暴食，大吃大喝。平时应多食含维生素丰富的新鲜蔬菜，如白菜、芥菜、菠菜、萝卜、橄榄菜、丝瓜、冬瓜、黄瓜、黑豆、黄豆、绿豆等。动物类食品如水鸭、母鸡、鸽子、鹅、猪瘦肉、牛肉、兔肉、甲鱼、鳝鱼、鳜鱼、泥鳅，以及鸡蛋、鸭蛋等，也可适量食用。

5.定期体检 老年糖尿病大多症状轻微或无症状，早期往往不易发现，甚至直到出现并发症才得到诊治，从而贻误治疗时机。因此，老年人健康检查，包括糖尿病方面的筛查，尤其是有糖尿病家族史、肥胖者，无论有无临床症状，均应考虑糖尿病的可能，定期做血糖、尿糖测定及葡萄糖耐量试验。

第二节 老年人甲状腺疾病

一、甲状腺功能亢进症

1.概述 甲状腺功能亢进症（简称甲亢）是由多种原因引起的甲状腺激素分泌增多，导致机体的神经、循环、消化等系统兴奋性增高和代谢亢进为主要临床表现的疾病总称。当老年人患甲亢时，甲亢的临床表现多不典型，易被误诊、漏诊或延迟诊断。

2.临床表现

（1）突眼 老年甲亢患者很少有眼征，如眼裂增宽和凝视。

（2）甲状腺肿大 老年甲亢患者1/3以上无甲状腺肿大。

（3）消化系统 老年人甲亢厌食、便秘多见，消瘦非常明显，常误诊为消化道恶性肿瘤。

（4）心血管系统 老年人甲亢心率增快不像中青年人明显，但易出现心房颤动、心脏扩大及心力衰竭。

（5）精神-神经系统 老年甲亢多无兴奋性增高，神经过敏、焦躁易怒、多言多动、失眠、舌颤及手颤，而表现为淡漠、抑郁、迟钝和嗜睡。又称为"淡漠型甲亢"，其发生机制尚不清楚。有人认为可能是老年人交感神经对甲状腺激素不敏感或是儿茶酚胺耗竭所致。

（6）肌肉骨骼系统 肌无力、肌萎缩、易疲劳。部分可伴有低血钾周期性瘫痪。骨脱钙在甲亢患者也很常见。老年甲亢患者尤其绝经期妇女骨骼脱钙更为明显，表现为骨质疏松和骨折。

（7）甲状腺危象 在甲亢未控制的情况下，由于感染、应激等因素使甲亢病情突然加重并出现危及生命的状态称为甲状腺危象。它可发生在各年龄患者，死亡率极高（20%~50%）。临床表现为高热、大汗、脉率>120次/分，甚至可达160~200次/分、心律失常、心功能衰竭、厌食、呕吐、失忆、休克、烦躁、谵妄、昏迷。老年甲亢患者出现危象的多见，可表现为淡漠、恶病质、心动过缓、昏迷，也称"淡漠型甲状腺危象"，临床上不易识别，应高度警惕。

3.临床治疗 主要包括对症治疗、药物治疗（如甲巯咪唑）、手术治疗、放射性^{131}I治疗等。

二、甲状腺功能减退症

（一）概述

甲状腺功能减退症（简称甲减）是甲状腺激素缺乏，机体代谢及各系统功能降低引起的临床综合征。

（二）临床表现

1.临床型甲减

（1）表情淡漠、反应迟钝、听力下降、记忆力减退、嗜睡。严重时出现昏迷，又称为黏液水肿昏迷，是甲减严重而罕见的并发症，见于未经治疗或病情控制欠佳的患者，多有应激等诱发因素，病情进入危及生命的晚期。患者除有甲减表现外，还伴有低体温、昏迷甚至休克，老年甲减患者好发。

（2）畏寒、无力、声音嘶哑，水肿，皮肤发黄、少汗、粗糙、毛发稀疏、脱落等。

（3）胸闷、气短、心动过缓、心脏扩大、下肢多呈非指凹性水肿。有时心包积液、胸腔或腹腔等多发性浆膜腔积液。部分患者血压升高。

（4）食欲减退、肠蠕动减弱，顽固性便秘。

（5）少量蛋白尿或肾功能不全。

（6）性欲降低，男性患者常有阳痿。

（7）肌肉无力、水肿、疼痛、强直、痉挛。关节疼痛、肿胀、破坏等。

（8）常见正红细胞型和巨细胞型贫血。

2.亚临床型甲减 无甲减症状，血中甲状腺激素多在正常范围，仅血促甲状腺激素（TSH）高于正常。

（三）临床治疗

常用药物包括左甲状腺素片（优甲乐）、甲状腺片、左旋T_3（甲碘安）等。

三、康复养护

1.预防碘过多或过少 碘是合成甲状腺的原料之一，碘元素虽然对身体起着不可忽视的作用，但是摄入量应该保持在一定的范围内，体内碘元素过少或者过多，都很容易引发甲状腺疾病。很多人是由于日常饮食中的含碘不足或摄入碘过多而致甲状腺疾病，预防措施很重要。如果要避免缺碘，平时可以多用碘化盐来做菜，以适量为宜；如果是要避免碘过多，平时只要控制碘的用量，少食含碘丰富的食品即可。

2.避免过度劳累　四肢无力、疲倦、头重、嗜睡、无力、精神不集中、焦躁不安、没有耐性、情绪低落、无热情、经常出差错等都属于过度劳累状态下会出现的症状，而这些不良症状也会加重甲状腺的负担，影响甲状腺正常的功能运作，从而降低人体的免疫力，长此以往，极容易患上甲状腺疾病。所以，适当寻求舒适的生活、工作方式，做到劳逸结合，避免过度劳累，也是预防甲状腺疾病的有效方法之一。

3.养成健康的饮食　生活中，饮食习惯对甲状腺也会产生一定的影响。在生活中尽量做到均衡饮食，不偏食、不挑食，做到多种食材搭配，养成健康的饮食习惯，对保护甲状腺也是很有益处的。

4.保持身心愉快　甲状腺疾病是一种与情绪密切相关的身心疾病。研究发现，情绪起伏不定会严重影响甲状腺激素的分泌，进而诱发甲状腺功能亢进症等甲状腺疾病的发生。因此，战胜甲状腺疾病要做到有效预防并保持积极乐观的心态。同时，还要积极锻炼身体，提高免疫力和抵抗力。

5.远离伤害化学物质　在我们生存的环境中，存在着各种各样的化学物质，如化学污染物、天然或人工合成激素等，严重危害到人体的健康。其中的某些化学物质易诱发甲状腺疾病，造成机体内分泌系统功能紊乱，加重甲状腺疾病的危害。因此，要防止环境污染，远离有害化学物质，这对于预防甲状腺疾病也有着不可忽视的作用。

6.忌服某些药物　在生活中，如果经常服用或长久服用某些药物，如氰化钾、过氯酸钾、对氨水杨酸、保泰松、磺胺、硫脲类药物等，由于药物的作用，在进入人体内后，也可能在某种程度上阻碍甲状腺激素的合成与分泌，使得血中甲状腺素减少，进一步促进甲状腺激素增多，从而引发甲状腺肿大等甲状腺疾病。

因此，服药之前应先了解清楚所服药物的特性以及相应的不良反应，以免给甲状腺带来不必要的负面影响。

第三节　老年人骨质疏松症

一、概述

老年人骨质疏松症多为原发性，包括绝经后骨质疏松症（Ⅰ型）和老年性骨质疏松症（Ⅱ型）。

二、临床表现

骨质疏松患者可以没有明显临床症状。

1.疼痛　腰背痛或全身性骨痛。

2.骨折　轻微外力作用即可造成脆性骨折，常见部位是脊椎（下胸、上腰椎），桡骨远端，髋部（转子间，股骨颈），肱骨外髁颈，踝部及第五跖骨基底、肋骨、髌骨等部位。骨折往往是骨质疏松症的首发症状或就医原因。

3.身高变矮，驼背畸形　驼背特点是呈弧形，故又称老年圆背，并渐进性加重。

三、临床治疗

1.饮食与钙的摄入。

2.维生素D　老年人维生素D推荐摄入量为600～800U/d，用于治疗骨质疏松症时，剂量可为800～1200U/d。

3.经常的户外活动和日晒，适量的有氧运动，以及良好的生活方式（戒除烟酒，避免过食咸食或咖啡）。

4.抗骨质疏松症药物，包括二膦酸盐、降钙素等。

四、康复养护

对于老年人，特别要注意生活安全，防止跌倒，减少骨折。

1.**适当补钙、补充维生素D**　改善骨吸收和骨形成的平衡。

2.**营养均衡**　确保饮食中有足够的钙（推荐钙每天摄入量为800～1000mg）；合理调配膳食，食补为主，多食用鲜奶及奶制品、海产品、豆类、蔬菜等含钙丰富的食物，保证机体钙的需要量；不嗜烟酒，少饮用咖啡类饮料。

3.**适当运动**　参加体育运动，每周至少运动3次；最好室外活动，尤其是负重运动，包括步行、跳舞、游泳等，通过肌收缩产生对骨的应力，刺激骨形成；运动要循序渐进，量力而行，逐渐增加运动量。

4.**日光浴或紫外线照射**　促使内源性维生素D生成，促进钙的吸收。

第四节　老年人高尿酸及痛风

一、概述

痛风好发于男性，60岁以上老年痛风患者。痛风与高血压、高血脂、冠心病及糖尿病等密切相关。

二、临床表现

1.**高尿酸血症期（无症状期）**　仅有血尿酸持续或波动性增高，从血尿酸增高至症状出现时间可长达数年至数10年，有的高尿酸血症，患者可持续终生不发生症状。

2.**急性痛风性关节炎期**　其特点为：①突然发病，最初发病时90%侵犯单一关节，以大脚趾及第一跖趾关节为多见，其他依次为趾、踝、跟、膝、腕、肘和指关节；②关节红、肿、热、痛和活动受限，初次发作可呈自限性；③全身症状可有轻、中度发热，白细胞数增多，血沉增快；④可因外伤、手术、运动、饮食过量、饮酒等诱发。

3.**间歇期**　急性期缓解后患者全无症状。间歇期可长达10年再发病,60%一年内复发。

4.**痛风石与慢性痛风性关节炎期**　黄白色、大小不一的隆起赘生物即痛风结节（或痛风石）。关节可因痛风石增大，关节结构及软组织破坏，纤维组织及骨质增生而导致关畸形和活动受限，关节周围、耳郭有时可及痛风结节。

5.肾脏疾病　1/3有肾脏损害。①痛风性肾病：早期可仅有蛋白尿，慢慢发展出现慢性肾衰竭。②尿路结石：10%～25%患者有肾结石，由于在肾脏的集合管、肾盂、输尿管形成的尿酸盐结晶，严重者可导致尿流阻断。

6.伴随病　痛风患者常伴有高脂血症、肥胖、糖尿病、高血压、动脉硬化和冠心病等。

三、临床治疗

1.排除诱因　受寒、劳累、饮酒、高嘌呤餐、感染、外伤、手术、穿紧鞋、走路多等。

2.避免高尿酸饮食　如肉类、动物内脏、鱼虾、蛤、蟹等；控制蛋白摄入量，每天少于1g/kg；多饮水，每天2000ml以上。

3.药物止痛

（1）秋水仙碱　是有效治疗急性发作的药物。

（2）非甾体类抗炎药（NASID）　可有效缓解急性痛风症状。必要时可加用糖皮质激素。

4.控制血尿酸水平。

四、康复养护

1.针对易发痛风的危险因素进行干预，预防对象是有痛风家族史者，体力活动少、嗜酒、营养过剩和肥胖者以及高尿酸血症患者。痛风的发生，除与遗传、年龄等因素有关外，还与环境因素密切相关，如饮食习惯、营养状况、工作及生活条件、体力活动、职业等。前者属于不能改变的因素，后者可以加以调整，主要是养成健康的饮食习惯，多吃素少吃荤，多饮水，不可暴饮暴食，避免营养过剩及肥胖，保持理想体重。戒除吸烟、酗酒等不良嗜好。注意劳逸结合，长期从事脑力劳动者，每天应参加一定的体力活动，使脑力活动和体力活动交替进行，并持之以恒。生活要有规律，培养乐观主义精神，经常参加文娱及体育活动。体格检查对预防痛风非常重要，尤其是40岁以上者或肥胖者，应每1～2年做一次体格检查，包括血尿酸测定，以早期发现高尿酸血症，防止发展成痛风。

2.对已发生痛风的患者做到早期诊断，并及时进行全面、系统的治疗，以防止病情加重及发生并发症。对早期确诊的痛风患者应禁食海鲜、肉类，尤其是动物内脏等高嘌呤食物。不喝酒，多饮水。对红肿、疼痛较重的患者，应使用适宜的药物，如秋水仙碱或非甾体类抗炎药，防止病情加重及并发症的发生。待主要症状控制后，应进行适当的体育锻炼。治疗期间，配合饮食控制、多饮水和碱化尿液等措施，可有效地预防痛风性肾结石和皮下痛风石的形成。

3.预防痛风并发症的发生和发展，以提高痛风患者的生活质量。痛风性肾病是痛风常见的一种并发症，也是痛风最常见的死亡原因。控制血尿酸是预防痛风性肾病的前提，可选择有效的降尿酸药物，使血尿酸维持在合适水平。降尿酸的药物分两大类，一类是促进尿酸排泄的药物，如苯溴马隆，其主要作用是抑制肾小管对尿酸的重吸收，增加肾小管对尿酸的排泄，服药期间应大量饮水，碱化尿液；另一类是抑制尿酸生成的药物，如别嘌醇和非布司他。由于别嘌醇有引起发热、胃肠不适、白细胞及血小板减少、肝功能损害等不良反应，因此服药期间须定期检查肝功能、血常规，如发现异常应立即停药。高血压会引起或者加重肾损害，而痛风患者多伴有血压增高，故需严格控制高血压。可选择的降压药有血管紧张素转化酶抑制剂，如卡托普利、依那普利、培哚普利等。若有尿路感染，应做到及早治疗。

痛风性肾病患者应坚持低盐饮食，以降低高血压，减轻水肿，如已有肾功能损害，应适当控制蛋白质摄入量。同时选用高生物效价的优质蛋白质，如鸡蛋、牛奶等。

第五节　老年人高脂血症

一、概述

老年人高脂血症的发病率是中、青年的3.5倍，与动脉粥样硬化症、高血压病、糖尿病等密切相关，应予重视。

二、诊断

对于无动脉粥样硬化，又无冠心病危险因素的老年人，以下标准可作为高脂血症的诊断标准。

1.高胆固醇血症　血清总胆固醇（TC）＞5.72mmol/L。

2.高三酰甘油血症　血清三酰甘油（TG）＞1.7mmol/L。

3.混合型高脂血症　血清三酰甘油（TG），总胆固醇（TC）均升高。

4.低的高密度脂蛋白（HDL）或高的低密度脂蛋白（LPL）　HDL＜0.91mmol/L或LDL＞3.64mmol/L。

三、临床治疗

1.非药物治疗　包括体育锻炼、戒烟及膳食治疗，食物中饱和脂肪含量应＜10%，纤维素、维生素和矿物质要均衡。根据血脂水平及心血管风险，考虑药物治疗。

2.药物治疗

（1）贝特类　常用有非诺贝特（立平脂、微力化）、吉非贝齐（诺衡）。

（2）他汀类　常用有辛伐他汀、普伐他汀、氟伐他汀和阿托伐他汀等。

（3）烟酸类　常用药物是阿昔莫司（乐脂平）。

（4）中药制剂　如血脂康、脂必妥等。

四、康复养护

老年人由于生理功能减退，运动量减少，机体消耗代谢脂肪的能力下降，更容易患高脂血症。

1.要坚持药物调节　老年人预防高脂血症除了合理膳食、养成良好的生活习惯以外，还需要通过药物调节预防高脂血症的发生，如山楂、丹参、葛根、银杏叶、决明子等都是非常好的防治药物。

2.要坚持合理膳食　饮食宜限制总能量，推荐低脂、低胆固醇、高纤维的饮食，如豆腐、豆浆、牛奶、瘦肉、鱼类以及各种蔬果。饮食上尽量少吃动物内脏，每日可吃一个鸡蛋，用植物油取代动物油。

3.限制总能量　老年人的基础代谢率降低，能量需要量比成年人低。患高脂血症的老年人则更应严格控制能量的摄入，主食每天不宜超过300g。

4.优化生活方式　生活要有规律性。适当参加体育活动和文娱活动，保持良好心态，尽量避免精神紧张、焦虑等不良心理和精神因素对脂代谢产生不良影响。所以，老年人要保持良好的心态。

5.要坚持定期体检　老年人应每年进行1～2次的血脂检查，这样可以做到早发现、早治疗，避免延误病情，诱发脑卒中、冠心病等心脑血管疾病。

6.饮茶、戒烟限酒　实验研究证明，各种茶叶均有降低血脂，促进脂肪代谢的作用。患高脂血症的老年人可多饮茶。长期吸烟或酗酒均可使胆固醇和三酰甘油上升，老年人最好戒烟限酒。

第六节　老年人特异性更年期

一、概述

老年人更年期是指女性的围绝经期。

二、临床表现

1.月经紊乱　临床上常出现子宫内膜增生、过长和功能性子宫出血，有时出血程度相当严重。

2.全身症状

（1）潮热、汗出。

（2）精神、神经症状　包括情绪、记忆、认知功能及睡眠障碍。

（3）心血管疾病　绝经后冠心病的发病率和并发心肌梗死的病死率随年龄而增加。

（4）骨质疏松　绝经后骨矿含量以每年3%～5%的速度丢失。骨质疏松（早期无症状）到一定程度容易发生骨折。脊柱压缩性骨折则有背痛、身高缩短等症状。

（5）泌尿生殖道萎缩症状　阴道干燥、阴道缩小狭窄、性交困难、反复阴道炎。

三、临床治疗

1.一般治疗 给镇静剂以助睡眠，如安定。给谷维素调节自主神经功能，预防骨质疏松症补充钙剂、维生素D及增加日晒时间。

2.激素替代疗法 选用的药物最好为天然雌激素。

3.心理治疗 以乐观积极的态度对待老年的到来，家人应同情安慰和鼓励。

四、康复养护

1.饮食调配，宜清淡、高蛋白、低热量、低脂肪，多食水果、豆制品类、蔬菜及粗糙纤维食物，可润肠软便，预防胆石症，少食刺激性食物，如辣椒、酒等。

2.注意生活调护，劳逸结合，饮食有节。

3.加强卫生宣教工作，使更年期妇女了解保健知识，正确对待更年期。

4.保持心情舒畅、开朗，克服内向、拘谨、抑郁、多虑等不利心理因素，减少发病。

5.经常进行体育锻炼和参加社会活动，安排好日常生活。

第十二章 老年常见泌尿系统疾病医康养策略

第一节 老年人泌尿系感染

一、概述

泌尿系感染是指病原微生物入侵泌尿道而引起的炎症，包括上尿路感染和下尿路感染。

二、临床表现

1.肾盂肾炎

（1）急性肾盂肾炎　起病急，尿频、尿急、尿痛，腰痛或（和）下腹痛、肋脊角及输尿管压痛、肾区压痛或叩痛。

（2）慢性肾盂肾炎　尿路感染表现很不明显，一般平时没有表现。

2.膀胱炎　典型症状是尿频、尿急、尿痛，甚至尿失禁，下腹痛，偶有肉眼血尿，一般不发热。

3.慢性前列腺炎　导致增生或肥大可引起尿频、尿急、排尿困难等。

三、临床治疗

1.治疗原发病和并发症。

2.抗生素的应用　如诺氟沙星、氧氟沙星、氨苄西林、头孢菌素类等。

四、康复养护

1.去除慢性感染因素　糖尿病、慢性肾脏疾病、高血压等多种慢性疾病，全身抵抗力低，易发生尿路感染，因此。对上述疾病给予积极治疗，是日常生活中不可缺少的一个措施，也是治疗尿路感染的重要环节。

2.遵医嘱服用抗生素　应在医生指导下逐步停药。许多患者在用药1~2天症状即缓解，3~5天症状可基本消失。此时很多患者常自行停药或随意减量，这是造成病情反复的原因之一。

3.白天增加饮水量　每天保证2000~3000ml的饮水量，饮茶水或淡竹叶代茶饮也有一定的预防作用。

4.少食刺激性食物　患者的饮食应保持清淡，少吃油腻及刺激性强的食物，如辣椒、生姜、葱、蒜及咖啡等。

5.保持会阴部清洁　女性在排尿或排便后应从前到后揩清会阴部，避免把胃肠道细菌引入尿道。每天应至少清洗一次会阴部，但应注意的是清洗时避免在会阴区用刺激性肥皂、泡沫剂、粉末剂和喷剂等，另外清洗时不宜坐浴，因为坐浴时水中的细菌易进入阴道。要勤洗澡，且不要用池浴或盆浴。

6.尽量避免使用尿路感染器械和插管　尿路器械易把尿道远端的细菌带入膀胱和上尿路，尿路插管后易发生持续性菌尿，因此，应尽量避免使用。

7.针对尿路感染既存在着不少易感因素，也存在着许多防御机制，因此，日常生活中要尽量避免各种易感因素，充分利用人体的防御机制。避免穿过紧的衣裤，内衣裤要使用棉制品。尿频、尿急症状明显者应注意休息。

第二节　老年人肾结核

一、概述

肾结核是全身结核的一部分，绝大多数继发于肺结核。泌尿系结核从肾开始以后蔓延到输尿管、膀胱、尿道。

二、临床表现

1.仅10%～14%的患者有全身表现，如发热、盗汗、消瘦和全身不适。

2.腰部酸痛，体检38%有肾区叩痛。

3.膀胱受累可出现尿频、尿急、尿痛等膀胱刺激症状。膀胱刺激征是肾结核最常见的首发症状，其次为血尿，多为终末血尿。

三、临床治疗

1.抗结核药物　如异烟肼、利福平、吡嗪酰胺等。

2.手术治疗　仅晚期肾结核病例才需做手术治疗。

四、康复养护

1.术后要加强康复养护

（1）病情观察　注意观察患者的血压、脉搏及术后出血的迹象。当肾病灶切除和肾部分切除的患者出现大量血尿；肾切除患者伤口内血性引流液24小时不见减少，且每小时超过100ml，达300～500ml；术后7～14天，因咳嗽、便秘等情况出现了虚脱，血压下降，脉搏增快等症状均提示有内出血的可能，应尽快通知医生并协助处理。观察健侧肾功能是一侧肾切除术后护理最关键的一点，应准确记录24小时尿量3天，且观察第一次排尿的时间、尿量、颜色。若术后6小时仍无排尿或24小时尿量较少，说明可能存在肾功能障碍，应通知医师处理。

（2）体位　肾切除患者血压平稳后可取半卧位，鼓励其早期活动。保留肾组织的术后患者，应卧床1～2周，减少活动，以避免继发性出血。

（3）饮食　因手术刺激后腹膜，患者多有腹胀，待肛门排气后开始进食易消化、营养素完全的饮食。

（4）预防感染　术后密切观察体温及白细胞计数变化，合理应用抗菌药，切口敷料及时更换，充分引流并做好引流管护理，以预防感染的发生。

2.健康教育

（1）用药护理　解释抗结核治疗长期持久用药的意义，术后继续抗结核6个月以上，以防止结核复发。要坚持联合、规律、全程用药，不规则用药可产生耐药性而影响疗效，服药期间注意观察药物的不良反应。勿用或慎用对肾有害的药物，如氨基糖苷类、磺胺类药物。

（2）康复指导　加强营养、注意休息、避免劳累，增强机体抵抗力。单纯药物治疗者，应定期做尿液检查和泌尿系造影；手术治疗者也应每月复查尿常规和尿结核分枝杆菌；5年不复发者可视为治愈。

第三节　老年人继发性肾病

一、老年人尿酸性肾病

（一）概述

血尿酸盐浓度过高，经肾脏排泄时沉积于肾脏而引起病变，称之为高尿酸血症肾病，可分为原发性尿酸性肾病和继发性尿酸性肾病两种。

（二）临床表现

1.痛风肾病　①早期有轻度腰痛、水肿和血压中度升高；②结石堵塞肾小管及尿路可引起肾绞痛；③继发感染时出现尿频、尿急、尿痛、发热等症状；④20%发展至肾衰竭。

2.尿酸结石　90%痛风患者发生结石，常呈砂石状；大者可引起肾绞痛、肉眼血尿及继发性尿路感染；巨大结石可压迫肾实质使肾功能恶化。

3.肾外表现　急性或慢性关节炎多侵犯第一跖趾关节，可反复发作。急性关节炎反复发作迁延不愈进入慢性期，可见痛风结节和痛风结石。

（三）临床治疗

1.饮食控制　高维生素、低糖、低脂饮食。避免吃嘌呤含量高的食物，禁食动物内脏和海产品，忌酒。

2.多饮水　保证每天尿量达到2000~3000ml，有利于尿酸的排泄。

3.碱化尿液　碳酸氢钠1.0g，每天3次。

4.药物治疗高尿酸血症　如苯溴马隆、别嘌醇等。

5.关节炎的防治　如秋水仙碱、非甾体类抗炎药（吲哚美辛）。

（四）康复养护

1.应多食用如西瓜等各种含水量较高的瓜类水果，以利于尿酸的排出，最好每天饮用大量水分，能保持2000～3000ml，以维持一定的尿量，这是整个饮食治疗中较为重要的一环。

2.乙醇饮料可使肾脏排出尿酸减少，必须严加控制。

3.多选用蔬菜、水果等碱性食物，特别是高钾低钠的碱性蔬菜，既有利尿作用，又能促进尿酸盐溶解和排泄。

4.食物以蒸、煮、炖、烩等用油量较少的烹调方法为宜。

二、糖尿病肾病

（一）概述

糖尿病肾病又名糖尿病肾小球硬化症，是糖尿病常见的微血管并发症及主要死因之一。

（二）临床表现

目前将糖尿病肾病分为5期。

Ⅰ期：以肾小球高滤过和肾脏轻度增大为特征，表现为肾小球滤过率（GFR）升高；常引起一系列代谢功能障碍。

Ⅱ期：休息状态无尿蛋白排量增多，运动激发后，可出现尿蛋白排量增高，在此期GFR可能更高，可超过150ml/min。

Ⅲ期：表现为持续性尿白蛋白排量（UAE）增高（20～200μg/min），为高度选择性蛋白尿，称为早期肾病，也即通常所指的早期糖尿病肾病。

Ⅳ期：即临床肾病期，在尿微量白蛋白等早期诊断指标应用前，临床上诊断的糖尿病肾病多为此期，该期特点为出现进行性增加的临床非选择性蛋白尿，GFR逐步下降，组织病理学改变逐步发展为肾小球硬化。

Ⅴ期：尿毒症期。

（三）临床治疗

1.**一般治疗** 禁止吸烟、限制饮酒；减轻体重，尤其适于2型肥胖型糖尿病患者，适当运动。

2.**饮食治疗** 节制饮食、优质蛋白饮食。

3.**降糖治疗**。

4.**抗高血压治疗**。

5.**抗凝治疗** 如肠溶阿司匹林。

6.**纠正脂代谢紊乱** 因高脂血症可加速非特异性肾血管硬化。

7.**肾衰竭的治疗** 透析与肾移植。

（四）康复养护

1.适当限制蛋白质摄入，一般为0.8～1.0g/（kg·d），现蛋白尿后为0.8g/（kg·d）以下。

2.糖尿病患者应定期检查尿常规和尿白蛋白排泄率，尤其是有5年以上病史的1型糖尿病患者和确诊的2型糖尿病患者，应每年至少检测2次或2次以上。

3.合并高血压者应积极控制血压（140/80mmHg以下），可推荐应用血管紧张素转化酶抑制剂和（或）血管紧张素Ⅱ受体阻滞剂。

4.有效控制血糖和使全血糖化血红蛋白达到6.5%以下。

5.合并高脂血症者要积极控制血脂，可应用他汀类降脂药。

6.改善生活习惯，适当运动，控制体重，戒烟限酒。

第四节 老年人肾衰竭

一、老年人急性肾衰竭

（一）概述

老年人容易发生急性肾衰竭且肾功能恢复慢，治愈率低。

（二）临床表现

老年人急性肾衰表现包括原发病和急性肾衰，病程进展较快。

1.少尿期 一般为5～14天，最长可达4～6周。

（1）24小时尿量少于400ml，或每小时尿量少于17ml，少数患者可能无尿（24小时尿量少于100ml）。

（2）水钠潴留 临床表现为全身水肿、肺水肿、脑水肿、高血压和充血性心力衰竭。患者可有头痛、恶心、呕吐、抽搐、嗜睡，甚至昏迷，常危及生命。

（3）高钾血症 临床表现烦躁、反应迟钝、软弱无力、四肢麻痹、心率缓慢、心律不齐，心电图检查可出现高而尖的T波，P波消失。

（4）氮质血症和酸中毒 主要表现为呼吸深大、疲倦、嗜睡、食欲缺乏、恶心、呕吐、昏迷等。

（5）出血倾向 常有皮下、口腔黏膜、牙龈及胃肠道出血。

2.多尿期 当尿量超过400ml/d时，即进入多尿期，每天尿量可达2500～3000ml以上。此期持续约2周，有的长达数月。

（三）临床治疗

1.治疗原发病 如创伤、感染、心肌梗死、心功能衰竭、肾脏疾病等。

2.少尿期的治疗

（1）严格控制输入液量 每天给予的液体量以前一天的显性失水量加400ml计算。因老年人常患有器质性心脏病，输液速度应特别注意，防止过快。

（2）控制高钾血症　严禁摄入含钾药物和含钾饮食。血清钾达6.4mmol/L以上时，立即给10%葡萄糖酸钙20～30ml或5%碳酸氢钠100ml静脉注射。有条件进行透析效果最好。

（3）摄入高热能低蛋白饮食，并适当补充必要的氨基酸。

（4）纠正酸中毒，CO_2CP降至15mmol/L以下时，可用5%碳酸氢钠，11.2%乳酸钠每次100～200ml静脉输入。

（5）防治感染　感染是老年人急性肾衰的主要死亡原因之一，最常见的是肺炎和败血症，应采取积极的预防措施。

（6）透析治疗　早期进行透析，可大大增加疗效，减少致命并发症，降低死亡率。

3.多尿期治疗　严密观察，注意水和电解质平衡，防止出现脱水、低钾、低钠血症。

4.恢复期　鼓励患者进食，适当增加蛋白质摄入量。

二、老年人慢性肾衰竭

（一）概述

老年人慢性肾衰竭是在多种慢性肾脏疾病或尿路梗阻的基础上逐渐发生的。因为肾单位损害严重，逆转的可能性很小，常危及生命，需要积极治疗。

（二）临床表现

老年人慢性肾衰竭的临床表现很复杂且不典型，易被忽视。除原发病的症状外，早期可出现夜尿增多，食欲缺乏、恶心、呕吐、腹胀、粪便稀薄、贫血、高血压、头痛、乏力、失眠、嗜睡等。随着病情的进展，可能出现鼻出血、口腔黏膜及胃肠道出血、充血性心力衰竭、尿毒症性间质性肺炎、表情淡漠、精神错乱、惊厥、昏迷。实验室检查，尿比重低而固定，血尿素氮和肌酐升高，二氧化碳结合力降低，血钾和血钠降低。肾衰竭后期出现少尿或无尿时，血钾可升高。

（三）临床治疗

1.治疗基础病　有尿路梗阻者，首先解除梗阻。如下尿路梗阻，可置保留尿管或膀胱造瘘，如输尿管梗阻，可做穿刺肾造瘘。病情好转后再考虑梗阻原因的治疗。

2.饮食治疗　是治疗老年慢性肾衰竭的重要措施之一，根据患者情况确定每天蛋白质和热能的摄入量。为减少分解代谢、维持正常氮平衡，应采用低蛋白、高热量饮食，并补以必要的氨基酸。摄入的蛋白质，应为富含必需氨基酸的高生理价值的蛋白质类食物，如鸡蛋、牛奶等。

3.纠正水与电解质平衡失调。

4.并发感染者　应及时应用抗生素控制。尽量避免使用肾毒性抗生素，并根据肾功能减退的程度决定抗生素的用量。

5.贫血的治疗　重组人红细胞生成素的应用能够纠正绝大多数慢性肾衰竭患者的

贫血。

6.对症治疗　有高血压、恶心、呕吐、出血及精神症状者，给予对症治疗。

7.透析治疗　能改善尿毒症患者全身情况，延长生命。

8.肾移植　对一般情况能耐受手术的老年终末期肾衰竭患者，可采用肾移植治疗。

三、康复养护

老年人由于生理性功能的退化趋势，机体各器官都会随年龄增长而逐年老化。到老年肾功能可下降3%左右。

（一）营养失调，低于机体需要量

与肾功能不全所致蛋白质摄入不足或丢失，消化吸收功能紊乱及代谢产物潴留等因素有关。

1.饮食调护　越早越好，因合理的饮食是改善生命质量和预后的关键因素之一。

（1）合理摄入蛋白质　既要限制蛋白质的摄入，又要防止低蛋白血症和营养不良。应根据GFR来调整蛋白质和磷的摄入量；长期低蛋白摄入的患者，同时加上必需氨基酸（EAA）疗法或必需氨基酸与 α -酮酸的混合制剂疗法，可使晚期尿毒症患者维持良好的营养状况。在高热量的前提下，每天给予0.6g的蛋白质，患者可满足机体的基本需要。具体情况如下：①当GFR<50ml/min时，即应限制蛋白质的摄入，且50%以上的蛋白质是富含必需氨基酸的优质蛋白（即高生物价优质蛋白），如鸡蛋、牛奶、瘦肉等；②GFR为20~50ml/min者每日摄入40g（0.7g/kg）的优质蛋白；③GFR为10~20ml/min者每日摄入35g（0.6g/kg）的优质蛋白；④GFR为5~10ml/min者每日摄入25g（0.4g/kg）的优质蛋白；⑤当GFR<5ml/min时，每日摄入<20g（0.3g/kg）的优质蛋白，但此时需静脉补充必需氨基酸。同时，少摄入植物蛋白，如花生、豆类及其制品。因植物蛋白含非必需氨基酸多。设法去除米、面中所含的植物蛋白质，如可采用麦淀粉做主食。

（2）充足的热量　为减少体内蛋白质的消耗，每天应供给125.6kJ（30kcal/kg）的热量，并以糖类和脂肪为主，可食用植物油和食糖。伴有高分解代谢或长期热量摄入不足的患者，可经胃肠外补充热量。

（3）富含维生素C、B族维生素、叶酸及低磷饮食　氮质血症期每日磷的摄入≤600mg。

（4）钠、钾和水的摄入　①钠的摄入：应根据体重、血压、尿量、血清钠等指标，并结合病情，调整钠的摄入。有水肿、高血压和心力衰竭者应限制钠的摄入在≤3g/d。由于慢性肾衰竭患者钠贮存功能减退，可有钠缺乏倾向，加之长期应用利尿剂以及呕吐、腹泻致脱水时，常伴有低钠血症，因此饮食中不宜过严限制钠盐。②钾的摄入：如尿量>1L，不需限制饮食中的钾。多尿或排钾利尿剂的使用导致低血钾时，可增加含钾量高的食品或慎补钾盐。高钾血症时应限制含钾食物的摄入，如紫菜、菠菜、坚果、香蕉、橘子、梨、桃、葡萄、香菇、榨菜等。③水的摄入：有尿少、水肿、心力衰竭者及透析期间应严格控制进水量和输液量；如尿量>1L，且无水肿者不宜限制水的摄入。

（5）其他　饮食宜清淡、易消化、少量多餐，并制定合理的饮食计划，注意烹调艺术，增加患者的食欲。

2.必需氨基酸（EAA）疗法的护理 EAA可减少血中的尿素氮水平，改善尿毒症症状。EAA有口服和静脉滴注两种制剂，能口服者以口服为佳；静滴时应缓慢，且不要在氨基酸内加入其他药物。若出现恶心、呕吐应给予止吐剂，并减慢滴速。严重酸中毒者禁用。

3.监测营养和肾功能改善状况 定期测体重、血清蛋白、血红蛋白、尿素氮、肌酐。

（二）潜在并发症

水、电解质和酸碱平衡失调。

1.休息和体位 绝对卧床休息以减轻肾脏负担，下肢明显水肿者可抬高下肢。

2.密切监测与维持水平衡 准确记录24小时出入量，坚持"量出为入"的原则。观察患者有无体液潴留；每天测体重，如每天增加＞0.5kg，提示补液过多；无感染征象者出现心率快、呼吸加速和血压增高，提示体液过多；胸部X线有无肺充血征象等。

3.密切监测与处理血清电解质、酸碱平衡失调 做到发现异常，及时处理。

（1）高钾血症 表现为严重心律失常，无症状而突发的心搏骤停、肌无力等，发现后立即去除病因；停止使用含钾或使血钾增高的药物；限制钾的摄入；同时紧急处理。

（2）低钠或高钠血症 低钠血症表现为极度乏力、表情淡漠、恶心、肌肉痉挛、抽搐、昏迷等，若水肿、高血压及心力衰竭加重者提示高钠血症，应限制钠盐摄入。

（3）低钙血症 患者可出现肌肉抽搐或痉挛、易激惹、腱反射亢进等，可摄入牛奶等含钙较高的饮食，同时遵医嘱应用活性维生素D和钙剂等。

（三）有感染的危险

与机体免疫功能低下、白细胞功能异常、透析等有关。

1.监测感染征象 注意患者体温变化、咳嗽、咳痰，尿路刺激征和尿液改变及白细胞增高等感染征象。正确做好痰液、尿液和血液等标本的采集。

2.加强预防 注意保暖，减少探视，避免与呼吸道感染者接触，以防交叉感染。加强口护和指导卧床患者有效排痰。因接受血透，患者乙型肝炎和丙型肝炎的发生率要明显高于正常人，故对血透者要进行乙肝疫苗的接种，尽量减少血液制品的输入等。

（四）有皮肤完整性受损的危险

与体液过多致皮肤水肿、瘙痒、凝血机制异常、机体抵抗力下降有关。

1.一般护理 勤剪指甲以免抓破皮肤，勤用温水擦洗，勤换内衣内裤被单，注意忌用刺激性强的肥皂、沐浴液和乙醇擦身。水肿者应按水肿的护理要求进行皮肤护理。

2.用药护理 必要时遵医嘱给予抗组胺类药和止痒剂、炉甘石洗剂等。

（五）活动无耐力

与营养不良、多系统受损及水、电解质和酸碱平衡紊乱有关。

1.活动耐力的评价

（1）有无出现疲劳感、有无胸痛、呼吸困难、头晕等。

（2）活动后心率的改变，如心率比静止状态增加20次以上和活动停止3分钟后心率没有恢复到活动前的水平，提示活动量过重。

（3）活动时有无血压改变，如舒张压的升高等。

2.休息与活动 一般应卧床休息，但也应根据病情和活动耐力，适当的活动。

（1）病情较重或心力衰竭者，应绝对卧床休息，并提供安静的休息环境，协助患者做好各项生活护理。

（2）严重贫血、出血倾向及骨质疏松者，应卧床休息，并告诉患者坐起、下床时动作宜缓慢，以免发生头晕，同时注意安全，避免皮损或骨折等意外发生。

（3）长期卧床患者应指导或帮助其进行适当的床上活动；指导其家属定时为患者进行被动的肢体活动，避免发生静脉血栓或肌肉萎缩。

（4）能起床活动的患者鼓励其进行适当活动，如散步、进行力所能及的生活自理等，但应有护理人员或家属陪伴，避免劳累和受凉，活动时以不出现心慌、气喘、疲乏为宜，一旦出现不适应暂停活动，卧床休息。

3.用药护理 应用促红细胞生成素（EPO）者应注意观察有无头痛、高血压、高凝血等表现，定期查血红蛋白和血细胞比容等。有出血倾向者尽量不使用纤溶药。

（六）健康教育

1.疾病基本知识 向患者及家属介绍本病的基本知识，使其明确该病虽然预后较差，但只要坚持治疗，避免加重病情的各种因素，仍可延缓病情进展，提高生命质量。

2.饮食指导 让患者和家属懂得合理饮食是治疗慢性肾衰竭的重要措施。教会其制定及选用优质低蛋白、充足热量、富含维生素和钙及低磷、清淡、易消化食谱的方法，并通过合理摄入水及电解质来维持体液平衡。

3.自我检测 教会患者及家属准确测量和自我监测体温、血压及体重，警惕高感染、血压、水肿、少尿、腹泻、腹腔积液、高血钾、脱水的发生。

4.生活指导 卧床休息患者要指导家属帮助其做好被动运动；缓解期可适当活动患者指导其正确评价活动耐力。注意防寒保暖、避免过劳、防止骨折、跌伤。积极预防各种感染，增强患者自我保健意识，注意个人卫生，避免各种应激因素的发生。

5.治疗指导与定期复查、随访 讲解合理、准确用药及各种药的毒副反应，避免擅自使用肾毒性药物。向患者介绍有计划地使用血管以及尽量保护前臂、肘等部位的大静脉对今后行血透治疗的意义。定期复查肾功能、血清电解质及门诊随访。

第五节 老年人前列腺增生

一、概述

老年前列腺增大发生率随年龄增大而增加。

二、临床表现

1.刺激症状 尿频、尿急、急迫性尿失禁，是前列腺增生的常见症状，尤其尿频是最早出现的症状，开始时为夜尿次数增多，每次尿量不多，随之白天也出现尿频。

2.梗阻症状 排尿困难是前列腺增生的主要症状，表现为排尿起始缓慢，尿线无力，射程短，尿终末滴沥，继而发展为需借助于腹压帮助排尿，出现间歇性排尿。发展至后期，尿流不成线，呈点滴状，不能完全排空或完全不能排尿。

3.梗阻并发症

（1）充盈性尿失禁 当前列腺增生引起下尿路梗阻达到一定程度，逼尿肌失代偿时，尿液不能排尽，出现大量残余尿，称为尿潴留。残余尿过多，膀胱过度充盈，膀胱内压高于尿道闭合压时，尿液自动从尿道口流出。

（2）继发感染和形成结石 当某种因素如药物、受凉、饮酒、憋尿、房事及吃辛辣刺激食物，可造成梗阻加重，导致急性尿潴留。残余尿量增多加重尿频、尿急及排尿困难。

（3）肾功能损害 梗阻晚期，尿潴留及膀胱内压增高，造成双输尿管扩张及肾积水，甚至尿毒症。表现为食欲缺乏、恶心、贫血、血压升高、嗜睡、意识迟钝及氮质血症等。

（4）大量肉眼血尿 有时增生腺体表面血管破裂造成，甚至因血块堵塞而发生急性尿潴留，需紧急处理。

三、临床治疗

1.药物治疗 如 α 受体阻滞剂、抗雄性激素药物等。

2.手术治疗 包括开放手术、经尿道前列腺切除术（TURP）、经尿道前列腺汽化术（TUVP）。

3.急性尿潴留的处理 先试行插导尿管保留导尿，如失败改行耻骨上膀胱穿刺造瘘引流尿液，等一般情况好转后再做前列腺切除术。如患者情况不允许手术，可置记忆合金网状支架解决尿潴留。

4.其他治疗方法 如前列腺注射疗法、微波疗法、射频疗法、冷冻疗法、气囊扩张疗法、高能聚焦超声疗法及经尿道前列腺组织内消融治疗等。

四、康复养护

1.养成有规律性排尿的习惯

2.加强锻炼，增强体质

（1）仰卧位，两手臂上举后枕于头下，两腿伸直并稍分开，用力收缩臀部肌肉，同时肛门紧缩上提，呼吸3～6次，然后放松肌肉，重复3～5次。

（2）仰卧位，两手枕头，膝关节弯曲，脚掌着床面，两脚分开用力将背、腰、臀部向上挺起，同时收缩会阴及肛门部肌肉，呼吸3～6次，然后放松肌肉，重复3～5次。

3.及时治疗其他疾病 因为许多疾病都容易连累到前列腺，应该趁早治疗，如前列腺炎及前列腺附近的后尿道炎细菌反复感染，炎症刺激容易诱发前列腺增生。保护睾丸，如果睾丸有病变，容易发生早衰。

4.戒酒　乙醇容易诱发前列腺充血水肿，大量饮酒，酒中的毒素积聚，会破坏人体的免疫系统，使人体的防御功能下降，细菌、病毒或其他微生物容易入侵，引起感染或病情复发。大量饮酒时，体内血管扩张，特别是前列腺含有较多的毛细血管扩张，充血后，导致前列腺体积突然增大，加重对尿道压迫，出现排尿困难或者出现尿潴留。

5.防止性生活过度，杜绝性交中断和手淫习惯　这些都可以造成睾丸和前列腺体的过度充血，久之睾丸容易发生萎缩，并引起前列腺增生。一方面性生活会加重前列腺的充血，使前列腺体积暂时性增大，射精时膀胱颈部组织收缩，可能导致排尿困难，所以不可恣情纵欲；另一方面，因前列腺增生而不敢过性生活亦不可取，这不仅因为性生活是老年人心身健康的重要标志，而且一味禁欲，老年男性的性积聚得不到适当排泄，会因为生殖器敏感性增加，更容易引起外生殖器勃起和加重前列腺的反复充血，反而对疾病不利。

第六节　老年人尿失禁

一、概述

尿失禁是指由于膀胱括约肌的损伤或神经功能障碍而丧失排尿自控能力，使尿液不受主观控制而自尿道溢出或流出的状态，是老年人常见病症。

二、临床表现

1.急迫性尿失禁　这种类型的尿失禁包括膀胱不稳定，逼尿肌反射亢进，膀胱痉挛和神经源性膀胱（未抑制膀胱），尿失禁与逼尿肌收缩未被控制有关。

2.压力性尿失禁　身体运作如咳嗽、喷嚏、颠簸或推举重物时腹内压急剧升高后发生不随意的尿液流出。

3.充溢性尿失禁　当长期充盈的膀胱压力超过尿道阻力时即出现充溢性尿失禁。

4.真性尿失禁　由于尿道外括约肌损伤或缺陷，导致持续性尿液从尿道流出。

三、临床治疗

1.对因治疗　如前列腺增生、尿道狭窄、结石、肿瘤等引起的尿失禁，可行手术治疗；炎症引起者可给予消炎治疗。

2.对症治疗。

四、康复养护

1.防治尿路感染　养成大小便后由前往后擦手纸的习惯，避免尿道口感染。性生活前，夫妻先用温开水洗净外阴，性交后女性立即排空尿液，清洗外阴。若性交后发生尿痛、尿频，可服抗尿路感染药物3～5天。

2.规律的性生活　研究证明，更年期绝经后的妇女继续保持有规律的性生活，能明显延缓卵巢合成雌激素功能的生理性退变，降低压力性尿失禁发生率，同时可防止其他老年性疾病。

3.合理饮食 饮食要清淡，多食含纤维素丰富的食物，防止因便秘等引起的腹压增高。

4.保持良好的心态 要有乐观、豁达的心情，以积极平和的心态笑对生活和工作中的成功、失败、压力和烦恼，学会自我调节心境和情绪。

5.加强体育锻炼 各种慢性疾病，如肺气肿、哮喘、支气管炎、肥胖等，可引起腹压增高而导致尿失禁，应积极治疗，以改善全身营养状况。同时要进行适当的体育锻炼和盆底肌群锻炼。最简便的方法是每天晨醒下床前和晚上就寝平卧后，各做50～100次紧缩肛门和上提肛门活动，可以明显改善尿失禁症状。

第七节　老年人排尿一过性晕厥

一、概述

排尿性晕厥又称小便猝倒，主要是由于血管舒张和收缩障碍造成低血压，引起大脑一时供血不足所致。

二、临床表现

该病多发生于16～45岁的男性，偶尔也可见于老年人。患者常在清晨、夜间或午睡后起床排尿时因意识短暂丧失而突然晕倒。多数患者在发病前可有头晕、恶心、心慌等不适感，但也有一些人在晕倒前并无任何不适的先兆。此种晕厥一般发生在排尿的终末期，也可发生在排尿前。晕厥持续的时间，少则数秒钟，多则半小时。

三、临床治疗

目前尚无有效的治疗措施。

四、康复养护

1.高龄老年人改变体位时动作宜缓慢。老年人在夜间平卧时间较长改为坐位或站位时都应有一个缓慢的适应过程。醒后尿意急迫时，先坐片刻，反复深呼吸数次然后排尿。

2.睡前摄入水分不宜过多。老年人常在晚饭后至睡前的时间大量饮茶，极易造成夜尿增多。因此，高龄老年人如无特殊需要，在睡前3天时间内饮水量尽量不超过500ml，并注意在睡前排空膀胱。

3.减少高龄老年人起床如厕小便次数。老年人感觉不灵敏，尤其有前列腺肥大者残尿较多，一旦感到膀胱胀满时，尿量多已超过正常容积，易使膀胱压力增高而发生排尿性晕厥。因此，高龄老年人睡前应将尿壶置于床旁易拿取的位置，减少起床如厕小便次数。

4.根据老人健康状况制定家庭预防护理措施，有效预防并发症。心功能差的老年人排尿时应行家人在旁协助，避免屏气，也不要骤然起坐和站立。有排尿性晕厥史或小便时曾有头晕、恶心或胸闷史的患者，睡前常规服用安眠药、镇静药者及前列腺肥大者，为发生排尿性晕厥的高危人群。应避免独自如厕，如厕时应尽量采取坐位，不能关厕门，便池旁装备扶手及椅子，以防摔倒。

第十三章　老年常见运动系统疾病医康养策略

第一节　老年人颈椎病

一、概述

颈椎病是由于颈椎间盘或椎间关节退行性改变，其继发病理性改变累及周围组织结构（神经、交感神经、椎动脉、脊髓等），出现相应临床症状的疾病。

二、临床表现

偶可见于中老年。颈部酸、胀、痛不适，自觉有头部不知放在何种位置好的感觉。颈部活动受限或强迫体位，肩背部僵硬发板。部分患者可反射性地出现短暂上肢感觉异常，咳嗽、喷嚏时疼痛加重，麻木不加重。

三、临床治疗

1.药物疗法　镇痛药物（如布洛芬、双氯芬酸）、营养神经系统的药物（如维生素 B_1 和维生素 B_{12}）、扩张血管药（如地巴唑、烟草酸、尼莫地平等）。

2.手术治疗　可分为前路入路、后路入路和前后路联合入路术式。

3.颈椎牵引疗法。

四、康复养护

1.颈部功能锻炼　颈部功能锻炼可以有效地防治颈椎病。

（1）回头望月　坐位，双腿略分开，两手十指相嵌，掌心朝上，上身前倾，前臂自然架于腿上。头及上身用力左转，头后探，右肩略下沉，左肩微耸，如回首望月样，同时深吸气，然后还原，呼气。左右相同，做10～20次。

（2）与项争力　站立，双手叉腰，上身不动，头尽量后仰，同时深吸气，此时颈部前屈肌群紧张对抗，然后复原，同时呼气。低头，闭口，下颌尽量紧贴前胸，同时呼气，颈部后伸肌群对抗用力，然后复原，同时吸气。本法反复10～20次。

（3）哪吒探海　站立，双足分开与肩同宽，双手叉腰。头颈用力伸向左前方，双目注视前方地面约1.5m处。身体不动，颈部继续努力向前探伸，同时吸气，然后还原，同时呼气。左右相同，各做10～20次。

（4）以头书"鳳"　站立，双足分开与肩同宽，双手叉腰。均匀呼吸，以头在空中以正确笔顺书写繁体字的"鳳"。动作宜沉稳、舒缓、刚柔相济。晨起或劳累时锻炼，做5～10次。

2.日常预防

（1）纠正头颈的不良体位，合理调整睡枕高度，避免不良睡眠体位、工作体位、生活体位及运动体位。注意避免反复落枕。

（2）预防颈部外伤，工作或生活中要注意防止颈部的闪、挫伤，并设法避免各种生活意外伤、交通事故及运动损伤。

（3）注意平时颈部体育锻炼，经常锻炼可缓解疲劳，使肌肉发达，韧度增强。

（4）饮食上可经常食用胡桃、山茱萸、熟地黄、黑芝麻、木瓜、当归等有强壮筋骨、补肾益髓的药膳，延缓骨刺的生成。

（5）长期伏案工作者，应定时改变头部体位或定时活动颈部以防劳损。

（6）注意颈肩部保暖，避免风寒刺激。

（7）广泛开展科普教育，普及颈椎病防治知识，增强个人防病意识。

第二节　老年人腰椎间盘突出症

一、概述

腰椎间盘突出症主要指腰椎间盘纤维环及软骨板的不全或完全断（破）裂，致使髓核向裂隙方向突出，对周围的关节、脊髓、神经根产生压迫而引起的一系列症状、体征。年龄增大与发病率成正比关系。

二、临床表现

1.下腰痛　是最早出现的症状。常因咳嗽、喷嚏、体位改变、弯腰、久坐、久站和久行而加剧。

2.感觉异常　患者可自觉下肢发凉，无汗或水肿。如压迫马尾神经可出现会阴麻木、刺痛、排便及排尿障碍，男性阳痿。严重者拇趾指背屈肌力减弱，常出现患侧下肢肌萎缩。

3.下肢放射痛或牵涉性痛　坐骨神经受到刺激，疼痛可放射到患侧过电样痛。牵涉性痛则为受损神经支配区的肌肉、关节同时出现疼痛。

4.运动障碍　由于腰和下肢僵硬、抽搐、无力，故不能做某些动作，如坐时不能盘腿，行走时患肢不能像健侧一样足尖向前。

三、临床治疗

1.药物治疗　常用的药物有双氯芬酸（扶他林）、维生素。

2.非药物治疗　包括封闭疗法、物理疗法、牵引疗法、手术治疗、微创治疗等。

四、康复养护

1.加强肌肉锻炼　强有力的背部肌肉，可防止腰背部软组织损伤，有助于减轻腰负荷。

2.改善劳动姿势 长期弯腰用力或长期从事坐位工作的工作者需密切注意劳动姿势，避免长时间保持同一姿势或长时间弯腰。避免腰腿部意外创伤。

3.家庭生活中的预防 家务劳动要适宜，避免过于弯腰。取物时避免扭腰，防止腰部负荷过大和减轻负荷的作用。

4.预防教育、健康检查 防患于未然，对患病者可树立治疗的信心。

第三节　老年人腰椎椎管狭窄症

一、概述

腰椎椎管狭窄症是指腰椎椎管或神经根管、椎间管因先天发育或后天各种因素引起的结构异常，导致单一或多处管腔内直径值减小而引起的马尾神经或神经根受压，出现以腰腿疼痛、间歇性跛行为主要临床症状的综合征。

二、临床表现

该病中年以上多见，起病多隐匿，发展缓慢。有腰背痛史，偶尔于外伤或负重后加重。马尾神经性间歇性跛行在中央型椎管狭窄或狭窄较重者多见，其特点是行走一段距离后出现下肢痛、麻木、无力，需蹲下或坐下休息一段时间后症状缓解，方能继续行走。随着病情加重，能行走的距离越来越短，使症状缓解需要休息的时间越来越长，但下肢血循环是正常的。狭窄严重时，腰部任何姿势均不能缓解疼痛。随病情进展，疼痛位置可逐渐下移到小腿，并伴有局部感觉异常和麻木感。部分患者可有鞍区麻木、胀热感和针刺样感觉。部分患者可有性功能与膀胱、直肠功能障碍。

三、临床治疗

1.药物治疗 常应用非甾体类抗炎镇痛药物、扩张血管药及神经营养药物，以抗炎、止痛、消肿和防止神经根变性为目的。

2.局部封闭疗法 常用醋酸泼尼松龙25～50mg+1%利多卡因10～20ml，每周1次，3次为1个疗程。

3.物理疗法 常用的有红外线、超短波、音频电流和中药离子导入等。

4.手术疗法 手术的目的主要是椎板切除减压、扩大椎管容积，消除压迫硬脊膜、马尾和神经根的因素。因狭窄的情况不同，故手术方法亦有不同。

5.介入治疗 对于保守治疗无效的老年人腰椎椎管狭窄症患者常需要考虑手术介入治疗。

四、康复养护

1.术前护理 手术前如果发现患者有其他内科的疾病是不能仓促决定做手术的，首先应该对现有疾病进行积极的治疗。比如患高血压的患者应该正常服用降价药物，最终要保证血压控制在140mmHg/90mmHg左右，而对于部分血压非常高的患者，如长期超过200mmHg，则不能把血压降到很低，应该保持在对该患者合理的范围，因为突然降低血压会引起对大脑的供血不足，严重的还可能形成脑血栓；患有糖尿病的患者应合理控制血糖，目标在8.0mmol/L以下，如果在手术之前或者手术当中需要补充液体，则可以给患者静滴葡萄糖，外加适量的胰岛素。

2.术中护理　患有腰椎疾病的老年患者，一般来说，病程都是长期的，机体自身对于发生病变的椎管间隙或者不稳定的椎间盘会产生代偿作用，比如纤维环的骨化、椎体由于边缘的增生导致融合等，致使发生病变的椎管间隙处于一种病态的平衡状态，然而，以代偿方式建立起来的平衡没有良好的牢固性，容易发生失代偿。在进行这项手术时，对于大部分的患者来说，只摘除突出的髓核还不足以达到目标，还应对椎板进行减压，使神经根管扩大，以便让各个节段上的神经根能够完全的释放压力，这个原则在治疗老年椎管狭窄中是一条非常重要的手术原则。不过，椎板经过减压后，容易破坏原来已经形成的相对来说比较平衡的一个状态，手术以后容易造成腰椎不稳定或者其他症状，比如滑脱。有的患者若需对全椎板进行减压，事先已知脊柱存在不稳定性，应在术中进行内固定，并且植骨融合。多节段融合术对于年龄比较大的患者有不足之处，术后往往融合率比较低，达不到预期的疗效。

3.术后护理　手术以后的早期应该尽量避免负重练习，应该根据个人的特点制定锻炼计划，恢复机体功能。国外学者在研究中发现，老年患者一般比较畏惧手术以后的机体活动，但是长期卧床以及活动减少，会让老年性的骨质疏松更加严重，同时让局部的临床症状加重。再者，老年人在术后由于凝血功能差而出血多，会造成椎管内物质的粘连。所以，在手术之前，要全面考虑到老年人的特点，不管是生理的还是心理的，尤其是脊柱的退行性，这要求在治疗每一位患者时，要考虑周全，采取个性化的治疗措施。

第四节　老年人胸腰椎压缩性骨折

一、概述

老年人椎体压缩性骨折则由于内分泌功能减退而致骨质疏松，尤其是老年妇女停经以后，骨质明显疏松，此时垂直骨小梁的横断面积减小，如果减少50%，则椎体承受力将下降至原始承受力的1/4，这种疏松的椎体，在轻微外力挤压作用下，即可发生椎体压缩骨折，其特点是数个椎体压缩或椎体上下面都被压向椎体中央而呈鱼骨样。

二、临床表现

1.脊椎损伤的表现　伤后腰背部疼痛及活动障碍为主要症状。

2.脊髓损伤的表现　下肢的截瘫是主要表现。

三、临床治疗

1.单纯性脊柱骨折脱位 按骨折脱位的一般原则予以复位、固定及功能活动。并注意避免引起脊髓损伤。

2.伴有脊髓损伤的脊柱骨折脱位 应以有利于脊髓功能的恢复与重建作为重点进行处理。

3.手术治疗 经皮椎体成形术是治疗该类骨折的常用手术方法。

四、康复养护

老年人胸腰椎压缩性骨折也是骨质疏松症常见的并发症。

1.卧硬板床，胸腰局部垫软枕。

2.主张早期功能锻炼。

3.外敷药膏及物理照灯。

4.根据中医辨证分型，内服中药等治疗。

胸腰椎压缩性骨折的患者卧床时间一般需6～8周，局部垫软枕以帮助复位、固定，按卧床患者护理，定时翻身，每1～2小时翻身一次，呈"滚桶式"翻身，并用"六一散"防压疮按摩，侧卧位时膝关节保持轻度屈曲位，膝关节下方垫一软枕。观察双下肢活动、感觉情况，观察二便情况、能否自解大小便，保持大便通畅，做好皮肤护理和口腔护理，如实记录主张早期功能锻炼，一般受伤后3～5天即开始功能锻炼，可按五点支撑法—三点支撑法—四点支撑法循序渐进地进行，每天1～2次，每次20遍，逐渐增加活动次数，最后练习"飞燕点水"式。卧床时间满6～8周，且功能锻炼得好，无疼痛，拍X光片有骨痂生长，"原始骨痂期"，可指导患者戴腰围坐起、学行走，坚持佩戴腰围2～3个月，起保护作用，以防再次发生骨折。腰背肌的功能锻炼有利于保护骨质疏松的脊柱，有利于减少椎体压缩性骨折引起的腰背疼痛后遗症，增加椎体前缘张力，有利于被压缩椎体恢复原形。还可配合外敷药膏，部照灯和内服中药，口服"骨康口服液"等治疗。

第五节　老年人感染性关节炎

一、概述

感染性关节炎，是由于各种感染引起的关节炎症，由于老年人免疫力低下骨质疏松等各种因素，容易引起关节的炎症。关节感染是来源于滑膜或关节周围组织的细菌，真菌或病毒引起的炎症。

二、临床表现

患关节肿胀，热痛，关节腔内积聚大量浆液性、纤维素性或脓性渗出液，关节囊膨胀，按压有波动感。患肢跛行，常伴有体温的升高；经久则关节软骨破坏，软骨下骨被侵蚀，关节骨周缘骨质增生，滑膜增厚；后期可发展为纤维性或骨性关节愈合，关节强硬或死关节。

三、临床治疗

在怀疑为非淋球菌的革兰阳性菌感染时首选半合成青霉素（优福星）、头孢菌素、万古霉素（如果细菌耐药，如金黄葡萄球菌）或克林霉素。疑为革兰阴性菌感染时，可用第三代头孢菌素和氨基糖苷类药物（感染严重时）以非肠道给药的方式给药直至药敏试验示有结果时。

除了应用抗生素，急性非淋球菌关节炎每天要至少一次用大号针头抽取关节脓液，定时冲洗，关节内镜冲洗或关节手术清创。风湿性关节炎也应尽早进行手术清创引流。关节在最初几天内可以上夹板以缓解疼痛，待好转后可进行主动的运动训练。

四、康复养护

1.预防治疗似乎仅适合于患有皮肤感染、泌尿系生殖道及呼吸道感染的易感性增高的患者。而对于进行过微侵袭手术的患者，预防性治疗仅适合于高度易感的患者。

2.经药敏试验选择抗生素，全身连续应用数周，直至感染控制、平息。

3.适当活动关节，防止粘连。但病程较久者，由于关节软骨和关节骨的破坏严重，炎症控制以后往往转化为骨关节病，功能难以恢复。

4.膝关节功能锻炼 如果老年患者进行了关节清理术，一般术后1~2周开始下肢功能锻炼器（CPM）机上被动锻炼，CPM能使肢体肌肉处于无收缩状态下的膝关节活动，加速关节滑液循环，消除肿胀，有可能获得透明软骨的再生修复。锻炼前为患者安装止痛泵，尽量使其在无痛状态下锻炼。患者取仰卧位，将患肢固定在CPM机的架子上，从30°开始，每天4次，每次30分钟，1周内达到90°，逐渐增加到120°。同时加强主动练习，每天4~6次，每次20~30分钟。术后4周开始负重锻炼。

5.鼓励患者进食高蛋白、高热量、高维生素、易消化饮食，如牛奶、鸡蛋、瘦肉及新鲜蔬菜、水果等，以增强机体抵抗力，预防因卧床引起的便秘。鼓励患者多饮水，预防泌尿系统感染。

第六节 老年人类风湿关节炎

一、概述

类风湿关节炎（RA），是一种以关节病变为主的全身性自身免疫性慢性结缔组织病，其特征性的症状为对称性、周围性多个关节慢性炎性病变。

二、临床表现

该病主要是对称性、多发性关节疼痛、晨僵、肿胀、皮温增高、皮色微红（见于小关节无丰富软组织覆盖）或不红、不热，活动功能受限；全身可有不同程度的发热，但不发热者多、倦怠无力、贫血、消瘦等。以上局部和全身症状，多为隐匿发病。初起仅感1~2个关节疼痛、晨僵，时轻时重，此起彼伏。以后逐渐明显，进行加重，甚至关节畸形强直。本病的特点：一是对称性多关节炎；二是一对关节的炎症尚未完全消退，而另一对关节又出现炎症。此与风湿性游走性关节炎不同。常见几个受累关节的特殊体征。

三、临床治疗

目前，所采取的各种治疗包括中医、西医、药物、手术等，都是旨在改善病情，阻断病程，修复骨关节损害和功能重建等。

四、康复养护

1.一级预防 ①避免风寒湿等不良因素的侵袭，日常生活和工作中要防止受风寒、淋雨和受潮，关节处要注意保暖，不穿湿衣、湿鞋，不要卧居湿地，不要贪凉受露等；②加强锻炼，增强身体素质。经常参加体育锻炼，如保健体操、打太极拳、做广播体操、散步等，可以提升抗病能力；③加强营养，生活规律，心情舒畅，提高自身免疫功能；④许多患者的发病与细菌或病毒的感染有一定关系，因此及时而有效地控制感染是预防类风湿关节炎的重要手段。

2.二级预防 类风湿关节炎的二级预防目标为：在发病后，通过综合的早期干预措施，限制病情发展，保护关节功能，预防、减少残疾发生，并缓解症状，提高生活质量。类风湿关节炎早期的病变往往是可治的甚至是可逆转的，即使症状明显，来势很猛，如及时作出诊断，正确用药，可收到良效，使病情得到缓解，功能得到保存。故发病早期应及早由风湿科专科医师或熟悉风湿病诊治的内科医师在明确诊断后，立即进行积极的治疗。

3.饮食指导 类风湿关节炎是一种慢性消耗性疾病，再加上一些抗风湿西药对消化道的不良刺激，往往会引起食欲缺乏，出现营养不良及贫血等。因此，患者在饮食中有必要补充蛋白质、多种维生素及矿物质。出现贫血可以食用动物肝脏、瘦肉等；对骨质疏松明显的患者，除了补充蛋白质之外，还可增加维生素D和钙质。急性活动期如出现关节红肿热痛时，辛辣刺激及油腻食物均不应多食，久病胃肠不适者，如有水肿或血压高等并发症时，还需要适当控制水分和盐的摄入。

4.保暖防寒 类风湿关节炎大约有90%的患者对气候变化敏感。在阴天、下雨、刮风或受到寒冷、潮湿等外因的影响时关节局部有肿胀和疼痛可加重。有些患者的病情变化与季节有关，因此要重视气候、季节对疾病的影响，做到四时而调适，注意避寒、保暖。如遇感冒及上呼吸道感染，要及时治疗。再者不要受过度的精神刺激、保持精神愉快，要树立起战胜疾病的信心，以有利于本病的康复。

5.运动指导 通过关节功能锻炼，避免出现僵直挛缩，防止肌肉萎缩，恢复关节功能，保持体质。如手捏核桃或弹力健身圈，锻炼手指关节功能；两手握转环旋转，锻炼腕关节功能；脚踏自行车，锻炼膝关节；滚圆术，锻炼踝关节等。锻炼时，切勿超过自己的耐受力，适可而止，活动量应逐步增加，循序渐进。

第七节　老年人系统性硬化症

一、概述

系统性硬化症（SSc）是一种自身免疫性弥漫性结缔组织疾病，也称为硬皮病。

二、临床表现

1.雷诺现象　其典型发作表现为指（趾）末端发作性苍白、青紫、潮红的三相反应，伴有局部麻木、疼痛，一般在遇暖后会很快缓解，持续时间长短不一，多为几分钟至十几分钟。

2.皮肤病变　皮肤增厚、变硬是特征性表现，还可出现皮肤发亮、紧绷、皱纹消失及汗毛稀疏等。

3.骨和关节病变　常为早期症状，60%~80%的患者有肌无力，轻度肌酶升高；约29%可有侵蚀性关节病。由于皮肤增厚且与其下关节紧贴，致使关节挛缩和功能受限。手的改变最为常见，手指可完全僵硬，或变短和变形。腱鞘纤维化，当受累关节主动或被动运动时，特别在腕、踝、膝处，可觉察到皮革样摩擦感；长期慢性指（趾）缺血，可发生指端骨溶解。

4.消化系统病变

（1）口腔　张口受限，舌系带变短，牙周间隙增宽，齿龈萎缩，牙齿脱落，牙槽骨萎缩。

（2）食管　胸骨后灼热感、反酸，长期可引起糜烂性食管炎、食管出血、下食管狭窄等并发症。下2/3食管蠕动减弱可引起吞咽困难和吞咽痛。

（3）小肠　常可引起轻度腹痛、腹泻、体重下降和营养不良。偶可出现假性肠梗阻，表现为腹痛、腹胀和呕吐。

（4）大肠　10%~50%的患者有大肠受累，可发生便秘、下腹胀满，偶有腹泻。

（5）CREST综合征　临床表现为皮肤钙质沉着、雷诺现象、食管张力减低、指（趾）硬化和毛细血管扩张五联征。患者多具有其中的3~4个特征，少数患者5个特征全都具备。

5.肺部病变　普遍存在，受累仅次于食管。早期可出现气短，活动耐量减低；后期出现干咳。

6.心脏病变　30%~50%的患者有心脏受累，查体可见室性奔马律、窦性心动过速、充血性心力衰竭，偶可闻及心包摩擦音。心肌炎、心包炎或心内膜炎均有发生。临床表现为气急、胸闷、心绞痛及心律失常，严重者可致左心或全心衰竭（亦可因肺部损害导致肺源性心脏病引起右心衰竭），甚至发生心源性猝死。心电图有异常表现。

7.肾脏病变　可发生硬化性肾小球炎，出现慢性蛋白尿、高血压及氮质血症，严重时可致急性肾衰竭。患者出现肾损害症状后，死亡率高。硬皮病肾病变临床表现不一，部分患者有多年皮肤及其他内脏受累而无肾损害临床现象；有些在病程中出现肾危象，急进性肾衰竭，如不及时处理，常于数周内死于心力衰竭及尿毒症。实验室检查发现肌酐正常或增高、蛋白尿和（或）镜下血尿，可有微血管溶血性贫血和血小板减少。

8.其他 少数病例有抑郁、多神经炎（包括脑神经）、惊厥、癫痫样发作、性格改变、脑血管硬化、脑出血，以及脑脊液中蛋白增高和脑电图异常。

三、临床治疗

1.一般治疗 预防感冒及感染，去除感染病灶，感染有加重本病的可能，不利于疾病的康复。注意保暖和避免过度精神紧张，避免情绪不稳。

2.对症治疗

（1）反流性食管炎 少食多餐，餐后取立位或半卧位，减少对食管的刺激。用组胺受体阻滞剂（西咪替丁或雷尼替丁等）或质子泵抑制剂（奥美拉唑等）降低胃酸。如有吞咽困难，可用多潘立酮等增加胃肠动力药物。腹部胀满可间断服用广谱抗生素。

（2）雷诺现象 可用钙通道阻断剂，如症状较重、有坏死倾向，可加用血管扩张剂哌唑嗪。

（3）硬皮病患者应经常监测血压，发现血压升高应及时处理。早期控制血压增高，可预防肾危象出现。如发生尿毒症，需进行血液透析和肾移植。

3.改善病情的药物 对硬皮病目前尚没有特效药物。一些治疗可以使病情部分缓解控制器官终末损害。因此，早期诊断和早期治疗可以阻止疾病的进展并获得良好的临床疗效。但由于疾病的复杂性、异质性和间断发作的特点，造成对治疗效果的评价非常困难。对硬皮病的治疗主要针对血管异常、免疫异常和纤维化病变3个方面来进行。

四、康复养护

1.预防硬皮病要注意劳逸结合，积极加强身体锻炼来提高自身的免疫力，应避免精神紧张和过度劳累，保证心情舒畅，避免强烈精神刺激。在心理上要正视自己的病情，不要消极、悲观，保持良好的精神状态，更不可丧失信心，放弃治疗。

2.日常生活中应注意保暖，时刻关注天气变化，避免受寒。特别秋冬季节，气温变化剧烈，当进行室外训练及军事任务时应及时增添保暖衣物及设施；尤其是有雷诺现象患者，更应注意保温，避免冷刺激。

3.硬皮病会使皮肤失去弹性，一块块硬如纸板，因此一定要注意防护皮肤外伤及感染，防止接触有刺激性的东西，必要的时候可以戴手套或用纱布包扎一下再去触碰。注意保护受损皮肤，即使较小的外伤，都要引起足够的重视。预防硬皮病首先要控制感染，处理慢性病灶，患者平时应该经常使用凡士林、抗生素软膏等避免或者减轻皮肤干燥硬化及指（趾）溃疡。

4.在饮食上，要注意增加营养，多吃一些高蛋白、高能量的食物。忌用冷饮冷食，避免辛辣过烫的食物，禁止吸烟喝酒，以免引起皮肤的恶化，带来更严重的后果。食管是常见的受累部位，硬皮病患者进食时要细嚼慢咽，少食多餐，以细软易消化的食物为宜，进食后不要立即平卧，以免食物反流。

第八节 老年人干燥综合征

一、概述

干燥综合征（SS）是累及外分泌腺体为主的慢性炎症性的自身免疫疾病。

二、临床表现

1.口干燥症 是首发症状，成年人以口干为主，儿童以唾液腺肿大为主。

（1）口干 约80%的患者觉口干，严重者在讲话时需频频饮水，进固体食物时必须伴水或流质送下。

（2）舌痛、舌面干裂，舌乳头萎缩而舌面光滑，口腔黏膜出现溃疡或继发感染。

（3）猖獗性龋齿 50%的患者中出现，表现为牙齿逐渐变黑，继而小片脱落，最终只留残根，并呈重度进行性发展。

（4）唾液腺肿大 约40%的患者有唾液腺肿大，以腮腺为多见，多间歇性腮腺肿痛，累及单侧或双侧，重度时形成松鼠样脸，10天左右自行消退，少数持续性肿大，应警惕恶性淋巴瘤的可能，少数有颌下腺肿大，舌下腺肿大较少，唾液腺肿大主要见于原发性干燥综合征患者，继发性综合征患者中则很少见。

2.干燥性角结膜炎 眼干涩、痒痛、烧灼感、异物感、少泪，严重者哭时无泪，可出现角膜炎、结膜炎、虹膜脉络膜炎、全眼炎。少数有泪腺肿大。

3.其他浅表外分泌腺病变 ①皮肤干燥者占50%，其中约25%发生脱屑，可如鱼鳞病样表现，皮肤无华、瘙痒，甚至萎缩；②鼻腔干燥、鼻痂、鼻出血和嗅觉灵敏度下降；③咽鼓管干燥和脱屑可导致浆液性中耳炎，传导性耳聋；④咽干、声音嘶哑；⑤外阴和阴道干燥、萎缩，有时伴烧灼感，可有外阴溃疡，继发阴道念珠菌病。

三、临床治疗

1.眼干的治疗 包括人工泪液、泪点封闭、增加空气湿度等。

2.口干的治疗 如补充水分、刺激唾液腺分泌等。

3.皮肤及阴道干燥 溴己新（必嗽平）可改善眼、口、皮肤和阴道干燥。

4.肌肉关节疼痛 可以使用非甾体类抗炎药物或口服羟基氯喹治疗。

5.合并神经系统损害、间质性肺炎、肾小球肾炎，肝损害、血细胞低下、肌炎等系统表现者，给予泼尼松等。

6.肾小管酸中毒 除应用糖皮质激素和免疫抑制剂治疗外，给予补钾和纠正代谢性酸中毒。

7.出现恶性淋巴瘤者宜积极、及时进行淋巴瘤的联合化疗。

8.其他对症治疗 如皮疹、肝损害等采取相应治疗。

四、康复养护

1.研究发现，当室内温度处于18～25℃，相对湿度为45%～65%时，人的身体、思维会处于最佳状态。养一盆绿萝、富贵竹、水仙等水生植物，或者在小玻璃缸里养两条小金鱼伴铜钱草，自然蒸发的水汽不但能增加局部环境的湿度，形成一个天然"活氧吧"，而且能够预防干燥综合征，还能缓解视力疲劳，让生活环境宁静温馨。

2.饮食要清淡，避免上火，要忌吃油炸食品，多吃清火食物，如新鲜绿叶蔬菜、黄瓜、橙子、绿茶等。要多吃一些胡萝卜，补充体内必需的B族维生素，避免口唇干裂。

3.吃补药时不宜吃鹿茸、肉桂等燥性很大的食物。饮食应偏于甘凉滋润，多吃滋阴清热生津的食物，如百合、银耳、莲子、黄瓜、西红柿、山药、苦瓜、白果、豆豉、丝瓜、芹菜、藕、甲鱼等清凉食物，水果以西瓜、梨、柚子、荸荠等甘寒之品为佳。忌食辛辣、香燥、温热之品，如酒、茶、咖啡、各类油炸食物、羊肉、狗肉、鹿肉，以及姜、葱、蒜、辣椒、胡椒、花椒、茴香等，并严禁吸烟，以防助燥伤津，加重病情。

4.应有良好的生活习惯，按时作息，避免熬夜，定时定量进餐。

5.预防干燥综合征除增强体质，提高抗病能力外，最好的方法就是多喝水。秋冬季每天的补水量应达到2000～2400ml，由于早上人体血浓度非常高，容易形成血栓，所以早上起床先喝700ml水，这杯水可起到稀释血液、清洗肠道的作用。

6.要保持平和的心态。心态平和有利于气血通畅，可避免因情绪受到刺激而导致的上火。

第九节　老年人骨性关节炎

一、概述

骨性关节炎又称骨性关节病、增生性关节炎、退化性关节炎，属非炎症性疾病，发病与年龄、姿势性劳损、肥胖、内分泌紊乱、外伤、寒冷、潮湿等有关，是负重关节最常见的疾病。随年龄增大，患病率迅速上升；＞65岁人群中50%以上有骨性关节炎的X线片证据，但是有25%会有症状。75岁以上人群80%会出现症状。在美国50岁以上男性中，骨性关节炎是仅次于缺血性心脏病导致工作能力丧失的第二位原因，可使劳动力丧失达53%。骨性关节炎是老年人疼痛和致残的主要原因。

二、临床表现

全身关节都可有骨关节炎，表现出相应关节的疼痛、肿胀、摩擦音、变形和活动受限。但是膝关节骨性关节炎的发病率最高。约41%的骨关节炎患者为膝关节骨关节炎。这是因为膝关节为负重大、活动多、易受外伤、劳累和风寒刺激的关节。髋关节骨关节炎占19%。骨性关节炎关节疼痛的特点多为活动过多时出现，休息后可减轻。膝关节骨性关节炎还造成患肢下蹲、上下楼梯等障碍，严重时会产生内翻及屈曲挛缩畸形，最后出现关节病残。

三、临床治疗

1.物理治疗　包括对患者的教育、减轻体重、调整运动方式、按照正确的方法进行运动、做增强肌肉力量的锻炼、采取辅助措施如助行器及拐杖等。

2.药物治疗　包括抗炎止痛药（如乙酰氨基酚）、非甾体类抗炎药（NSAIDs）（如保泰松、吲哚美辛）、玻璃酸钠、PRP（富血小板血浆）等。

3.手术治疗　如关节镜下关节清扫术、关节置换手术。

四、康复养护

1.环境　老年人居室温暖，阳光充足，温、湿度适宜，生活环境安全。保持床铺清洁平整、及时更换，防止出现压疮。

2.饮食调理　提供营养丰富的高钙易消化饮食，如鲜奶、海产品、深绿色蔬菜、坚果及豆制品；鼓励老年人多食用蔬菜、水果，保持大便通畅，防止便秘；不吸烟；每天喝咖啡不超过2次；多饮水，预防泌尿系统结石。

3.康复养护措施

（1）休息与合理运动　一般的骨性关节炎无须卧床休息，只要限制相关关节的活动量，就可以达到休息的目的。但症状明显时要充分休息，症状缓解后进行适当的关节运动，以保持肌力和关节稳定性，若关节出现肿胀、疼痛加重时，则应卧床休息，以减少关节运动。

（2）主要应用消炎镇痛药和中成药　消炎镇痛药可选阿司匹林、吲哚美辛、布洛芬等，中成药可选塞痹丸、抗骨质增生丸、壮骨关节丸等。另外，除口服药物外，在稳定期，目前亦有关节囊内透明质酸酶注射疗法，可以改善部分患者的关节疼痛症状。

（3）对症理疗　可根据情况选用直流电药物离子导入法、音频电疗、磁疗、短波、超短波、红外线、蜡疗、热水浴、矿泉浴、药物浴等，以促进血液循环、减轻肌肉按摩、缓解疼痛。

（4）运动疗法　①关节运动：根据病情的程度，训练初期以主动运动为主，范围应达到患者能忍受的关节最大活动度，随病情好转，可由主动运动逐渐过渡到辅助运动，以使关节能达到其最大活动范围，然后进行抗阻运动练习。②肌力练习：训练初期，首先采用肌肉等长收缩练习，待疼痛缓解或解除固定后，进行等张肌肉收缩，直至抗阻练习。③能量节约术：应用适合的辅助装置，以最大限度发挥其生物力学功能，在最佳体位下进行行走和手部活动等；使用合适的自助具和衣着；改造家庭环境，以适应病情的需要；在生活中要注意休息，维持足够的肌力；保持良好的姿势；对不宜的抗重力关节活动，可在消除重力的情况下进行。④支具：为减少负重关节的负荷，防止关节进一步磨损，采用各种支具，如腋拐、手杖等。

（5）晚期畸变期用以上方法难以达到康复治疗效果时，目前已开展人工关节置换术，如髋关节和膝关节的置换术，术后通过功能训练，可以达到一定的康复疗效。

总之，骨关节炎是慢性病，需要有预防和保健意识，尽可能减缓病情进展，综合利用以上各种方法，施行个性化的综合康复治疗，最终达到控制症状、保护关节功能、提高生活质量的目的。

4.功能锻炼

（1）髋关节　早期进行踝部和足部的活动锻炼，鼓励老年人尽可能做股四头肌的收缩，除去牵引或外固定后，床上练髋关节的活动，进而扶拐下地活动。

（2）膝关节　早期进行股四头肌伸缩活动的锻炼，解除外固定后，再进行伸屈及旋转活动。

（3）肩关节　练习外展、前屈、内旋活动。

（4）手关节　主要锻炼腕关节的背伸、掌屈、桡偏屈、尺偏屈。

对于活动受限的老年人，应根据其自身条件及受限程度，运用辅助器具或特殊的设计以保证或提高老年人的自理能力。如门及过道的宽度须能允许轮椅等辅助器通过；室内地板避免有高低落差的情形，地板材质应以防滑为重点；过道、楼梯、厕所、浴缸外缘都应加装扶手；床的高度应保证双脚能着地；衣柜门的开法及柜的深度应能使老年人易接近且方便取物；对于使用拐杖者要格外注意桌椅是否有滑动的情形。对吞咽困难的老年人，应准备浓稠度适合其吞咽能力的食物，且在进食中或进食后配用少量起泡性饮料（如汽水、可乐），避免大口进食或摄入大块的食物。对定位能力缺陷的老年人，可运用提醒标志或将活动路线单纯化等方式提供帮助。对视力不良的老年人，应在特定区域（如楼梯的防滑带或有高度变化处）以不同的颜色加以区分。对大、小便失禁的老年人，应避免一次饮用大量的水，同时宜尽可能安排老年人睡在距厕所较近的卧室，以方便如厕。

运动有利于骨骼的健康，老年人可选择散步、慢跑、游泳，运动前先做5分钟准备活动，伸展颈、腰、膝部，然后持续10～20分钟的运动，最后再做5～10分钟整理运动，运动量以运动后全身微微出汗、身体无过度疲劳为宜，运动贵在坚持。指导老年人活动应遵循的原则。

5.保护关节肌肉　枕头高度不高于15cm，以免颈部过屈，诱发颈椎病，避免提过重的物品，能背的就不提，能双手提的不单手提，搬取重物前先将双足分开与肩等宽，站稳后屈髋，身体靠近物体，腰部缓缓用力，避免损伤腰肌。

第十四章　老年常见血液系统疾病医康养策略

第一节　老年人贫血

一、缺铁性贫血

（一）概述

缺铁性贫血在老年人中较常见，仅次于慢性病性贫血，男、女发病率无明显差别。

（二）临床表现

贫血明显时常见头晕、头痛、乏力、易倦、心悸、活动后气短、眼花、耳鸣、食欲减退等。老年人常会出现心绞痛、心力衰竭或烦躁、易怒、淡漠、失眠等。体征为皮肤和黏膜苍白、毛发干枯、口角炎、指甲呈现匙状（反甲），还可出现皮肤轻度水肿，以下肢踝部为明显。

（三）临床治疗

1.病因治疗　应尽可能地去除引起缺铁性贫血的病因。

2.铁剂治疗　如口服硫酸亚铁、多糖铁复合物胶囊（力蜚能）等；铁注射剂（如右旋糖酐铁和山梨醇铁）。

二、营养性巨幼细胞贫血

（一）概述

巨幼细胞贫血是指叶酸和（或）维生素B_{12}缺乏或其他原因引起细胞核DNA合成障碍所致的贫血。老年人的发病率较年轻人高。

（二）临床表现

1.贫血　老年人一般起病较缓慢，临床表现主要有头晕、乏力、心悸、气促、耳鸣等，面色苍白逐渐加重。

2.消化道症状　常有食欲缺乏、上腹部不适或腹泻等表现。舌质红、舌乳头萎缩而致舌面光滑（牛肉舌）。

3.神经系统症状　典型的表现有四肢麻木、软弱无力、共济失调、下肢强直行走困难、深部感觉减退以至消失，腱反射减弱、消失或亢进，锥体束征阳性。还可有膀胱、直肠功能障碍，健忘，易激动以至精神失常等症。

（三）临床治疗

1.原发病、基础疾病的治疗。

2.补充叶酸或维生素B_{12}。

3.部分胃黏膜萎缩的恶性贫血对肾上腺皮质激素治疗有效，可能与胃黏膜再生、分泌内因子等有关。这类患者应长期应用皮质激素治疗。

三、再生障碍性贫血

（一）概述

再生障碍性贫血（AA）是一组由于化学、物理、生物因素及不明原因引起的骨髓造血功能衰竭，以造血干细胞损伤、外周血全血细胞减少为特征的疾病。老年人常见慢性再生障碍性贫血。

（二）临床表现

1.**贫血**　苍白、乏力、心悸、气短等。

2.**出血**　以皮肤、黏膜出血为突出，常有鼻出血、牙龈渗血等，严重者可内脏出血。

3.**感染**　慢性再生障碍性贫血感染较轻，急性再生障碍性贫血常有严重感染。

一般无肝脾淋巴结肿大。

（三）临床治疗

1.**防治感染**　保护皮肤、口腔清洁。白细胞严重低下者，应给予保护性隔离。有感染征象时要及时给予有效的抗生素治疗。

2.**支持治疗**　预防感染（注意饮食及环境卫生），避免出血（防止外伤及剧烈活动）；杜绝接触各类危险因素（包括对骨髓有损伤作用和抑制血小板功能的药物），必要的心理护理。

3.**输血**　老年患者由于心血管代偿功能较差，以成分输血为好，以免发生心力衰竭。输注浓缩红细胞改善贫血，输注浓缩血小板控制出血。

4.**控制出血**　血小板输注；局部压迫止血，如鼻出血患者鼻道填塞压迫止血；肾上腺糖皮质激素，泼尼松60mg/d分2～3次服用。

5.**雄性激素**　通过使重组人红细胞生成素生成增加而发挥作用，对慢性再生障碍性贫血疗效较肯定。

6.**免疫抑制剂**　如抗胸腺细胞球蛋白（ATG）或抗淋巴细胞球蛋白（ALG）、环孢素（CsA）等。

7.**中医中药治疗**　如川芎嗪、复方皂矾丸等。辨证论治亦可获较好疗效。

四、康复养护

1.**饮食调整**　与贫血密切相关的营养素主要有蛋白质、维生素B_{12}、叶酸和铁。因此在饮食上应注意膳食的均衡性，不宜偏食，特别是绝对素食。动物性食物所含的蛋白质优于植物性食物中的蛋白质，动物性食物中含有铁也比较丰富且易于消化吸收。另外，动物性食物中含有维生素B_{12}较多，而植物性食物中含维生素B_{12}很少，且不容易被消化和吸收。从预防贫血角度，应该多吃动物性食品，但是动物性食物能量密度大，容易导致热量摄入过多，所以在饮食方面要讲究膳食平衡。含铁丰富的动物食物有动物肝脏和其他内脏；瘦肉、蛋类等。富含铁的蔬菜有苜蓿、菠菜、芹菜、油菜、萝卜缨、胡萝卜、苋菜、金针菜、荠菜、莲藕、番茄等；富含铁的果品有杏、桃、李、草莓、葡萄干、红枣、樱桃等。此外，还有豆类、花生等。不要过分节制饮食，及时纠正偏食。有些不良生活习惯，如乙醇依赖，会导致营养素摄入不足，应加以纠正。

2.多进行体力活动　体力活动有促进食欲的作用，又能消耗多余的热量。在预防贫血方面，运动的作用主要是促进食欲，有利于机体获得较多的、用于造血的外源性维生素、铁和蛋白质。

3.基础疾病防治　有许多疾病会导致贫血，对于老年人应注意预防和治疗，如胃部疾病、感染、肾功能不全、慢性失血都应及时发现和治疗。

4.调整生活方式　对于老年人来说，及时发现贫血是及时就医的第一步。老年人由于各器官有不同程度衰老，且常有心、肺、肝、肾及脑等其他脏器疾病，造血组织应激能力差，因而对贫血的耐受能力低，即使轻中度贫血，也可以出现明显的症状。老年人多有心血管疾病，容易将贫血的症状误认为心血管疾病而忽略贫血。老年人贫血以继发性贫血多见，约占87.1%。此与老年人相伴随的某些疾病，如肿瘤、感染、肾功能不全、慢性失血、某些代谢性病以及应用药物有关。如发生原因不明的进行性贫血，则一定要考虑恶性肿瘤的可能性。即使是轻度贫血也要仔细寻找原因。及时发现导致贫血的原因并及时治疗引起贫血的疾病，这对于贫血患者非常重要。贫血患者有针对性地改变生活方式，有利于配合治疗，促进机体的恢复。

第二节　老年人出血性与血栓性疾病

一、紫癜

（一）老年性紫癜

1.概述　老年性紫癜发生于高龄者的慢性皮肤紫癜及小血肿，伴有营养不良时尤为常见。其基本病理改变是毛细血管脆性增高。

2.临床表现　老年性紫癜的出血多见于颜面、颈部、上肢伸侧、手背及小腿，且皮下出血吸收缓慢，常持续数周，且紫癜消退后往往长时间遗留褐色色素沉着。

3.临床治疗　老年性紫癜无不良后果，一般无需特殊处理，也可给予维生素C治疗。

（二）药物性紫癜

1.概述　多种药物能引起全身性紫癜，如碘化物、奎宁、普鲁卡因、阿司匹林、磺胺类等。药物性血管性紫癜的发生机制可能是通过自身免疫反应使血管内皮受损。

2.临床表现 紫癜仅表现为四肢皮肤瘀点或瘀斑，一般不伴其他异常出血。

3.临床治疗 停药后紫癜可自行消失，呈良性经过。无需特别处理。

（三）康复养护

1.改变不良的生活方式，戒烟限酒。

2.治疗基础疾病。

3.禁止滥用药物。

二、弥散性血管内凝血

（一）概述

弥散性血管内凝血（DIC）是一种发生在许多疾病基础上或某些特殊条件下，由致病因素激活凝血系统，导致全身微血栓形成及继发纤溶亢进的综合征。老年人常因止凝血功能异常，形成"生理性"老年血栓前状态，使DIC的"启动阈"下降，易治疗较困难。

（二）临床表现

1.出血倾向 特点为自发性、多发性出血，部位可遍及全身，多见于皮肤黏膜、伤口及穿刺部位，其次为内脏出血，严重程度可随DIC不同类型及分期而异，重者可引起致命性颅内出血。

2.休克或微循环障碍 为一过性或持续性血压下降，早期即出现肾、肺、大脑等器官功能不全表现，如肢体湿冷、少尿、呼吸困难、发绀及神志改变等。

3.微血管栓塞 分布广泛，可为浅层栓塞，表现为皮肤发绀，进而坏死、脱落，黏膜损伤，呈灶性或斑块状坏死或溃疡形成。老年人发生DIC时，出血症状可较轻微，但血栓多发生在各部位，而有多种器官功能障碍的表现。

4.微血管病性溶血 表现为进行性贫血，但贫血程度与出血量不成比例，偶见皮肤、巩膜黄染。

5.原发病表现 可甚突出以致掩盖DIC表现。

（三）临床治疗

1.基础治疗 治疗基础疾病及消除诱因。

2.抗凝治疗 常用药物为肝素。

3.血小板及凝血因子补充 适用于有明显血小板或凝血因子减少时，或已进行病因及抗凝治疗而DIC未能得到良好控制时有明显出血表现者。

4.纤溶抑制剂 包括氨基己酸、氨甲苯酸、氨甲环酸、抑肽酶等。

5.溶栓疗法 如尿激酶（UK）、重组组织型纤维蛋白溶酶原激活剂（rt-PA）：乙酰化纤溶酶原-链激酶复合物（APSAC）等。

（四）康复养护

1.积极有效地快速治好原发病，消除弥散性血管内凝血的发病诱因。因此，对创伤要尽可能及早做初期外科处理，合理输液以防治休克和酸中毒，应用有效抗菌药物及时控制感染和败血症，注意防止不良输液反应、输血反应与溶血，对产妇需认真做好产前检查，预防发生产科意外等。在治疗容易发生弥散性血管内凝血的疾患过程中，要注意避免应用可能促进血小板黏聚的药物，如肾上腺素、去甲肾上腺素、麻黄素、新辐林、血管紧张素、间羟胺及高渗葡萄糖等类药物。对有出血的患者不宜随便应用纤溶抑制剂作为止血药物。实验室检查应将血小板列入常规检查项目，作为动态观察的诊断依据之一。

2.对各种严重感染如败血症、弥漫性腹膜炎、急性化脓性阻塞性胆管炎、出血坏死性肠炎、出血坏死性胰腺炎、流行性出血热、化脓性或流行性脑脊髓膜炎、脑脓肿及合并有感染性休克的患者，除应积极控制感染外，还要注意血液的高凝状态和早期出血倾向，及时应用适当剂量的肝素做短暂抗凝治疗，可以有效地防止从高凝血状态发展为弥散性血管内凝血。

3.对各型休克病患者的治疗，应该赶在血管内凝血发生之前。首先必须充分补充血容量，把血液动力和组织、器官的灌流状态维持好，然后再加以其他治疗，如降低血流的黏滞性，解除小动脉痉挛和纠正酸血症等，这样才能使微循环改善和恢复正常功能，从而避免弥散性血管内凝血的发生。

4.对大手术的患者，尤其是胃、脾、胰、前列腺、卵巢、子宫和血管、心肺等手术，应尽可能缩短手术时间，手术中操作应轻柔，以尽量减少组织损伤，为了避免血液黏稠，术中和术后不宜输血过多，补充血容量可适当应用平衡液和低分子右旋糖酐，要避免错型输血及输入已发生污染、溶血或贮存过久的库存血液。外科手术中或手术后，如发现伤口或创面有异常出血现象时，必须争取在大量失血和休克尚未出现前迅速作出诊断和处理，以预防弥散性血管内凝血的发生和发展。

5.体外循环的患者，要注意给予足够的肝素，手术中和手术后应密切观察凝血象及周围循环的情况。当发现有高凝血状感或消耗性凝血障碍的迹象时，即应及早给予肝素抗凝治疗，以预防血管内凝血的发展。

第十五章 老年人群多病共患应对策略

随着1970年Feinstein教授首次提出共病概念，多病、终生共病等衍生概念也相继出现。2008年，世界卫生组织（WHO）将共病定义为同时具有多种长期且需要持续性、多样化治疗的健康问题。英国医学杂志（BMJ）最新数据表明，世界高收入国家共病现象主要由年龄驱动，随着人口结构的变化，患有两种或两种以上疾病的人口比例正在稳步增加，且这一趋势将进一步持续。

伴随我国公共卫生保健政策的不断健全与医疗水平的提高，我国人均寿命也相应提升。因此共病人群比例升高、老年人口医疗保障需求持续增加等社会现象亟待引起关注。《"十四五"健康老龄化规划》表明，78%以上的老年人至少患有一种慢性病。2018年《中国老年疾病临床多中心报告》显示，近年来我国老年住院患者慢性病和共病现象尤为突出，人均患病4.68种，共病率高达91.36%；共病模式方面，缺血性心脏病合并高血压居于首位。共病不仅使老年人的功能状态下降、生活质量下降，还会使失能、衰弱、死亡及多重用药风险明显增加，导致医疗保障需求不断增加，这对共病卫生健康管理提出了更高要求。因此，着眼国家卫生健康政策导向及人民群众基本医疗保健需求，本章分析探讨老年多病共患相应策略，以期为我国老年共病研究与临床实践提供思路。

一、应对策略

1. 推动建立以患者为中心的共病管理与研究方案 临床医生应尽可能熟悉掌握合适的共病评估工具，并基于恰当的循证医学证据，遵循"以患者为中心"的原则为共病患者选择和实施医疗决策。此外，患者的个人需求、治疗偏好和目标、与健康相关的生活质量等方面也需要临床医生重点考虑，进而减少治疗费用、不良反应和过度医疗以提高患者生活质量。此外，共病管理依旧需要遵循单一疾病指南治疗的收益和风险。

2. 大力推广应用老年共病评估工具 推广应用老年共病评估工具对共病管理具有一定意义，查尔斯共病指数（Charlson comorbidity index，CCI）因其获取便捷而被广泛应用。此外，Kaplan-Feinstein共病指数、Elixhauser共病指数和老年共病指数（geriatric index of comorbidity，GIC）等也是被广泛认可的评估工具。

共病指数的临床应用及推广，有助于通过选择恰当的疾病治疗方案进一步提升我国老年人共病管理水平。此外，老年共病评估工具应用对我国共病模式的总结、后续共病治疗指南的制订以及"以患者为中心"的个性化诊疗的发展具有一定意义。

值得注意的是，评估工具开发过程中使用的不同方法，使不同共病指数工具具有特异性使用场景，有的共病指数是基于疾病开发，而有的基于患者使用药物情况开发。因此，在共病评估工具选择和使用过程中应重视研究目的、资料来源等因素。此外，不同工具所包括疾病种类及数量的不同也影响了其适用范围。

3.系统开展共病共有病因及机制研究 共病研究是公共卫生领域的优先发展内容，而共有风险因素的识别与潜在机制的探索更是共病研究领域的首要目标。共病现象的普遍性使得共有机制研究的重要性逐步提升。随着大数据时代的到来，从繁杂且异构化的医疗数据中获取潜在的、有价值的信息已成为学术界和卫生管理部门关注的热点。从大量的医疗数据中，利用数据挖掘方法发现共病的潜在机制，进而为共病诊疗和管理提供理论支持是未来的研究发展方向之一。

4.规范制订共病预防管理临床实践指南与专家共识 随着老年共病患者的数量不断增加，缓解共病带来的医疗、社会负担的需求日渐明显。老年共病患者多重用药等问题也使现有共病管理方式存在潜在用药风险。因此，制订针对共病的科学合理的临床治疗方案，同时加强共病研究，对进一步提高共病的综合防治水平具有重大意义。共病管理规范性指南/共识的制订，首先需要考虑老年患者自身的人群特点，老年患者与年轻人身体代谢能力差异较大，治疗方案的制订需考虑初始剂量、给药途径等方面。其次，应着力提高医护人员对共病的重视程度、加强医务人员对共病及多重用药知识学习。熟悉药物配伍禁忌、加强对患者的用药监管，紧密医护合作等方面也需要加强。目前，多学科整合团队（GIT）治疗模式得到重视，通过多学科合作，加强科室间互相沟通，为老年患者制订最佳的诊疗方案以保证治疗合理安全。随着《医养结合机构老年共病患者安全用药专家共识》《老年人多重用药安全管理专家共识》等发布，老年共病患者安全用药水平及诊疗服务质量将稳步提升。

5.主动借鉴中医学"以证统病""整体观念"思想 "辨证论治""整体观念"等是中医临床实践的重要特征。从"证候"角度切入选方用药，遵循中医理论"以证统病"，即将各种病归纳在证之下探讨证与病的诊断和疗效关系，可以实现多病种良好共同治疗管理，同时符合社会经济效益。《中医药发展战略规划纲要（2016—2030年）》中明确提出要更好发挥中医药在治未病中的主导作用、在重大疾病治疗中的协同作用、在疾病康复中的核心作用，逐步实现中医药服务领域全覆盖。近年来，老年共病管理强调多学科团队参与，包括中医的全程参与，目的是对老年患者进行老年综合评估，全面了解老年人在医学、精神、社会行为、环境等方面的情况，进行个体化干预。

中医综合调理理念可应用于共病管理领域，治疗的关键是找准各个疾病的基本病机。当前，"病证结合"思路是中西医结合研究与发展的重要路径，但通常强调西医诊治疾病的主导地位，"以病统证"为主，"以证统病"为辅。在老年共病管理过程中，如果过度关注各种病的局部而忽略整体，长期服用大量药物、药物不良反应以及药物之间的相互作用将最终导致患者机体功能进一步下降。

因此，"以证统病""整体观念"思想应融入老年共病管理中，精简药物、提高疗效、改善预后、节约成本。共病管理不是单一疾病管理方式的叠加，而是基于共同的病理环节的精准调控。中医整体观念与现代医学"共病管理"的理念相契合，基于多种疾病的共同基本病机实施统一的基础治法，再个体化随症加减，最终实现共病管理。

6.深度融合应用互联网+技术与智能可穿戴设备 顺应新时代"医疗大健康"的新需

求，积极推动互联网、物联网、大数据、云计算、人工智能等技术与老年共病健康管理的深度融合是促进该领域管理与防控的重要途径。

在海量数据推陈出新的"数据爆炸"时代，结合医学专业优势，借助新媒体传播老年共病健康知识，打造医疗大健康舆论氛围，提升居民健康素养，是推进疾病防控关口前移，推动健康中国战略目标的有力手段。此外，借助智能可穿戴设备等新的技术设备，在数据收集、方式手段、健康信息监测等要素上达成数据化、在线化、智能化、移动化方式，或将有利于通过大数据精准定位老年共病重点人群，有针对性提供所需的健康知识，提高科学信息的传播效率；借助微信、微博等媒体社交平台，制作系列微视频，编制健康科普歌曲，传播健康知识。

7.积极开展老年共病人群早期风险评估与管理　21世纪以来，数据科学逐渐发展为独立学科。在医学领域中，伴随各种组学研究的推进、疾病登记和监测系统的完善以及大规模人口普查和流行病学调查的开展，人群电子健康档案等多源异构数据信息不断累积，也为疾病风险识别与预估、评测提供了必要条件。老年共病人群本身病情复杂，日常诊疗过程中积累的医学数据信息大多呈现多源、异构、海量、高维的特征。基于该类人群的健康医疗大数据，可建立融合疾病、环境、社会等多方面因素的疾病危险因素识别，实现共病早期发病风险预测，这也将为改善共病患者群体的健康状况，加速实现《"健康中国2030"规划纲要》要求提供更高效的研究对策与科学路径。

二、总结与展望

当前，我国人口老龄化问题逐渐受到重视，在建立"基层首诊、双向转诊"的分级诊疗道路上，发展"以患者为中心"的全科医生制度及老年多学科团队势在必行。卫生专业人员不仅应重视制订更好的战略来管理慢性疾病和预防并发症，还应加大保持或提高慢性病患者的健康监测与管理能力。由于现有"单病种"健康管理单元的异质性，目前针对共病人群的有效管理模式尚在探索阶段。值得注意的是，2018年发布的《居家（养老）老年人共病综合评估和防控专家共识》，提示了我国共病领域进入新阶段，该共识对共病老年人进行了多项目、多维度的综合评估，制订并提出了保护老年人健康和功能状态为目的的治疗计划，以着力改善共病老年人躯体、功能、心理和社会等问题。提升医护人员对老年共病群体复杂性的理解，有助于进一步优化共病防控策略，确定具有针对性的防治目标和策略。特别是通过明确共同的风险因素，对共病人群实施针对性管理，可降低死亡率和致残率，提高患者生存质量和健康期望寿命。此外，制订专注于共病的临床实践指南将对推动健康中国的建设具有重要战略意义。

第十六章　老年常见疾病康复

一、脑卒中

（一）急性期康复

1.被动活动　卧床期的被动活动是早期治疗中不可缺少的有机成分。它可以帮助保持患者的运动觉，保持肌肉和软组织的弹性，从而保持关节活动度完整、预防关节粘连和挛缩的产生。做被动活动时，患者应于舒适体位，允许关节做最大的活动。多数情况下被动活动可在仰卧位下完成。一般先从近端关节开始，从近至远各个关节依次进行，操作者一手固定关节的近端，另一手活动同一关节的远端，而不能跨越数个关节握住肢体的末端。那样不容易控制关节的确切活动，并可能引起小的损伤。每个关节均要全范围、全方位、平滑而有节律地进行。一般每天2～3次即可。进行肩关节侧方上举和外展时，要使手心朝上，以免造成肩关节损伤；软瘫期要防止被动活动范围超出正常范围，活动中注意保护肩关节，避免牵拉，以免引起韧带松弛、破坏，从而出现肩关节半脱位。

2.良肢位的摆放

（1）卧位　此体位是发病初期不能耐受其他体位时应用的。头部由枕头给予足够的支撑，患者肩胛下、骨盆下要垫高2～3cm，以使肩胛和骨盆前伸并防止肩胛回缩和髋关节外旋。枕头不应过高，以避免引起胸椎的屈曲，以及迷路反射所致的颈部屈曲时上肢的屈肌、下肢的伸肌处于优势的倾向。为对抗可能产生的上肢屈肌共同运动和下肢伸肌共同运动模式，平卧位时应取上肢各关节伸展位和下肢各关节的屈曲位。为了防止屈髋后的过度髋外旋，应在患膝外置于枕头，使髋外旋限制在60°以内。为避免刺激足底的阳性支撑反射，不应在足底处放置支撑物试图抵抗踝跖屈。仰卧位时紧张性颈反射和迷路反射的影响最强，以及骶尾部和外踝等骨突出部位受压过多使发生压疮的危险性大大增加，所以在可能的情况下，不提倡长时间的仰卧位。

（2）健侧卧位　多数患者容易接受健侧卧，在该体位下，头仍由枕头提供良好支撑以保证舒适。躯干的横轴要基本保持与床的水平面垂直，避免半仰卧或半俯卧，在胸前放枕头支撑患侧上肢于肩屈80°～100°为宜。患侧下肢也要用枕头支撑，以保持髋、膝关节微屈，踝关节于中间位，患侧上肢应保持肩关节前伸90°左右的各关节伸展位。健侧肢体放在任何舒适的体位即可。

（3）患侧卧位　头于舒适的体位，躯干稍向后仰，腰背部放枕头支撑以确保患侧肩胛前伸，肩关节屈曲80°～100°，肘伸展、前臂旋后，从背部看肩胛内缘紧贴胸壁，患者无不适感。健侧上肢可放在身体上或后边的枕头上，如果健侧上肢放在前面，患侧不易保持肩胛前伸，患侧下肢可置于屈髋、屈膝和背屈、外翻踝的肢位，健侧下肢放在舒适体位。

3.体位转换　主要目的是预防压疮和肺感染，另外由于仰卧位强化伸肌优势，健侧卧位强化患侧屈肌优势，患侧卧位强化患侧伸肌优势，不断变换体位可使肢体的伸屈肌张力达到平衡，预防痉挛模式出现。一般每60~120分钟变换体位并拍背一次。被动的体位变换一直要持续到患者可自主翻身为止。

4.增强和改善肺功能的训练

（1）腹式呼吸训练方法　患者坐或卧于床上，腹肌充分放松，一手或双手放于胸骨下角，头、双肩及上肢放松，用鼻吸气，用口呼气。吸气时，双手应随腹部膨胀而上升，呼气时，双手随腹部缩小而降低。另外，应尽可能地把呼气的时间延长，这样，肺底部的残余气体才可能被排到体外。

（2）胸廓扩张训练方法　治疗师的手或患者的手摆放于所需训练肺叶的体表位置，例如：肺尖的扩张训练，手应摆放于同侧锁骨下方；外侧肺底部的扩张训练，手应沿着该侧腋部纵轴，放置于第7、第8和第9肋骨外侧。当手的位置摆放好以后，均衡的阻力应从呼气末端开始一路施加于吸气的过程，并在吸气末端时，阻力突然消失，完成一完整的呼吸胸廓扩张训练。

（3）体位排痰训练方法　根据肺叶的不同位置，选定不同的体位，患处在上，并叩击相应胸部，摆放10~20分钟，就可使淤积于该处的痰沿着支气管，像水由高处流向低处一样，排出体外。例如肺的上叶部排痰体位应取坐位或半坐位；肺的中叶部排痰体位取患者头低位，身体侧卧，呈45°角抬起，下方摆放一枕头支撑；双侧肺下叶部排痰的体位是患者头低位，右侧卧，骨盆处放一枕头支撑。

（4）常用的肺功能康复训练手法　①叩打法：患者呈侧卧位，治疗师手指合拢，使手掌呈空心窝形，双手轻轻地、轮换地叩打于胸的侧面或后部，力的释放应由肩带动肘，肘带动手腕，所发出的声音就像马蹄奔跑时的声音；②震颤法：治疗师双手放于患者外侧胸廓，当患者吸气时，治疗师双手不施加阻力，而呼气时，双手给予一颤动频率适当的、均衡的、逐渐向内的力，直至呼气过程终止。

以上方法可加速黏液物质与支气管壁分离，再加上体位排痰或诱导患者咳嗽，可使淤积于肺内的痰排出体外。

5.促醒治疗

（1）声音刺激　用适当的音量让患者听病前最喜爱听的曲目、广播节目、录音。患者家属讲述患者喜欢和关心的话题、故事以及读报纸给患者听等唤起患者的记忆。在每次护理和治疗时大声对患者说明、强化。

（2）视觉刺激　已经自发睁眼的患者可用光线、电视画面等进行视觉刺激。

（3）深、浅感觉刺激　对四肢和躯干进行拍打、按摩，从肢体远端至近端用质地柔软的毛刷或毛巾轻轻地摩擦皮肤，用冰摩擦后颈部皮肤等方法增加痛、温、触觉刺激。进行四肢关节被动活动等增加深感觉刺激。神经肌肉电刺激不但可增加感觉刺激，而且能减轻失用性肌肉萎缩。

（4）针灸治疗　在一定部位施以针灸、电针，也有较强的深浅感觉刺激作用，有利于催醒患者，同时也能减缓患者的肌肉萎缩。

（5）高压氧治疗　施以高压氧能升高血氧浓度，在一定程度上可改善脑细胞的代谢状态，具有促醒和促进功能恢复的作用。

这些治疗不但有利于促醒，对改善注意力、智力等也有一定的作用。但应注意各种刺激和兴奋性的药物有可能诱发癫痫发作。

6.辅助管理

（1）饮食管理　有意识障碍和吞咽障碍者经口进食易发生吸入性肺炎，通常需靠静脉补充营养，如3天后仍不能安全足量地经口进食，可鼻饲营养。另外要加强口腔护理。

（2）二便管理　此期患者易出现尿潴留、失禁及便秘，必要时可予导尿，应用开塞露、缓泻剂等。注意预防泌尿系感染和压疮。

（3）呼吸管理　加强呼吸管理，防治呼吸系统并发症。

（4）宣教和培训　对家属进行脑卒中及其护理和康复知识的宣教和培训。

因病情不稳定以外的原因使患者不能进行主动训练者，可取被动坐位、起立平台站位，以预防直立性低血压、肺炎和颈部支撑能力下降等。

由于翻身和关节被动运动只能预防压疮、肺炎和关节挛缩，并不能预防失用性肌萎缩等其他失用，也没有明显促进功能恢复的作用，所以要尽早地开始下一阶段的主动训练。

（二）恢复期康复

恢复期的治疗重点是运用中枢性促通技术，促进肌张力恢复，预防痉挛发生，促进分离运动，使动作的完成更加协调、精细完善。此期的主要训练内容包括坐位训练、平衡训练、站起训练、平衡训练、步行训练、上下楼梯训练、平行杠内的步行训练、二点及三点步行训练、手杖步行训练、言语训练、认知训练等。

1.翻身训练　作为自理生活的第一步，患者利用残存肢体能力带动瘫痪肢体，在辅助下或独立地进行翻身活动。偏瘫患者翻身训练如下。

（1）辅助下向健侧翻身　仰卧位，将患者健侧下肢放于患侧下肢下勾住患肢，健手拉住患手，将身体翻向健侧。于患侧帮助抬起患者肩胛、骨盆，翻身至健侧。

（2）向患侧翻身　仰卧位，将患侧上肢外展防止受压，屈起健侧下肢。头转向患侧，健侧肩上抬，健侧下肢用力蹬床，将身体转向患侧。

（3）自己向健侧翻身　健侧手握住患侧手上举，健侧下肢插到患侧腿下面；健侧腿蹬床，同时转头、转肩，身体转动，完成翻身动作。

（4）向侧方移动　患者腿屈曲，脚放在床上，臀部抬起，并向一侧移动。训练者在其患侧膝部向下压，并向足侧拉膝部，以促进抬臀。然后，患者将其头和肩侧移，使身体成直线，同时防止肩胛骨后缩。

上述训练每日进行多次。必要时训练者给予帮助或利用床栏练习。注意翻身时头一定要先转向同侧。

2.桥式运动　目的是训练腰背肌群和伸髋的臀大肌，为站立做准备。患者取仰卧位，双腿屈曲，足踏床，慢慢地抬起臀部，维持一段时间后慢慢放下；在患者能较容易完成双桥式运动后，让患者悬空健腿，仅患腿屈曲，足踏床抬臀（单桥式运动）。如能很好地完成本动作，那么就可有效地防止站位时因髋关节不能充分伸展而出现的臀部后突。训练早期多需训练者帮助固定下肢并叩打刺激患侧臀大肌收缩。

3. 坐起训练

（1）辅助下坐起　患者的健侧脚插到患侧腿下，将患侧手放到辅助者肩上，辅助者扶住患者的双肩；辅助者扶起患侧肩，同时患者用健侧肘撑起上身；患者将双下肢移至床边放下，伸展肘关节；坐起，并保持坐位。

（2）偏瘫患者的独自坐起动作　健手握住患手，患者的健侧脚插到患侧腿下，双腿交叉，用健侧腿将患侧下肢放至床边，同时颈部前屈，身体转向健侧，双腿放至床下，健手松开患手；健侧肘于体侧撑起身体，抬头。肘伸直，坐起至床边坐位。

4. 坐位平衡训练　靠物辅助坐起：高龄偏瘫、四肢瘫、损伤较重的患者因长期卧床，在坐或站起时容易出现直立性低血压。为防止此现象，早期使用靠架或摇床坐起。一般2周左右可以完全坐起。第1天坐起30°，上下午各5分钟；每隔一两天增加10°，5分钟，为防止腘绳肌疼痛膝下放毛巾卷。能坐起20分钟后，可在坐位进食。

5. 长坐位平衡训练　在患者身后，用身体和双手扶住患者保持平衡；在患者身前，双手拉住患者保持平衡；患者双手扶腿保持平衡；患者单手扶腿保持平衡；双上肢外展位保持平衡；双上肢前屈位保持平衡；双上肢上举位保持平衡等。

以上是长坐位的常规训练方法。其他，还有外力破坏下保持长坐位平衡的训练，如前、后、左、右变换位置并且力度不定地推动患者，让其保持平衡以及抛、接球等。

6. 床上坐位移动训练　根据手放置位置不同，移动方向也不同。训练过程如下：健侧手放在身体前方（或后方），支撑身体；健侧下肢向前方（或后方）健手处移动，再将臀部向前（或后方）移动。

7. 坐位和卧位的转换训练　在坐位训练的同时，要练习坐位和卧位的转换训练。从健侧坐起时，先向健侧翻身，健侧上肢屈曲置于身体下，双腿远端垂于床边后，头向患侧侧屈，健侧上肢支撑慢慢坐起。从患侧坐起时，稍困难些，一般也要用健侧上肢支撑坐起，不过要求躯干有较大的旋转至半俯卧位。必要时训练者用一只手放在患者头下，协助患者头部向健侧侧屈，另一只手放在健侧髂嵴，向下压，协助躯干侧屈。从患侧坐起可牵拉患侧躯干，有助于减轻躯干肌痉挛。从半卧位坐起较容易，患者取侧卧位，抬高床头至一定角度（视患者情况而定），然后用单手支撑抬头抬肩直至能支撑坐起。由坐位到卧位的动作相反。

8. 床椅转移训练

（1）被动床椅转移　适用于不能主动配合的患者。帮助者把患者移到床边，使其两脚平放在地上。帮助者用膝部在前面抵住患者的膝关节，同时注意防止患者膝关节倒向外侧，并将患者前臂放在自己的肩上，把自己的手放在患者肩胛部，抓住肩胛骨的内缘，使其向前，用伸直的上肢托住患者的上肢。然后将患者的重心前移至其腿上，转身把患者放在轮椅或椅子上坐下。轮椅应放在患者的健侧。由轮椅转移至床上的方法同前。

（2）部分主动转移　在患者的前面放一个凳子或椅子，患者双手交叉、前伸放在上面，使重心移至腿上，然后患者将其臀部从床上抬起，转身坐到轮椅上。训练者把手放在患者的两侧大转子部位，协助重心前移、转身，并维持平衡。

（3）主动转移　患者可独立站立片刻后就可练习床椅转移。患者先站起，健手扶轮椅，以健腿为轴转身、坐下。

9.站起训练

（1）起立平台站立　在坐位训练之前就可进行。目的是预防和治疗直立性低血压、防治尖足、内翻，训练下肢持重，促通下肢肌肉。

（2）辅助站起　患者双足平放于地面上，患脚在前。辅助者用膝顶住患者膝部，双手抓住患者腰部。患者躯干前倾、重心前移，在治疗师的帮助下伸肢、伸膝慢慢站起。

（3）独立站起　双足着地，双手交叉（Bobath握手），双上肢向前充分伸展，身体前倾；当双肩向前超过双膝位置时，立即抬臀，伸展膝关节，站起。

10.坐位和立位的转换训练　起立训练要求患者双足分开约一脚宽，双手手指交叉，上肢前伸，重心前移至双脚，臀部离床，双腿均匀持重，慢慢站起。此时训练者坐在患者前面，用双膝支撑患者的患侧膝部，双手置于患者臀部两侧帮助患者重心前移，伸展髋关节并挺直躯干。在患膝不能充分屈曲者由坐位起立时，总是使健足置于患足之后，并将全部体重置于健腿上。训练师应指导患者在起立前，将双足放在平行位上，或健足稍前于患足。有一些患者常常是开始摆放得很好，而在即将站起来的最后一刻，健足又迅速自动向后拉，这与以往的不正确活动有关。由立位向坐位的转换与由坐位向立位的转换活动顺序相反。先屈髋屈膝，重心下移，臀部接触座位后，重心再后移。

因为患者有向座位上"跌落"的倾向，所以在即将坐下的最后一刻，对患者来说是最难控制的。为了增加控制能力，应当进行坐-站转换运动中间过程的控制训练：即站起一点再向下坐，但又不实际坐下，逐渐地增大这种中间控制的幅度，直到获得完全的控制为止。还可以通过调节座位的高低来训练，开始时椅子可以逐渐降低座位的高度。座位越低，站起来就越困难。

11.站位平衡训练　静态（Ⅰ级）站位平衡训练是在患者站起后，让患者松开双手，上肢垂于体侧，训练者逐渐除去支撑，让患者保持站位。注意站位时不能有膝过伸。患者能独自保持静态站位后，让患者重心逐渐移向患侧，训练患腿的持重能力。同时让患者双手交叉的上肢（或仅用健侧上肢）伸向各个方向并逐渐增加距离，以便患者不得不转身、弯腰、屈腿并伴随躯干（重心）相应的摆动，自动态（Ⅱ级）站位平衡训练。这时，虽然患者身体活动幅度较大，但平衡反应的速度很慢。为了提高平衡反应的速度，应进行被动态（Ⅲ级）站位平衡训练，诱发多种姿势反射活动。如在受到突发外力的推拉时仍能保持平衡，说明已达到被动态站位平衡。

12.步行训练　一般在患者达到动态站位平衡、患腿持重达体重的一半以上，并可向前迈步时才开始步行训练。但由于老年人易出现失用综合征，有的患者靠静态站立持重改善缓慢，故某些患者步行训练可适当提早进行，必要时使用下肢支具。不过步行训练量早期要小，以不致使患者过度费力而出现足内翻和尖足畸形并加重全身痉挛为度。对多数患者而言，不宜过早地使用拐杖，以免影响患侧训练；但年老体弱、平衡差及预测步行能力差者可提早练习持杖步行，否则会拖延恢复步行能力的时间，甚至因失用加重使患者丧失恢复步行能力的机会。在步行训练前，先练习双腿交替前后迈步和重心的转移。多数患者不必经过平行杠内步行训练期，可直接进行监视下或少许扶持下步行训练。步行训练早期常有膝过伸和膝打软（膝突然屈曲）现象，应进行针对性的膝控制训练。

13.上下楼梯 是日常生活中非常重要的活动，对患者而言也是较难的活动。可视患侧下肢的控制能力，采用两脚交替向前或双脚上同一个台阶的方法。

（1）上楼梯 一般开始练习时，先让患者健手尽可能轻地扶着扶手，控制能力改善之后再不扶扶手。帮助者站在患者患侧，用一只手置于患侧膝部前面，防止膝屈曲；另一只手绕过腰部置于健侧髂部，协助维持平衡、骨盆旋转和重心转移。患者先将重心转移到患侧下肢，用健侧脚上第一个台阶；当患者将重心充分前移至前面的健足上时，帮助者置于患侧膝部的手从患侧膝部滑到胫骨前面，协助患腿屈曲并将患足放在第二个台阶上。患足放好后，健足上台阶时，帮助者再把手上移至患侧膝部上面，向前下方推压，使膝部前移至足的前方，然后将重心转移到患侧下肢，健侧脚上第三个台阶。双脚上同一个台阶的方法较简单，健腿先上台阶，然后患腿迈上。当患者的能力和信心提高后，在健手不扶扶手的情况下，练习上楼梯。患者能主动控制其下肢运动时，帮助者仅在骨盆两侧支持，并逐渐减少支持，直到最后患者能独立上下楼梯。

（2）下楼梯 对于大多数患者来说，下楼梯要比上楼梯更困难。当患腿帮助向前移时，由于精神紧张、费力等原因，患腿出现明显的伸肌痉挛模式，呈髋内收（剪刀步）、尖足内翻，不能将该足平放在下一个台阶上，或做起来很困难。一般开始练习时，先让患者健手尽可能轻地扶着扶手，控制能力改善之后再不扶扶手。帮助者站在患者患侧，用一只手绕过腰部置于健侧髂部，协助维持平衡、骨盆旋转和重心转移，另一只手置于患侧膝部前面，防止膝屈曲。在健腿下台阶时，患者先将重心转移到患侧下肢，帮助者向前拉患膝，使膝部充分屈曲，重心移向前下方，以便健足能够着下一个台阶。健足放稳后，将重心转移到健侧下肢，帮助者协助患腿移向下一个台阶，并防止其内收。患足放稳并开始负重时，帮助者协助重心前移、防止膝过伸。为矫正足内翻，在早期训练时可用绷带缠绕患足和患侧小腿。双脚下同一个台阶的方法较简单，患腿先下台阶，然后健腿迈下。

14.失语症的治疗 失语不但影响患者的交流和生活质量，而且不利于其他障碍的康复，易引起患者的情绪障碍，故积极进行康复治疗是必要的。失语治疗的目的，主要是提高患者的语言理解和表达能力（包括提高听理解、阅读理解能力和语言表达、手势表达以及语言书写能力），最终目的是恢复患者的言语交际能力。

15.认知的康复治疗（CR） 是发展脑损伤患者的认知能力，以克服知觉、记忆和语言障碍的一种康复治疗方法。Perna提出认知康复通过改善患者在处理和解释信息方面的障碍或改变环境来提高其日常功能能力。认知康复有多种模型，如功能重组模型、发育模型、学习模型、加工模型、实用模型、整体模型。其中纽约大学的整体模型是目前比较成熟的认知康复方案。

治疗方法如下。①单维或多维法：单维法即单独地治疗认知障碍中的某一功能，如知觉、记忆等，实践证明这种方法的效果一般都较差。多维法是一种环境治疗，即治疗不仅针对某一种认知缺陷，而是将患者的性格、情绪、生活和社会等多维因素都考虑到康复计划之中，是较公认的治疗方法。②直接法和代偿法：直接法是直接针对功能缺陷进行治疗，从而提高或恢复其功能的方法；代偿法是通过其他完好部分的功能或外界的辅助来代偿有缺陷的功能。对于重症患者，代偿法常比直接法有效。两者常互相配合应用。

（三）后遗症期康复

1.日常生活能力与环境 无论对于哪一类的患者，均要对患者的日常生活能力进行指导训练，并针对患者的障碍进行有关环境改造的指导工作。

（1）日常生活能力的指导顺序 ①自我评定的阶段：首先要使患者认识到自己不能完成的动作部分，比如在如厕时，患者在立位下穿脱裤子比较困难，但是完成过程中，比如进行如厕中的转移、站起、蹲下等动作并无困难。通过评定可以明确完成具体生活动作中的困难环节，从而为解决问题提供依据。②计划阶段：针对评定中找到的具体障碍情况，考虑有关的对应措施。就患者目前的功能状态，需要治疗者与患者一起来考虑如何才能更好地完成。比如在立位下穿脱裤子时，可以采用头倚在墙上的方法来保持立位的稳定性。③训练开始的阶段：先实际演示，治疗者与患者用同样方法实际做。患者做时，必要时支撑患者身体使患者放心。不断支持并反复练习。做不好时，一边教一边辅助。④口头命令完成的阶段：仅用口头命令使患者练习，仅用言语而不用具体帮助。为了安全，不离开患者的旁边。⑤监护下完成的阶段：监护下练习，不予口头命令，仅在可保证患者安全的范围内。就安全性、花费时间、是否在实际生活中有用予以判断。⑥独立的阶段：患者独自可完成，治疗者可离开患者，此时指导病房及实际生活。要避免环境稍加变化即不会做的情况，要整顿好实际生活的环境及进行具体的指导。另外，就未来生活中要使用的自助具以及房屋改造，要尽早同有关人员一起研讨实施。

（2）居家及有关环境的改造 在居住房子的改造方面，要决定使用床的位置、高度、是否用床档及用什么样的床档等，要确保地面防滑、平整，要消除门槛的不利影响，尽可能保持走廊宽敞。对于厕所，最好使用坐便，按好扶手，扶手可安在健手侧，可采用竖直式或"L"字式，高度以接近坐便时易用健手抓住及坐在座便上易健手用力为好。如厕处应保持宽敞、明亮，对洗漱处也要进行改造等工作，如调整洗漱池高度便于轮椅进出。

对住宅的外部环境，住楼房时最好有电梯，确定楼梯扶手能否使用，确认照明情况并予以改造，注意出口处有无坡路，小区内路面是否平整等具体情况，采取相应对策。

2.矫形器的使用 由于脑卒中患者常出现一些异常的运动模式，使患者的治疗和生活都出现了很大的困难，所以，经常要使用矫形器来纠正患者的这些异常模式。

（1）常用的上肢矫形器

1）分指板 通常由塑料制成。它将手指和拇指固定在外展位。主要用来训练手指分开和伸展，保持手指于正确位置。分指板用于矫正偏瘫手痉挛患者的手指姿势、防止畸形。经常坚持训练，可以防止指间关节挛缩变形，可以防止手的屈肌挛缩，防止偏瘫患者出现"钩形手"畸形。分指板能实现腕部和手指的伸展。对于偏瘫患者，使用分指板比不使用分指板能够诱发出更多的肌电活动。分指板对保持指屈肌的长度有一定作用，但没有考虑腕关节，因此治疗师必须清楚腕关节的位置。使用时，患者对矫形器力量调整是相对敏感的。考虑到患者较低的耐受性、夹板的形状及患者较低的痛阈，使用这种矫形器需要对患者进行详细解释说明。

2）锥形筒　是由低温热塑材料制成，它以Rood理论为基础。Rood理论认为，在手掌和手指屈肌表面坚硬和长久的压力可以导致屈肌的抑制。锥形筒窄的一端位于手虎口的桡侧空间，特别在手较紧时正是这种姿势。当手开始放松时，理想的生物力学姿势的锥形筒为与上面相反姿势，即锥形筒宽的一端在桡侧的虎口，窄的一端在尺侧。扣带可以使锥形筒保持合适的位置。

3）痉挛降低型夹板　该方法有降低张力和张力正常化的作用。当处理手痉挛时，它可作为一种治疗工具。这种夹板用低温热塑材料制成。前臂的支撑以背侧为基础，并继续延伸到手指掌侧。腕关节的位置为伸腕30°，掌指关节屈曲45°，指间关节完全伸展，手指由分指器分开，拇指位于外展和伸展的位置。如果存在屈肌挛缩，夹板的位置有可能在中立位或小于中立位，因而不能产生明显的效果。

4）充气压力型夹板（空气夹板）　这些夹板可以对它们所使用的区域提供持续和间隙的压力。夹板的压力不应该超过40mmHg（5.33kPa）。据充气夹板用于脑卒中后的患者，可降低张力、易化关节周围肌肉的活动、易化感觉的输入、控制水肿和减轻疼痛，其研究中包括神经生理学原理在充气夹板的应用。

5）休息位凹型夹板　可以用于背侧和掌侧。推荐的位置是腕部伸展20°～30°，掌指关节屈曲40°～45°，指间关节屈曲10°～20°，拇指在其余4指的对侧。休息位凹型夹板在临床上经常使用。这种夹板能阻断任何主动运动的努力，完全覆盖手的表面（这样可以防止感觉的输入），并给予腕和手指完全的支撑，这有可能与治疗患者时训练患者手指安放的位置和伸展手指相矛盾，因此，需要考虑替代这种夹板的方法。夜间使用休息位夹板有可能防止软组织挛缩，但它可以完全阻断自发的功能、感觉的输入和手的自我控制。

6）拇指环状和拇指外展夹板　拇指外展夹板是一种半动力型夹板，重点是腕与拇指的排列。夹板制造的位置是使拇指位于外展位，腕关节轻度向桡侧伸展。手处于此位置有利于操作、抓握和释放物体并提供双向运动的自由度。夹板的另一个用途是抑制其他任意的联合动作，特别是在健侧肢体表现出很好的动作时引起患侧肢体拇指外展动作的增加。因此，这种夹板同时具有固定位置和加强功能活动的功能。对于有固定外展肌挛缩的患者其功能常常较差。

7）MacKinnon夹板　尽管MacKinnon夹板是在儿童中使用发展起来的，在一些情况下也同样适用于成年人。这种夹板包括一个基于背侧的前臂支撑，其带扣的3/4位于前臂的前一半，销钉位于手掌内对掌骨头产生压力，橡皮筋与销钉和前臂的支撑相连；手指处于功能位的自由状态。使用这种夹板的目的是降低手指屈肌和拇指内收肌的过分活动以取得与腕部肌肉的平衡。

8）亚极限范围夹板　这种夹板是一种手休息位的夹板。拇指与其余手指相对，掌指关节和近端指间关节呈45°，屈曲，远端的指间关节呈伸展状态，腕部位于10°～20°的伸展位；这种夹板应该给掌弓提供压力，如果患者不能达到这种理想的范围，每个关节可以向下调整5°～10°。其制造的过程与休息位夹板相同。

9）下垂式开放夹板　是一种为脑卒中患者降低肘部痉挛所制造的常规夹板。夹板使用热塑材料制成，放置在患者肱骨的掌侧面，从腋窝一直延伸到远侧的掌横纹。对于脑卒中患者使用的所有类型的夹板，特别是使用低强度长时伸展的治疗原则的夹板，训练者必须频繁地监测上肢皮肤的浸软和破损。

（2）下肢矫形器

1）踝足矫形器（AFO） 是脑卒中患者康复中最常用的下肢矫形器。AFO直接作用于踝足部。它不仅直接影响和控制踝关节的运动，而且通过对踝足的控制，还可以影响膝关节运动，使用控制阻止踝关节背屈运动时，患者在站立踝关节不能背屈，从而防止膝关节屈曲或打弯。如果使用阻止踝关节跖屈的AFO，患者站立时可有效防止膝过伸（膝反张）。

2）膝踝足矫形器 把踝足矫形器的内外侧支条向上延长，在膝部加上膝关节铰链，在大腿部加上箍板，就是膝踝足矫形器。去掉膝铰链以上的部分，就是踝足矫形器。

3）膝矫形器 对偏瘫后膝关节无力、不稳定、韧带松弛、挛缩等症状，可选用膝矫形器。

3.偏瘫辅助装置及自助具的使用

（1）生活自理和防护辅助设备 包括残疾人的衣帽鞋袜及穿脱辅助器具、双便（大小便）收集器具、五官四肢躯干防护器具、洗漱洗浴洁身护肤辅助器具及残疾人用来测量体温、体重、身高及计时的辅助器具等。

（2）个人移动辅助器 ①拐杖，如手杖、前臂杖、腋杖、各种拐棍、冰雪防滑拐头；②助行架如无轮助行架、有轮助行架、交替式步行架；③推车、轮椅；④转移用具，如悬吊移动设备、轮椅的上下楼梯设备。

（3）家务管理辅助器 ①炊事用具，如单手切菜板、水果削皮器、单手炒锅架、单手开瓶器；②饮食用具，如夹持式筷子，防洒碗碟，防滑布，带粗把的餐具、水杯，重残人的喂食用具；③清扫用具，如持物钳、长把扫把、长把簸箕、吸尘器等；④家庭缝纫、编织工具，如缝纫机、编织机、剪刀、顶针、洗衣机、刷鞋用具。

（4）家居用品 ①稳定板：由木板和针钉制成，加置防滑胶垫于底部，可协助单手活动者在瓜果削皮时使用。②单手托盘：表面附有防滑胶垫，使盛载的东西不会倾倒。③水龙头开关器：帮助手有缺陷者开关水龙头。④长臂拾物器：往地上拾物时，无需弯腰，坐在轮椅上的患者，无需站起来抬高物。

（5）洗澡用具 ①双环毛巾：将毛巾两端加上双环，适合双手抓握功能较差的患者使用。②长臂洗澡刷：适合上肢关节活动受限者。③肥皂手套：适合手抓握功能较差的患者使用。④防滑地胶：置于湿滑的地方可防止摔倒。⑤洗澡椅：垫了海绵的座椅，提供舒适的座位，并可疏水，高度可调整。

（6）个人卫生用具 ①长柄发梳、长柄海绵或牙刷：将梳子或牙刷上绑土木条作手柄即可。适合上肢关节活动受限者使用。②指甲刷：底部黏两个吸盘，便能固定在台上，适合单手活动者使用。③轮椅式便池：座位铺有软垫，下方有硬盆，需如厕时移开座位上的木板即可使用。④加高坐厕板：使大腿关节屈伸有困难者易于坐下和起立。坐板可直接安装在厕所上，易于清洁。

二、帕金森病

（一）康复措施

结合帕金森病的特点，对患者进行语言、进食、走路动作以及各种日常生活功能的训练和指导十分重要。

1.饮食康复　根据患者的年龄和活动量予以足够的热量并评估患者的营养状况、口味需要，提供营养丰富的食物，原则上以高维生素、低脂、适量优质蛋白、易消化饮食为宜。多吃谷类和蔬菜瓜果，以促进肠蠕动，防止便秘。

（1）钙是骨髓构成的重要元素，因此对于容易发生骨质疏松和骨折的老年帕金森病患者来讲，每天晚上睡前喝一杯牛奶或酸奶是补充身体钙质的极好方法。

（2）蚕豆（尤其是蚕豆荚）中含天然的左旋多巴，在帕金森病患者的饮食中加入蚕豆，能使患者体内左旋多巴和甲基多巴肼复合（如卡比多巴）的释放时间延长。

（3）限制蛋白质的摄入，每天摄入大约50g的肉类，选择精瘦的畜肉、禽肉或鱼肉。一只鸡蛋所含的蛋白质相当于25g精瘦肉类。为了使半天的药效更佳，也可尝试一天中只在晚餐安排蛋白质丰富食物。

（4）不吃肥肉、荤油和动物内脏，有助于防止由于饱和脂肪和胆固醇摄入过多给身体带来的不良影响。饮食中过高的脂肪也会延迟左旋多巴药物的吸收，影响药效。

（5）对偶有呛咳者可在护士指导下正常进食。频繁发生呛咳者指导患者进食时取坐位或半坐卧位，头稍向前倾；对于卧床患者，进食时应抬高床头≥45°，以利于下咽，减少误吸。指导患者家属正确协助患者进食，当患者发生呛咳时应暂停进食，待呼吸完全平稳再喂食物；对频繁呛咳严重者应暂停进食，必要时予以鼻饲。

2.用药康复　对老年人给予明确用药指导是预防药物不良反应最有效的方法之一。遵医嘱及时调整药物剂量和用药时间，空腹用药效果比较好。如多巴丝肼应在餐前30分钟或餐后45分钟服用。告知患者的服药配伍禁忌，如单用左旋多巴时禁止与维生素B_6同时服用。苯海索使老年患者易产生幻听、幻视等精神症状，以及便秘、尿潴留等，应及时发现药物不良反应。抗抑郁药，尤其是5-羟色胺（5-HT）再摄取抑制剂，由于起效作用慢应督促患者坚持按时、按量服用。

3.ADL训练康复　室内光线要充足，地面要平坦。病房内尽可能减少障碍物，病床加装防护栏，以防坠床。嘱患者穿防滑拖鞋，卫生间要有扶手，以防跌倒。指导患者衣物尽可能选用按扣、拉链、自黏胶式以代替纽扣，以便于穿脱。裤子与鞋要合身，不能过于肥大，以免自己踩踏导致摔伤。起床或躺下时应扶床沿，动作缓慢进行，避免直立性低血压的发生。患者在外出活动或做检查时应有专人陪护。

4.语言功能训练　因肌肉协调能力异常，导致语言交流能力障碍。护士要多从营造良好语言氛围入手，让患者多说话、多交流、多阅读，沟通时给患者足够时间表达，训练中注意患者的发音力度、音量、语速频率，鼓励患者坚持连续不间断的训练，减缓病情发展。

5.大小便护理 因老年人特点及治疗用药可能产生的不良反应，多数患者伴有不同程度的便秘。对便秘患者，应多摄取粗纤维食物、蔬菜、水果等，可多饮蜂蜜、麻油，以软化食物残渣。可配以效果好、不良反应小的内服及外用药物，如冲饮适量番泻叶，口服芪蓉润肠口服液及排便前外用开塞露等，促进排便。小便困难者可按摩膀胱、听流水声刺激排尿，必要时可导尿，总之以效果最好、不良反应最小的能持久使用的方法，来减少患者痛苦，维护正常排二便功能。

6.运动功能训练康复 帕金森病患者在用药物治疗的同时配合正规、系统且有针对性的康复训练是一种既安全可靠又有明显疗效的方法。运动功能训练根据患者的震颤、肌强直、肢体运动减少、体位不稳的程度，尽量鼓励患者自行进食穿衣、锻炼和提高平衡协调能力的技巧，做力所能及的事情，减少依赖性，增强主动运动。随着病情发展，针对每个患者情况注意以下几个方面训练。

（1）步态练习 肌肉持续的紧张度致患者肢体乏力，行走不自如，重心丧失，步态障碍。加强患者行走步伐的协调训练。①原地反复起立；②原地站立高抬腿踏步，下蹲练习；③双眼平视合拍节地行走。患者如有碎步时，可穿摩擦力大的胶底鞋防滑倒。有前冲步时，避免穿坡跟鞋，尽量持手杖协助控制前冲，维持平衡等。

（2）面部训练 鼓腮、噘嘴、龇牙、伸舌、吹气等训练，以改善面部表情和吞咽困难现象，协调发音，保持呼吸平稳顺畅。

（3）基本动作及运动功能训练 ①上、下肢的前屈、后伸、内旋、外展，起立下蹲；②肩部内收、外展及扩胸运动，腰部的前屈、后仰，左、右侧弯及轻度旋转等；③在有保护的前提下适当运动，进行一些简单的器械运动项目，有助于维持全身运动的协调。

7.心理康复 患者虽然有运动功能障碍，但意识清楚，更需要他人的尊重、友爱，害怕受到歧视。抑郁在帕金森病患者中常见，有近1/2的患者受此困扰，部分患者以抑郁为首发症。患者对疾病会产生较大的心理压力，为自己躯体的康复、功能的恢复、病后给家庭造成的负担和社会生活能力等问题而担忧。在康复锻炼的同时，更应强化心理护理，解决患者的心理问题，只有身心结合的护理才能体现整体护理。早期心理护理配合康复训练，能提高患者的日常生活能力，减少患者对家庭和社会的依赖，减轻患者的心理负担，因而能使患者有足够的信心和勇气面对疾病带来的急性应激。

（二）社区家庭康复指导

1.出院指导 增强患者的自我价值观，鼓励患者参加适宜的文娱活动，多接触社会。根据每位患者的家庭情况进行设计，让患者参加力所能及的家务活动。为防止意外，这些活动需在监护下进行。同时嘱患者坚持并合理用药，生活有规律。如有不适及病情变化及时就医。

2.社会家庭的支持 随着功能丧失加重，将逐渐影响患者的自理能力，常需要配偶或家庭成员的帮助与支持。充分发挥亲友和家属的支持作用，指导家属为患者创造良好的康复环境；注意尊重患者的人格，通过学习了解正确的康复方法，鼓励和督促患者参与各项活动，调动患者的积极性，坚持长期的康复训练，提高康复效果。

3.坚持进行有效的运动功能训练 指导患者养成良好的生活习惯并坚持进行有效的运动功能训练每天规律地进行适度的体力活动，患者可采取自己喜爱的运动方式，如散步、慢跑、打太极拳、导引养生功、舞剑等。康复训练是一项长期的工作，通过康复训练，还可改善患者的情绪状态，减少焦虑抑郁的发生，增加肢体锻炼的顺应性。锻炼包括：①四肢锻炼；②躯干锻炼；③重心锻炼；④行走锻炼；⑤呼吸和放松训练。要求家属尽量陪同康复运动。

4.定期复诊 帕金森病属慢性终生性疾病，为了控制疾病的发展，延缓功能的丧失，除了回家后需继续康复锻炼外，并要按医嘱定期复诊，及时进行康复效果的评定，适时调整康复方案，发现症状加重时，应及时去医院做好进一步的检查和治疗。

三、慢性呼吸衰竭

（一）康复措施

1.营养指导 指导患者制定高热量、高蛋白、高维生素的饮食计划，少量多餐，避免在餐前或餐后过多饮水，餐后避免平卧，有利于消化，腹胀的患者应进软食，细嚼慢咽，指导患者避免进食过高碳水化合物以免产生过多的二氧化碳，避免进食产气的食物，如汽水、啤酒、豆类、马铃薯和胡萝卜等，避免易引起便秘的食物，如油煎食物、干果、坚果等。改善营养状态可增强呼吸肌力量，最大限度改善患者的整体健康状态。

2.运动训练 运动和活动受限是患者典型特征，疾病早期过度用力会引起呼吸困难，中后期进行一般体力活动（工作、娱乐活动、休闲、日常保洁）就会出现呼吸困难、腿无力，有不适感。为了避免上述症状的出现，患者会限制自己的活动，这将形成恶性循环，加重体力和精神状态的恶化。因此运动训练是肺功能康复的基础所在。运动训练的绝对禁忌证包括伴发眩晕或用力性晕厥的严重肺动脉高压、药物不能控制的严重充血性心力衰竭、不稳定的冠状动脉综合征以及易引起骨折或顽固性疲劳的恶性肿瘤。

（1）呼吸功能锻炼 是以有效的呼吸增强呼吸肌，特别是膈肌的肌力和耐力为主要原则，以减轻呼吸困难，提高机体活动能力、预防呼吸肌疲劳、防止发生呼吸衰竭及提高患者生存质量为目的。常见的呼吸功能锻炼方法有腹式呼吸、缩唇呼吸肌及全身呼气体操。要想取得效果，达到运动目的，最为重要的是持之以恒，每天坚持（见呼吸训练）。

全身呼吸体操将腹式呼吸、缩唇呼吸和扩胸、弯腰、下蹲等动作结合，每天1～2次，每次1～2遍，逐渐增加至3～4遍。其步骤如下：①平静呼吸；②立位吸气，而后前倾呼气；③单举上臂呼气，双手压腹呼气；④平举上肢吸气，双臂下垂呼气；⑤平伸上肢吸气，双手压腹呼气；⑥抱头吸气，转体呼气；⑦立位上举上臂呼气，蹲位呼气；⑧缩唇呼吸；⑨平静呼吸及放松。

（2）上、下肢力量和耐力训练、排痰训练、咳嗽训练。

3.氧疗康复 慢性呼吸衰竭患者的呼吸中枢对CO_2刺激的敏感性明显降低，有赖于低氧状态来兴奋中枢。持续性低流量吸氧（1～2L/min）可提高患者生活质量，使患者生存率提高2倍。给氧温度保持在37℃，湿度100%为宜。

4.无创通气 ①保持呼吸道通畅，及时清除口鼻、咽喉部分泌物和胃反流物，鼓励患者饮水1000～1500ml/d，采用雾化吸入，和应用祛痰药使气道充分湿化。对咳嗽、咳痰无力者定时翻身、叩背，予湿化后吸痰。有舌根后坠者可用口咽通气管保持气道通畅；②合理调节参数，肺大疱患者注意吸气压力不可过大，以免导致气胸发生。指导患者吸气闭口，跟随呼吸机同步呼吸预防胃胀气发生；③选择大小合适的鼻面罩，头带松紧适宜，以能伸入一指为宜，每1～2小时松解面罩5～10分钟，以预防面部压疮发生，饭后停用呼吸机30分钟，防止呕吐误吸发生；④密切观察精神神经症状及球结膜水肿体征，出现神志不清、嗜睡、球结膜水肿明显，分泌物不能自行有效清除，血气分析结果二氧化碳潴留加重等，应做好气管插管准备行有创通气治疗；⑤做好呼吸机管道管理，预防呼吸机相关性肺炎发生。

5.心理康复 老年慢性呼吸衰竭患者心理负担较重，易产生恐惧、紧张、焦虑抑郁等情绪。对前途、家庭经济问题顾虑重重，产生不同程度悲观、淡漠、沮丧、失眠、孤独感，康复训练消极等。护士要多抽时间与患者交谈，讲明病情和预后情况，打消其顾虑，激发其坚强的意志力去战胜疾病，增强康复信心，从而提高患者的生活质量和自我照顾能力。生活上给予体贴，夜间睡眠光线要弱，尽量满足患者生活所需。使用无创通气经济费用较高，因而患者常出现焦虑情绪，对疾病治疗失去信心；有些患者不能适应呼吸机，造成人机对抗反而加重病情，造成恐惧心理。上机前先和患者做模拟训练，使患者呼吸能跟随机器同步，同时使患者充分认识到无创通气优于有创通气的诸多优点。

（二）社区家庭康复指导

1.疾病治疗知识指导 在疾病治疗中使患者了解药物剂量、用法、不良反应、禁忌证。使患者认识到氧疗的治疗作用十分重要。指导患者及家属如何利用医疗资源，包括正确使用相关设备，对治疗要有依从性。利用脉搏氧饱和度仪监测血氧饱和度的增高情况，以加深患者对正确呼吸技巧的认识。教育患者运用咳嗽技巧、拍打及震动和体位引流来清除过多的痰液。

2.运动指导 制定个人运动计划，鼓励患者养成良好的运动习惯。针对个体进行呼吸设备的教育和训练，包括使用设定剂量的吸入器、氧输送系统和储存系统、呼吸肌训练设备、非侵袭性和侵袭性通气辅助装置及气管造口术后护理等。

3.氧疗知识指导 正确及安全使用氧气：在氧气使用过程中主要应防止火灾及爆炸，在吸氧过程中禁止吸烟。患者自感喘憋加重时常自行调节流量吸入高浓度氧而导致CO_2潴留，加重缺氧，要对患者及家属进行氧疗知识的宣教。

4.疾病预防知识指导 指导患者预防感冒，防止受凉，注意天气变化，适时增减衣物，保持室内温度。可采用按摩、冷水洗脸、食醋熏蒸、增强体质等方法来预防感冒。教育患者戒烟，治疗尼古丁依赖，避免环境或职业刺激，做好呼吸系统感染的早期自我监测，以尽早开始治疗计划，避免病情的全面恶化。

5.饮食指导 推荐合适食物的摄入，以达到适宜体重，摄入足够水量，纠正电解质失衡。

6.心理指导　主要指导患者减少压力，控制焦虑和抑郁，少发脾气，使家庭关系更融洽，改变行为方式。

四、冠心病

（一）康复措施

1.无症状性心肌缺血　观察患者有无自觉症状，查看心电图有无心肌缺血的改变。控制诱发因素、合理饮食及合理安排工作与生活，进行药物治疗，按运动处方进行合适的康复运动。

2.心绞痛　康复护理实施达到两个目标，即缓解急性发作和预防再发作。

（1）指导患者了解药物治疗的知识，有心绞痛发作时立即停止活动或工作，含服硝酸甘油或复方硝酸甘油片，每次1片舌下含服。用药时要控制剂量，量过大时，易引起血压下降，冠状动脉灌注压过低，增加心肌耗氧，从而加重心绞痛。

（2）有心绞痛多次发作病史的患者，指导正确服用硝酸甘油的方法，随身携带有效期内药片，应放置于棕色瓶内，超出有效期应及时更换。从事运动、爬坡时，先在舌下含1/2片硝酸甘油；情绪处于紧张状态，有发作征兆时，立即舌下含1片，在吞咽前稍保留唾液，使药物完全溶解，用药后尽可能卧位休息。同时向患者说明，初次含服药片时舌上有烧灼感，头部有发胀和搏动感，颜面潮红，这些不良反应在产生耐受性后会减轻或消失，药物不会成瘾，经常服用也不会降低药效。

（3）指导患者控制和减少诱发因素。合理安排日常活动，做到劳逸结合，保证充足的睡眠，并督促患者睡前服用镇静剂，同时床头适当垫高，以减少静脉血回流量，减轻心脏负担。饮食要少食多餐，限制动物脂肪及含胆固醇食物的摄入，肥胖者要限制食量，控制并减轻体重。

3.急性期心肌梗死的康复

（1）急性期护理指导　急性期12小时绝对卧床休息，一切生活护理要有专人负责，尽可能让患者进监护病房。向患者及其家属介绍监护病房的情况及心电监护仪的作用。

1）氧气吸入。

2）密切观察病情，注意有无并发症的发生和生命体征的改变，对重症者应做全面的监测，包括监测循环状态，测量血压、脉搏、尿量，了解肾灌注和微循环状态，监测心率和心律，观察患者的神志、意识、对外界的反应以及肢体活动情况，了解有无脑缺氧、脑栓塞等。1～2小时记录血压、脉搏和呼吸1次；4小时测量体温1次。记录液体的出入量，保持静脉通道通畅，注意观察液体的滴速（50～60滴/分），防止输液过快，以免加重心脏负荷和诱发肺水肿。

3）急性心肌梗死恢复后的所有患者均应采用饮食调节，可减少再发，即低饱和脂肪和低胆固醇饮食。

4）心理康复护理。急性心肌梗死是一种威胁生命而需做紧急医疗救护的疾病，患者多有紧张和焦虑、忧郁和压抑的心理，做好心理护理对患者的心身康复至关重要。①护理人员向患者解释病情及各项必需的诊疗措施和康复过程，使患者树立战胜疾病的信心，配合治疗。多数患者初次发生心肌梗死，部分人既往有过心绞痛，但再发时胸痛更剧烈，持续时间更长，从而产生濒死感，表现出极度的恐惧，加之疾病发作时需在短期内采取一系列的检查和治疗措施，特别是一些床边的器械操作，会进一步增加患者的紧张和焦虑，迫切希望获得良好的医疗和护理。故护理人员应多与患者交流，使其尽快习惯监护病房中的环境和气氛；②在不影响监护和治疗情况下，允许鼓励少数亲属来探视及问候，消除患者的抑郁和焦虑情绪，在心理上给予支持；③树立高度的责任感和同情心，护理工作必须一丝不苟，恪守职责。协助医师完成各项诊疗工作。注意康复室内的环境，室内灯光柔和，护理人员操作时动作轻盈，避免惊扰患者。

（2）恢复期康复运动指导　根据患者个体情况指定的运动处方，督促、监护完成训练项目。运动方法宜选用有氧运动，如散步、骑自行车、太极拳等运动方式，要循序渐进。运动时心率增加<10次/分可加大运动量，心率增加10～20次/分为正常反应，运动强度逐渐增加到中等强度（运动时脉率=170–年龄），每次持续时间40～60分钟，频率3～5次/周。运动以不引起胸痛、心悸、呼吸困难、出冷汗和疲劳为度。康复运动前指导进行5～10分钟的热身运动，然后进行30分钟的运动锻炼，最后做5～10分钟的恢复运动。为了保证活动的安全性，在心电监护下开始所有的新活动。

（二）社区家庭康复指导

1.调节饮食结构　向患者说明饮食与本病的发病率有着密切的关系（但患者出院后立即改变饮食习惯并非容易，护理人员要掌握患者心理，采取针对性教育方法），使患者晓以利害，积极主动配合，巩固疗效。

（1）肥胖者必须减少食物总能量摄入，少食多油、多糖食物，减轻体重。

（2）高血脂者选用豆油、花生油、芝麻油等，瘦肉、鱼、豆制品可适量食用，避免食用猪油、羊油、奶油、肥肉、动物内脏及蛋黄、墨鱼等。

（3）预防便秘，食用高纤维素的食物及含果胶多的水果。高纤维素蔬菜有芹菜、竹笋、豆芽、金针菜等。含果胶多的水果有生梨、苹果等。

2.合理安排生活和工作　参加力所能及的工作，可使精神愉快、心情舒畅。对增强体力、改善心脏功能、促进血液循环、调整代谢、防止肥胖等均有裨益。要注意劳逸结合，避免连续做过度繁忙的工作，坚持锻炼，如保健操、太极拳、散步、打乒乓球等。保证足够的睡眠时间，避免精神紧张或突然用力的动作，饭后休息0.5～1.0小时，冬天注意保暖，避免迎风或在雪地上快步行走。在任何情况下一旦有心绞痛发作及急性心肌梗死先兆，即应停止活动，安静休息。

3.戒烟　是心肌梗死后的二级预防的重要措施。研究表明，急性心肌梗死后继续吸烟再梗死和死亡危险增高22%～47%，每次随诊都必须了解并登记吸烟情况，积极劝导患者戒烟，并实施戒烟计划。

4.心理指导　心肌梗死后患者焦虑情绪多来自对今后工作能力和生活质量的担心，应予以充分理解并指导患者保持乐观、平和的心情，正确对待自己的病情。告诉家属生活中避免对其施加压力，当患者出现紧张、焦虑等不良情绪时，应设法进行疏导。

5.康复指导　掌握脉搏测量方法；出院后按照运动处方积极进行康复训练。

6.用药指导　按医嘱服药，定期门诊随诊。

7.照顾者指导　心肌梗死是心脏性猝死的高危因素，应教会家属紧急呼救方法及心肺复苏的基本技术以备急用。

五、原发性高血压

（一）康复措施

1.饮食指导　治疗饮食宜"三多三少"，即多维生素、多无机盐、多纤维素，少盐（每日3~5g）、少脂肪、少热量。要多吃新鲜蔬菜、水果等，少吃动物内脏，如肝、心、肾等。保持平衡膳食。戒烟及酒，向患者讲述吸烟、饮酒对高血压的危害，劝导患者戒除烟酒嗜好，建立有益于健康的行为和生活方式。

2.运动康复护理　指导患者选择合适的运动项目及运动强度，进行渐进性的有氧运动，如步行、慢跑、游泳、骑车、健身操等。步行速度一般不超过120步/分，每次运动时间30~60分钟。运动量标准以运动后稍出汗、轻度呼吸加快、心率一般不超过110次/分为宜，避免持续疲劳感以及剧烈运动项目。

3.指导合理用药　心脑血管疾病的发病率和病死率与患者血压水平密切相关，有效控制血压是防止心脑血管疾病发病的重要手段。告知患者血压的正常值和高血压的自觉症状，坚持遵医嘱服药是获得理想疗效的有效措施；说明高血压多数是终身性的，高血压治疗是一个长期过程，强调长期药物治疗的重要性；遵医嘱服药，不能随意增减、更改或自行停服药物。讲解药物的剂量、用法及用药后可能出现的不良反应，服药过程中要密切观察血压的变化，让患者心中有数，做到坚持服药，切不可血压降下来就停药、血压上升再服药，使血压反复波动，对健康极为不利。

4.保持心理平衡　早期高血压患者因无明显症状和体征，故常被忽视。当重要脏器受累或严重时，患者及其家属易产生恐惧和焦虑情绪，加之头痛、头晕给患者生活和工作带来不便，心理上会有沉重的压力，不利于有效的治疗和控制血压。高血压患者多易激动，行为常有冲动性、求全责备等特点。愤怒、恐惧、焦虑、压抑、过度紧张与激动等不良心态都会造成血压的剧烈波动，以致发生意外。

（1）教育患者保持乐观的情绪和稳定的心境，避免情绪激动及过度紧张，遇事冷静，多与他人交流，减少精神压力。

（2）指导患者进行自我放松训练，学会自我转移、自我解脱、自我安慰。了解患者存在的各种思想顾虑，有针对性地进行心理疏导。

（3）教会患者掌握一定的心理应激方式，学会自我心理疏导、心理调节，提高心理承受能力，保持良好的心理状态，避免高血压诱发因素，以维持血压的稳定。

（4）常与患者沟通，询问用药情况及血压控制情况，进行心理指导，帮助患者提高自控能力，保持平和愉快的心境。

（5）说明综合康复治疗（运动、营养、药物、心理、中药）的重要性，使患者保持心理平衡，稳定血压。

（二）社区家庭康复指导

1.疾病知识指导 让患者了解自己的病情，包括高血压危险因素及同时存在的临床情况，了解控制血压的重要性和终身治疗的必要性。教会患者和家属正确的测量血压的方法，每次就诊携带记录，作为医生调整剂量或选择用药的依据。指导患者调整心态，学会自我心理调节，避免情绪激动，以免诱发血压增高。家属应对患者充分理解、宽容和安慰。

2.改变不良生活习惯 低盐饮食，限制钠盐摄入，每天应低于5g，避免食用鱼肉罐头及腌制、熏烤的肉和鱼产品；低热量、低脂饮食，补充适量蛋白质，如蛋类、鱼类等；多吃含钾、钙丰富的食物，如绿色蔬菜、水果、豆类食物，油菜、芹菜、蘑菇、木耳、虾皮、紫菜等食物含钙量较高；增加粗纤维的摄入，预防便秘，因用力排便可使收缩压升高，甚至造成血管破裂；肥胖者将体重控制在标准体重的10%上下范围。

3.戒烟 有利于血管内皮细胞的正常功能。

4.按时服药 根据血压及病情变化，调整用药。

（1）强调长期服用药物的重要性，用降压药物使血压降至理想水平后，应继续服用维持量，以保持血压相对稳定。

（2）告知有关降压药物的药名、剂量、用法、作用及不良反应，必要时提供书面材料。嘱患者必须遵医嘱按时按量服药，如果根据自觉症状来增减药物、忘记服药或在下次吃药时补服上次忘记的药量，均可导致血压波动。

（3）不能擅自突然停药，经治疗血压得到满意控制后，可以逐渐减少剂量。但如果突然停药，可导致血压突然升高，冠心病患者突然停用β受体阻滞剂可诱发心绞痛、心肌梗死等。

5.坚持康复运动 指导患者根据年龄和血压水平选择适宜的运动方式，对中老年人应包括有氧、伸展及增强肌力3类运动，具体项目可选择步行、慢跑、太极拳、气功等。运动强度因人而异，运动频率一般每周3~5次，每次持续30~60分钟。运动强度、时间和频率以不出现不适反应为度，避免竞技型和力量型运动。

6.保持心情舒畅 高血压病患者一般心里紧张，即使是通过治疗病情得以控制，也常常心有余悸。因此，在为高血压患者治疗时，自始至终不能放松心理治疗，让患者学会正确宣泄不良情绪，减轻精神压力，保持良好的心情，使患者明确高血压的危害性及治疗控制效果，增强战胜疾病的信心。

7.定期复查 注意心、脑、肾功能状况，定期到医院复查。危险分层属低危或中危者，可安排患者每1~3个月随诊1次；若为高危者，则应至少每1个月随诊1次。

第十七章　老年健康档案管理

根据世界卫生组织的定义，60岁以上的人口称为老年人口。按照《中华人民共和国老年人权益保障法》的界定，老年人是指60周岁以上的公民。

在本研究中，将60岁以上人群定义为老年人，将50～59岁人群定义为准老年人，并作为潜在的健康信息服务老年用户，与老年人进行合并及对比研究。

第一节　居民健康档案的定义、类型、内容及建立的意义

一、居民健康档案的定义

居民健康档案是医疗卫生机构为城乡居民提供医疗卫生服务过程中的规范记录，是以居民个人健康为核心、贯穿整个生命过程、涵盖各种健康相关因素的系统化文件记录。完整的居民健康档案包括以问题为导向的病史记录和健康检查记录，以预防为主的保健卡，以及与个人、家庭和社区健康有关的各种记录。社区医护人员可以通过居民健康档案较全面地认识社区居民的健康状况、家庭问题和对卫生资源的利用情况，从而有的放矢地提供社区卫生服务。

二、居民健康档案的类型及内容

根据档案主体，居民健康档案可分为个人健康档案、家庭健康档案和社区健康档案。

根据档案记录材质，居民健康档案可分为纸质健康档案和电子健康档案。电子健康档案和新型农村合作医疗、城镇基本医疗保险等医疗保障系统相衔接，实现了各医疗卫生服务机构间数据的互联互通，有利于提高卫生服务效率、改善服务质量、节约医疗费用。

1.个人健康档案　是以居民个人健康为中心，动态记录个人生命过程中各种健康相关信息的系统性文件。根据国家卫生健康委员会的相关规定，建立个人健康档案对象为辖区内常住居民（包括居住半年以上的户籍居民及非户籍居民）。个人健康档案主要包括个人基本信息表、健康体检表、重点人群健康管理记录表、其他卫生服务表、居民健康档案信息卡等。

2.家庭健康档案　是以家庭为单位，记录家庭成员及家庭整体相关健康问题而形成的系统性文件。其主要包括家庭基本资料、家庭评估资料和家庭主要健康问题。家庭评估资料主要包括家庭结构、家庭功能、家庭生活周期、家庭内外资源等。目前常用的评估工具有家系图、社会支持度量表和APGAI家庭功能评估表等。

3.社区健康档案　是记录社区健康问题、评估社区特征及健康需求的系统性文件。社区健康档案是以社区为主体，通过记录社区卫生资源、社区主要健康问题、社区居民状况，使社区医护人员能整体把握社区的健康情况，以社区为导向，为居民提供整体、协调

的医疗服务。社区健康档案主要由社区基本资料、社区卫生服务资源、社区卫生服务状况和社区居民健康状况组成。社区基本资料包括社区自然环境、人口资料、经济和组织状况；社区卫生服务资源指卫生服务机构和社区卫生人力资源状况；社区卫生服务状况指家庭访视的次数，转诊、会诊的情况等；社区居民健康状况包括社区居民患病资料、死亡资料及健康危险因素评估等。

三、建立居民健康档案的意义

建立居民健康档案，能够全面、系统地了解患者的健康问题及健康问题的发生、发展的相关背景，从而更好地利用社区卫生人力、物力及财力资源，为社区居民提供高质量的、连续的医疗卫生保健服务，满足社区居民对医疗服务的需求。

居民健康档案涵盖了社区居民个人及其家庭的基本资料、健康状况及健康管理等全面、系统的健康信息，可以用于全科医疗和社区护理的教学及社区卫生服务人员的培训，有利于培养学生的临床思维能力，提高社区卫生服务人员的业务能力。系统的居民健康档案可用于评价全科医生和社区护士的服务质量及技术水平，有时还可能作为处理医疗纠纷的法律依据。完整的居民健康档案不仅记录了居民健康状况的全部信息，还记录了社区卫生服务机构、卫生人力等资源，可作为医疗管理机构和政府决策部门收集基层卫生服务信息的重要途径，为制订卫生服务规划提供参考依据。

目前，我国城乡居民健康档案管理服务已经纳入《国家基本公共卫生服务规范》（第3版），是居民享有均等化公共卫生服务的具体体现。科学、系统、完善的居民健康档案是社区卫生机构为居民提供高质量医疗卫生服务的保证，同时为各级政府及卫生行政部门制定相应政策提供了重要的参考依据。

第二节 居民健康档案的建立、管理和使用

一、居民健康档案的建立

目前居民健康档案的建立主要有两种方式，即个别建档和普遍建档。主个别建档是辖区居民到卫生服务中心接受服务时，社区护士根据其主要健康问题和服务提供情况填写相关记录并建立档案的方式。普遍建档是通过入户、疾病筛查、健康体检等多种方式为居民建立健康档案，并根据其主要的健康问题和服务提供情况填写相应记录的方式。已经建立电子档案信息系统的地区应由乡（镇）卫生院、村卫生室、社区卫生服务中心通过上述方式为居民建立电子健康档案，并发放国家统一标准的医疗保健卡，以有效利用电子健康档案。为了使居民健康档案能够完整地反映个体、家庭和社区的健康状况，应及时建立健全社区居民健康档案。在建档时需遵循以下原则。

1.完善性 主要体现在居民健康档案的内容方面。有些健康问题通过短期观察和了解就可以作出判断，而有些健康问题要通过长期的观察、分析和综合才能作出正确的判断。因此，社区卫生工作人员应积极主动发现居民及其家庭或社区的相关健康问题，不断完善

健康档案的内容。

2.前瞻性和动态性　健康档案的记录不仅关注过去和当前个体、家庭和社区存在的健康问题及影响因素。同时，要重视将来可能会影响服务对象健康的因素。随着时间的变化，很多信息需要不断修正，如家庭住址的变迁、家庭成员的增减等。

3.客观性和准确性　在收集居民信息时，应本着科学严谨的态度、客观的原则，规范地进行记录，决不可弄虚作假，应付了事。尤其是在收集主观资料时，应反复接触相关人员，深入观察，才能了解真实和准确的情况。

4.保密性　因居民健康档案涉及个人隐私，应当充分保障当事人的隐私权，不得随意泄露信息。

二、居民健康档案的管理

居民健康档案建立后的保管和使用至关重要。对于居民健康档案的保管，社区卫生机构需做到以下几点：①指定专人负责居民健康档案的保管和维护，配置档案信息室；②以国家统一的编号顺序存放，以便于查找；③积极倡导构建信息平台，完善电子档案建设，实现网上资源共享；④非社区卫生机构居民健康档案管理人员，不得随意查阅档案，未经管理人员同意，任何人不得调取和转借居民健康档案。

三、居民健康档案的使用

1.已建立居民健康档案的居民到乡（镇）卫生院、村卫生室、社区卫生服务中心复诊时，应持居民健康档案信息卡或医疗保健卡，在调取其健康档案后，由接诊医师根据复诊情况，及时更新、补充相应内容。

2.入户开展医疗卫生服务时，应事先查阅服务对象的居民健康档案并携带相应表单，在服务过程中记录、补充相应内容。已建立电子健康档案信息系统的机构应同时更新电子健康档案。

3.对于需要转诊、会诊的服务对象，由接诊医师填写转诊、会诊记录。

4.所有的服务记录由责任医护人员或档案管理人员统一汇总、及时归档。

通过建立个人、家庭和社区健康档案，能够了解和掌握社区居民的健康状况和疾病构成，了解社区居民主要健康问题和卫生问题的流行病学特征，为筛选高危人群，开展疾病管理，采取针对性预防措施奠定基础。社区卫生服务中心需要建立完善的社区居民健康档案，并严格管理和有效利用，才能有针对性地开展系统的社区卫生服务。

第三节　居民健康档案的内容、原则、方式及填表基本要求

一、居民健康档案的内容

居民健康档案内容包括个人基本信息、健康体检、重点人群健康管理记录和其他医疗卫生服务记录。

1.**个人基本情况**　包括姓名、性别等基础信息和既往史、家族史等基本健康信息。

2.**健康体检**　包括一般健康检查、生活方式、健康状况及其疾病用药情况、健康评价等。

3.**重点人群健康管理记录**　包括国家基本公共卫生服务项目要求的0~6岁儿童、孕产妇、老年人、慢性病、严重精神障碍和肺结核患者等各类重点人群的健康管理记录。

4.**其他医疗卫生服务记录**　包括上述记录之外的其他接诊、转诊、会诊记录等。针对三类不同的健康档案，内容也有差异。①个人健康档案内容：主要包括患者个人的基本资料、健康问题目录、病情流程表、问题描述及进展记录、周期性健康检查（运用格式化的健康检查表）、转会诊和住院记录、预防性记录、慢性病患者随访记录、化验及辅助检查记录。②家庭健康档案的内容：包括家庭的基本资料、家系图、家庭评估资料、家庭主要问题目录、问题描述和家庭各成员的个人健康档案（其形式与内容同个人健康档案）。③社区健康档案的内容：主要包括社区基本资料、社区卫生资源、社区卫生服务状况等。

二、居民健康档案建立的基本原则

1.**资料的真实性**　居民健康档案由各种原始资料组成，这些资料应该真实可靠，真正反映社区居民的健康状况，只有真实性才有可用性。

2.**资料科学性**　居民健康档案记录应该规范，各种图表、文字描述、单位使用等都要符合相关规定与要求，才能保证居民健康档案作为一种医学信息资料具有可交流性。

3.**资料的完整性**　居民健康档案的内容应该完整，反映病情、就医背景、表情变化、潜在危险因素、评价结果、处理计划等，并从生物、心理、社会三个层面去记录。

4.**资料的连续性**　全科医生应勤于记录，不断累加资料，从而保证资料连续性。

5.**资料的可用性**　居民健康档案只有成为充分发挥作用的活档案，才能体现科学价值。

三、居民健康档案建立的基本方式

1.辖区居民到乡镇卫生院、村卫生室、社区卫生服务中心（站）接受服务时，由医务人员负责为其建立居民健康档案，并根据其主要健康问题和服务提供情况填写相应记录，同时为服务对象填写并发放居民健康档案信息卡。建立电子健康档案的地区应逐步为服务对象制作发放居民健康卡，替代居民健康档案信息卡，作为电子健康档案进行身份识别和调阅更新的凭证。

2.通过入户服务（调查）、疾病筛查、健康体检等多种方式，由乡镇卫生院、村卫生室、社区卫生服务中心（站）组织医务人员为居民建立健康档案，并根据其主要健康问题和服务提供情况填写相应记录。

3.已建立居民电子健康档案信息系统的地区应由乡镇卫生院、村卫生室、社区卫生服务中心（站）通过上述方式为个人建立居民电子健康档案，并按照标准规范上传区域人口健康卫生信息平台，实现电子健康档案数据的规范上报。

4.将医疗卫生服务过程中填写的健康档案相关记录表单，装入居民健康档案袋统一存放。居民电子健康档案的数据存放在电子健康档案数据中心。

四、居民健康档案填表基本要求

1.基本要求

（1）档案填写不得用铅笔或红色笔书写。字迹要清楚，书写要工整。数字或代码一律用阿拉伯数字书写。数字和编码不要填出格外，如果数字填错，用双横线将整笔数码划去，并在原数码上方工整填写正确的数码，切勿在原数码上涂改。

（2）在居民健康档案的各种记录表中，凡有备选答案的项目，应在该项目栏的"□"内填写与相应答案选项编号对应的数字，如性别为男，应在性别栏"□"内填写与"1男"对应的数字1。对于选择备选答案中"其他"或者是"异常"这一选项者，应在该选项留出的空白处用文字填写相应内容，并在项目栏的"□"内填写与"其他"或者是"异常"选项编号对应的数字，如填写"个人基本信息表"中的既往疾病史时，若该居民曾患有"腰椎间盘突出症"，则在该项目中应选择"其他"，既要在"其他"选项后写明"腰椎间盘突出症"，同时在项目栏"□"内填写数字13。对各类表单中没有备选答案的项目用文字或数据在相应的横线上或方框内据实填写。

（3）在为居民提供诊疗服务过程中，涉及疾病诊断名称时，疾病名称应遵循国际疾病分类标准ICD-10填写，涉及疾病中医诊断病名及辨证分型时，应遵循《中医病证分类与代码》（GB/T 15657—2021，TCD）。

2.居民健康档案编码

统一为居民健康档案进行编码，采用17位编码制，以国家统一的行政区划编码为基础，村（居）委会为单位，编制居民健康档案唯一编码。同时将建档居民的身份证号作为统一的身份识别码，为在信息平台下实现资源共享奠定基础。第一段为6位数字，表示县及县以上的行政区划，统一使用《中华人民共和国行政区划代码》（GB 2260）；第二段为3位数字，表示乡镇（街道）级行政区划，按照国家标准《县以下行政区划代码编码规则》（GB/T 10114—2003）编制；第三段为3位数字，表示村（居）民委员会等，具体划分为：001～099表示居委会，101～199表示村委会，901～999表示其他组织；第四段为5位数字，表示居民个人序号，由建档机构根据建档顺序编制。在填写健康档案的其他表格时，必须填写居民健康档案编号，但只需填写后8位编码。

3.各类检查报告单据及转诊记录粘贴

服务对象在健康体检、就诊、会诊时所做的各种化验及检查的报告单据，都应该粘贴留存归档。可以有序地粘贴在相应健康体检表、接诊记录表、会诊记录表的后面。双向转诊（转出）单存根与双向转诊（回转）单可另页粘贴，附在相应位置上与本人健康档案一并归档。

4.其他

各类表单中涉及的日期类项目，如体检日期、访视日期、会诊日期等，按照年（4位）、月（2位）、日（2位）顺序填写。

五、居民健康档案的服务要求

1.乡镇卫生院、村卫生室、社区卫生服务中心（站）负责首次建立居民健康档案、更新信息、保存档案；其他医疗卫生机构负责将相关医疗卫生服务信息及时汇总、更新至健康档案；各级卫生计生行政部门负责健康档案的监督与管理。

2.健康档案的建立要遵循自愿与引导相结合的原则，在使用过程中要注意保护服务对象的个人隐私，建立电子健康档案的地区，要注意保护信息系统的数据安全。

3.乡镇卫生院、村卫生室、社区卫生服务中心（站）应通过多种信息采集方式建立居民健康档案，及时更新健康档案信息。已建立电子健康档案的地区应保证居民接受医疗卫生服务的信息能汇总到电子健康档案中，保持资料的连续性。

4.统一为居民健康档案进行编码，以国家统一的行政区划编码为基础，以村（居）委会为单位，编制居民健康档案唯一编码。同时将建档居民的身份证号作为身份识别码，为在信息平台上实现资源共享奠定基础。

5.按照国家有关专项服务规范要求记录相关内容，记录内容齐全完整、真实准确、书写规范、基础内容无缺失。各类检查报告单据和转、会诊的相关记录应粘贴留存归档，如果服务对象需要可提供副本。已建立电子版化验和检查报告单据的机构，化验及检查的报告单据交居民留存。

6.健康档案管理要具有必需的档案保管设施设备，按照防盗、防晒、防高温、防火、防潮、防尘、防鼠和防虫等要求妥善保管健康档案，指定专（兼）职人员负责健康档案管理工作，保证健康档案完整、安全。电子健康档案应有专（兼）职人员维护。

7.积极应用中医药方法为居民提供健康服务，记录相关信息纳入健康档案管理。

8.电子健康档案在建立完善、信息系统开发、信息传输全过程中应遵循国家统一的相关数据标准与规范。电子健康档案信息系统应与新农合、城镇基本医疗保险等医疗保障系统相衔接，逐步实现健康管理数据与医疗信息以及各医疗卫生机构间数据互联互通，实现居民跨机构、跨地域就医行为的信息共享。

9.对于同一个居民患有多种疾病的，其随访服务记录表可以通过电子健康档案实现信息整合，避免重复询问和录入。

第四节　居民健康档案常用工作指标

常用的工作指标有：①健康档案建档率=建档人数/辖区内常住居民数×100%。建档指完成健康档案封面和个人基本信息表，其中0~6岁儿童不需要填写个人基本信息表，其基本信息填写在"新生儿家庭访视记录表"上；②电子健康档案建档率=建立电子健康档案人数/辖区内常住居民数×100%；③健康档案使用率=档案中有动态记录的档案份数/档案总份数×100%。有动态记录的档案是指1年内与患者的医疗记录相关联和（或）有符合对应服务规范要求的相关服务记录的健康档案；④健康档案合格率=抽查档案中有动态记录的健康档案份数/抽查健康档案总份数×100%；⑤健康档案活跃度。

第五节　个人健康档案的主要内容和基本资料

个人健康档案一般包括4类表格：居民健康资料（居民健康档案封面和个人基本信息表）、主要问题目录、健康体检表、服务记录表（接种记录、各类重点人群随访表、儿童计划免疫记录表、会诊和转诊记录表）等。个人健康档案可按如下顺序排列：居民健康档案信息卡、居民基本资料、主要问题目录、健康体检记录、接种记录或重点管理人群随访记录、会诊和转诊记录、辅助检查资料等。

一、居民健康档案信息卡

建立居民健康档案信息卡，可以了解居民信息，尽快找到档案，以便复诊及随访时使用。居民健康档案信息卡有正反两面，根据居民信息如实填写，与健康档案对应项目内容一致。过敏史主要指青霉素、磺胺、链霉素等过敏药物，如有药物或食物其他物质（如花粉、乙醇、油漆等）等过敏必须注明过敏物质名称。

二、居民基本资料

居民基本资料包括居民健康档案封面和个人基本信息表，多在首次建档时填写，为居民基本信息，如有变动，可在原条目处修改，注明修改时间。个人基本情况除姓名、性别外，还包括既往史、个人史、家族史等基本健康信息，须逐条认真、准确填写。

三、主要问题目录

主要问题目录主要记录长期影响居民健康状况的慢性疾病、危险生活行为方式、不良心理状态、相关的家族病史和遗传病史。设立主要问题目录的目的，是为了方便全科医生在短时间内对居民健康状况进行快速有效回顾，迅速知晓过去和现在的健康问题，帮助全科医生在接诊和照顾居民时不仅考虑居民目前存在的疾病与问题，还考虑居民的整体、连续性健康问题。通常将主要问题目录制作成表格形式，按诊断日期顺序编号排序，放在健康档案开始部分，是健康问题的索引。

四、健康体检表

健康体检表包括一般健康体检、生活方式、脏器功能、体格检查、辅助检查、健康状况及疾病用药情况、健康评价与健康指导等，用于居民首次建立健康档案、老年人、慢性病患者、严重精神障碍患者、结核患者等的年度健康检查。健康体检表表格及填表说明。

五、接诊记录

记录居民每次就诊时的资料，常采用SOAP形式，即主观资料、客观资料、评估与处理计划。SOAP书写要点见表17-1。

表 17-1　SOAP 书写要点

名称	问题描述特点	SOAP 书写
主观资料（S）	患者陈述的主观资料，涵盖所有个人资料	主诉、现病史中多种主要慢性疾病可同时出现，为清晰描述，可写成问题一：高血压……；问题二：糖尿病……等，重点询问健康行为资料，如运动方式、运动量、食盐量、热量摄入、心理问题、家庭资源、社会资源等
客观资料（O）	包括体格检查、实验室检查、心理行为测量	体格检查包括望诊、触诊、叩诊、听诊等结果，还包括辅助检查及各种量表等测试结果
评估（A）	常为诊断明确疾病，体现全科医学的生物—心理—社会医学模式	重点评价目前患者存在的健康问题，包括躯体（生理）疾病、心理疾病、社会问题、生活方式等
处理计划（P）	包括诊断、治疗和健康教育计划	处理计划要综合考虑多方面因素，不局限于药物治疗，还要写明健康教育的内容，心理安慰，药物可能发生的不良反应，生活方式指导，充分体现以人为中心，以预防为导向的全科医学模式的全方位管理

六、重点人群管理记录

包括《国家基本公共卫生服务规范》（第3版）服务项目要求的0~6岁儿童、孕产妇、老年人、慢性病患者、严重精神障碍患者、结核患者等各类重点人群的健康管理记录，多以随访表形式进行，根据居民具体情况填写相应内容。

七、会诊记录

社区居民需要会诊服务时由全科医生填写会诊记录表，写明会诊的主要情况及会诊原因，会诊后由全科医生在会诊记录表上填写会诊医生的主要处置及指导意见，填写会诊医生所在医疗卫生机构名称并由会诊医生签名，保证具有法律效应。会诊记录表置入居民健康档案中保存。

第六节　家庭健康档案的主要内容和基本资料

家庭健康档案以家庭为单位，记录其家庭成员和家庭整体有关健康状况、疾病动态、预防保健服务利用情况的系统资料，每户建一份，以家庭为单位成册。内容包括家庭基本资料、家系图、家庭主要问题目录、家庭成员的健康管理记录及根据具体情况制定的家庭评估等。

一、家庭基本资料

家庭基本资料包括封面和家庭成员基本信息，通常放在家庭档案前面。封面同居民健康档案封面，家庭成员基本信息包括户主姓名、居住地址、联系电话；家庭成员姓名、性别、年龄、家庭角色、职业、文化程度、婚姻状况、其他重要信息如宗教信仰等，可按年龄依次填写，家庭健康档案基本资料的一般格式。

二、家系图

家系图是以绘图的方式表示家庭结构、成员间关系、患病情况等内容，也是医生及时把握家庭成员健康状况和家庭生活周期等资料的最好工具，是家庭健康档案的重要组成部分。绘制家系图可一次完成，也可以在照顾患者过程中逐渐完成。绘制家系图一般包含三代人：长辈在上，晚辈在下；同辈在同一水平线上，长者在左，幼者在右；夫妻中，夫在左，妻在右。家系图的绘制可以从年轻一代开始，也可以从中间开始，一般从家庭中首次就诊的患者这一代开始，可以用代表"指示患者"，由其向上下延伸。代表每个人的符号旁边，也可以标上出生年月日、重大生活事件及发生的时间、遗传病、慢性病等。常用家系图符号。

三、家庭主要问题目录

家庭主要问题目录记录家庭生活周期各个阶段存在或发生重大生活压力事件，记录方法同个人健康档案中的主要问题目录。

第七节　当前居民健康档案管理中的问题分析

一、居民了解不多，认知程度较低

以社区为单位的居民健康档案管理面临的首要问题是，居民个人对健康档案了解不够，认知程度较低。根据相关试点地区对该区域内的居民健康档案管理情况调查表明，试点地区的老年居民健康档案管理效率不高，尤其是农村、城郊社区的居民对于建档和档案管理的认知程度较低。这种现象主要和该地区健康档案概念、意义宣传缺乏力度不大有一定关系。而且部分老年群体存在讳疾忌医、缺乏基本的健康档案建档意识，对自身健康、疾病情况持有回避态度。

二、管理人员专业性不高，整体管理水平低下

居民健康档案管理水平直接和管理人员的专业程度相关。当前我国以社区为单位的居民健康档案管理主要采用非专业档案管理的工作人员进行，而这类管理工作人员在档案管理尤其是医疗档案管理方面，无论是理论水平还是实践能力都有较大不足，而且在薪资水平、岗位设置上存在很大的随意性，因此档案管理人员流动性较大。

三、档案利用效率不高

居民健康档案管理不仅要求档案的完整性、全面性，更要求档案的高效利用。当前随着社区医疗卫生服务水平的提高，大部分从事基本公共卫生服务的单位会投入一定的人力、物力为居民建立健康档案，但是居民自身对健康档案的认识不足，体检积极性不统一，导致部分居民的档案信息长时间无法更新，而部分居民因为工作流动性的关系，导致

个人健康档案成为死档。这些无法及时更新的档案占据公共空间和资源，长时间无法得以利用，导致居民健康档案整体利用效率不高。

第八节　居民健康档案管理的相应改善策略

一、加大宣传和教育力度

在社会范围内要加大宣传和教育，利用现代健康和医疗观念改变传统落后的健康观念，发挥社会舆论功能，借助信息化技术，如微博、微信、社交网站以及社区宣传栏、广播站等载体加强针对社区的健康档案宣传工作，以切实提高居民对社会卫生医疗服务工作的支持和认知，帮助居民了解健康档案，认同健康档案在个人健康管理和医疗管理中的作用和价值，减轻居民对健康档案的抵触情绪。另外，要根据不同群体特点，有针对性地进行宣传和引导。尤其是老年群体，可以通过健康教育大讲堂对辖区老年居民进行知识普及，耐心细致地讲解健康档案构建的意义，让他们自动自愿地参与到居民健康档案建立活动中。同时社区医疗卫生服务中心依据自身特点与二级以上医院建立信息共建共享合作体制，要加大双向转诊制度的建立和执行，借助医共体的构建，合理引导社区病患分流，加强社区卫生服务中心和大医院的无缝衔接，同时加强对社区居民的引导和科学普及工作，提倡居民小病到社区医院，大病到大医院的医疗观念。增强社区居民对社区医院的信任度。

二、加强对居民健康档案建立和管理工作的重视

其一，配备专业的档案管理人员，加强对医疗卫生档案管理的意识教育，提高工作人员档案建立、档案更新和管理的质量和效率，改变档案管理模式和方法。其二，加大档案管理工作中的资金和物力投入，利用计算机建立电子档案，加强档案信息管理的安全性和私密性，对档案管理人员的计算机操作水平进行针对性培训，合理使用档案管理软件。其三，结合档案管理系统和平台，采用智能手机APP和微信平台等，组织居民积极参与到档案建立和管理活动中。

三、构建完善和合理的健康档案管理体系，严格执行管理制度

当前居民健康档案管理的主要问题在于缺乏统一的，标准的健康档案管理体系，尤其是缺乏严谨的管理制度，不同地区采用不同的管理方式导致地区之间的居民健康档案管理质量参差不齐。因此可以基于当前的社会公共医疗体系建设，构建完善而统一的健康档案管理体系，借助不同地区的社区卫生管理模式构建基于个人的健康档案管理，基于家庭的健康档案管理，基于慢性非感染疾病的健康档案管理，基于特殊群体的健康档案管理，利用现代信息技术构建不同类型的档案信息模块。首先，以家庭为单位构建家庭健康档案，社区卫生服务人员在各类体检和医疗问询活动中，建立居民个人和家庭的纸质健康档案，并进行定期更新和补充。其次，使用社区电子档案系统进行电子录入处理，方便居民检索

和查询。另外，针对社区中的重点人群建立健康档案，如老年人、0~6岁幼儿、孕产妇以及慢性非传染病，如心脏病、高血压和糖尿病等患者，在各个信息模块间加强关联与沟通。在建立健康档案的同时，也要依据健康档案中的具体情况提供针对性的服务和管理。

四、转变档案管理工作认识，完善和提升健康档案管理的内涵

在部分地区的居民健康档案管理中存在着单纯追求建档率而忽视档案质量的现象，针对这一现象，社区卫生服务中心要明确和树立健康档案管理工作的意义和价值，尤其是基层的卫生医疗机构要将建档就是为了完成工作任务这种意识彻底消除并进行转化，工作人员要意识到健康档案建立和管理对于医疗卫生体系改革、优化医疗卫生资源、改善就医环境的积极作用，并将健康档案作为居民健康管理的实施工具，让居民健康档案真正为保障居民的医疗权益发挥作用。居民健康档案的高效管理不仅能让居民受益，为居民提供更加高效高质量的医疗服务，提高医疗服务的准确性，合理配置医疗资源，实现平等、公平、透明的就医环境。

五、利用信息技术，实现居民健康档案的数字化管理

首先，立足信息技术，构建社区居民信息档案管理平台和系统，构建不同的信息模块，保持各个模块的相互独立和关联，将各种健康数据、疾病信息分成不同的应用数据和管理数据，如家庭数据、保健数据、残疾数据。其次，利用信息技术增加各种数据录入、管理的私密性和安全性，如采用数据访问的权限限制，采用双密码模式，保护居民个人、家庭以及特殊群体的健康信息安全。最后，利用信息技术提高档案数据管理的信息化和现代化水平。如改变人工管理模式，利用专业软件管理档案，对档案中的数据进行挖掘、整合和分析，对不同类型的健康档案进行不同性质的管理。利用信息技术可以从档案管理平台上提取所需的实用数据，对其中数据进行分析，并整合为报表。

总之，居民健康数据的建立和管理都需要朝向科学化、现代化和信息化的方向发展，为社区卫生服务中心、医生和各级医院提供真实准确而及时的健康数据，对于提高居民身体保健、保障居民医疗权利、节约就诊时间、减少医疗各方面都有重要意义，同时也可以实现医疗资源的优化配置，提高社区基层医疗机构和医院之间的合作和交流，提高社区卫生服务水平，推动我国医疗体系的深入改革。

第三篇　案例经验篇

第十八章　老年病医院医康养相关案例

案例一　急性脑血管病

一、病史摘要

患者何某，男，80岁，于2023年3月2日轮椅推至病房。

主诉：间断头晕、肢体活动不利2个月余，加重3天。

现病史：患者缘于2个月余前无明显诱因出现头晕、昏蒙不清、左侧肢体无力、活动不利，家属未予重视，经休息后症状无明显改善，逐渐出现无法站立、吞咽困难、无法言语、大小便失禁。2023年1月2日意识欠清，家属急诊送至医院，急查脑颅CT、胸部CT，诊断为脑梗死、肺部感染。住院给予抗感染、改善脑功能等治疗后患者症状改善不明显。2023年1月28日于市中医院查头颅CT：右枕叶、双基底节区、放射冠多发腔隙性脑梗死，脑白质疏松，脑萎缩。胸部CT：两肺感染，两侧少量胸腔积液，冠状动脉及主动脉钙化，胆囊结石。住院给予抗感染、活血通络、化痰等综合对症治疗。患者意识较清，可简单言语交流，可自行进食。3天前患者再次出现头晕，左侧肢体抬举无力，反应迟缓，周身乏力，市中医院经过相关影像检查考虑患者为急性脑血管病，为求进一步中西医结合治疗，遂门诊以"急性脑血管病"收入病区。血气分析（含乳酸）（2023年3月2日15：25：44）：氧分压120mmHg、钠126mmol/L、钾3.3mmol/L、钙1.1mmol/L、红细胞比容17%、葡萄糖6.9mmol/L、血氧饱和度99%、二氧化碳分压33.5mmHg、酸碱度7.53；血分析（2023年3月2日15：39：03）：淋巴细胞百分比19.2%、血红蛋白115g/L、红细胞比容34.2%、红细胞分布宽度差异系数18.7%；B型钠尿肽测定（2023年3月2日15：52：44）96.9pg/ml；心肌酶（2023年3月2日16：13：20）：天门冬氨酸氨基转移酶13.8U/L、肌酐（酶法）60μmol/L、尿酸121μmol/L、$β_2$-微球蛋白4.07mg/L、C-反应蛋白32.4mg/L、钠129.1mmol/L、氯90.6mmol/L、镁0.73mmol/L、白介素6 37.9pg/ml；血糖（餐后2小时）（2023年3月2日16：13：23）：血糖2小时6.89mmol/L；凝血系列七项（含D二聚体、FDP）（2023年3月2日16：38：01）：抗凝血酶Ⅲ 61.1%、凝血酶原时间27.9sec、国际化标准比率2.38、凝血酶原活度23.85%、凝血酶原时间比值2.32、部分活化凝血活酶时间71.34sec、纤维蛋白原4.97g/L、血浆D-

二聚体1.15mg/L、纤维蛋白（原）降解产物（FDP）6.1μg/ml；新型冠状病毒（2019-nCoV）IgM/IgG抗体（2023年3月2日17：13：33）：新型冠状病毒（2019-nCoV）IgG抗体381.46。尿分析+沉渣（2023年3月3日11：38：59）：白细胞8个/μl、红细胞8个/μl、蛋白质+-、尿胆原+、上皮细胞1个/μl；糖化血红蛋白测定（2023年3月3日11：29：07）：4.4%。下肢浅静脉彩超（2023年3月3日14：12：44）：双侧大隐、小隐静脉血流通畅。下肢深静脉彩超（2023年3月3日14：11：45）：双侧小腿肌间静脉血栓形成。下肢动脉彩超（2023年3月3日14：11：24）：双下肢动脉粥样硬化伴多发斑块形成。双侧胫前、右侧足背动脉不全闭塞颈部血管彩超（2023年3月3日14：11：02）：双侧颈动脉粥样硬化伴多发斑块。腹部彩超（2023年3月3日14：10：04）：胆囊壁不光滑胆囊多发结石脾双肾结构未见明显异常。心脏彩超+左心功能测定（2023年3月3日14：09：43）：EF=55%，主动脉增宽主动脉瓣钙化合并轻度关闭不全，二尖瓣轻度关闭不全，三尖瓣轻度关闭不全，左室收缩及舒张功能正常。门诊以"急性脑血管病"收入病区。

入院查体：T36.4℃；P72次/分；R18次/分；BP126/71mmHg。

二、康复护理评估

1.专科检查 神志清楚，言语流利，反应迟钝，查体欠合作。全身皮肤黏膜未见黄染、出血点、出血点、瘀斑及皮疹。周身浅表淋巴结未触及肿大。头颅无畸形，眼睑颜面无水肿，结膜无充血，巩膜无黄染，双侧瞳孔正大等圆，对光反射灵敏，耳鼻外观未见异常，口角无歪斜，口唇无发绀，伸舌居中。咽稍充血，双侧扁桃体无肿大。

2.生活护理评估 患者食欲差，不可自主进食水，需护理人员喂服，饭后常有呕吐，进食需少量多次，睡眠不规律，入睡困难，左侧肢体活动不利，左侧肢体抬举无力，反应迟缓，周身乏力。入院评估跌倒坠床10分，为高风险；压疮17分，为高度危险；自理能力评估0分，为极严重功能缺陷；焦虑评估51分，为焦虑。

三、护理措施

中西医内科一级护理，无陪护护理，持续吸氧，给予口服药与静脉滴注液体治疗，早晚给予患者洗漱，患者不能自主活动，每日给予患者肢体功能锻炼。患者一日三餐需护理人员喂服，抬高床头，少量多次，防止患者呛咳。勤巡视病房，防止患者坠床，每日给予患者沟通、交流，给予心理护理。护理诊断与措施如下。

1.一般护理 卧床休息，定时监测生命体征、瞳孔、意识状态。在饮食方面应给予低盐、低脂、丰富维生素类食品。注意头痛、呕吐情况以及对皮肤、口腔及尿道的护理，更衣时注意先穿患侧先脱患侧，并按时用药、巡视、翻身，避免出现压疮和尿路感染等。

2.呼吸道护理

（1）每日开窗通风2次，每次15～20分钟，保持病室空气清新，调节室温在18～20℃，湿度在50%～60%。

（2）鼓励并协助患者翻身、排背。

（3）指导患者进行有效的咳嗽。

（4）必要时雾化吸入、吸痰。

（5）保证充足的摄水量，一般2000ml/24小时，以降低痰液黏稠度。

（6）对于有意识障碍的患者，应给予气道的支持及辅助通气。

（7）每次于饭前1个小时，鼓励并协助患者排痰，排痰后给予舒适卧位，嘱患者休息。

（8）排痰后做好口腔护理，去除口腔内残留物，增加患者舒适感（吸烟能刺激呼吸道分泌物增加，劝吸烟者戒烟）。

3.吞咽困难护理

（1）选择软饭或半流食，避免粗糙、辛辣的食物。

（2）协助患者采取舒适体位，保持心情愉快。

（3）提供充足的进餐时间。保持安静，嘱患者不要说话，防止误吸。

（4）床旁准备好吸引器。

（5）必要时给予鼻饲。

疲劳有可能增加误吸的危险，进食前注意休息。水、茶等稀薄液体最易导致误吸，进食时应坐起，一般采用软食、糊状或冻状的黏稠食物，将食物做成"中药丸"大小，并将食物置于舌根部以利于吞咽。为预防食物反流，进食后应保持坐、立位0.5小时以上。

4.语言沟通障碍护理

（1）给患者解释不能说话的原因。

（2）保护患者的自尊心，因无法表达自己的需要及感情使患者自卑。

（3）根据患者的不同情况选用不同的沟通方法，可使用身体语言，给患者清楚、简单的指导。

（4）鼓励患者采取任何方式向他人表达自己的需要。

（5）对患者要有耐心态度要和蔼，创造轻松和谐的气氛。

5.躯体移动障碍护理

（1）向患者讲解活动的重要性。

（2）保持关节功能位，防止关节变形失去正常功能。

（3）至少每2小时改变一次体位，由于患者肢体感觉及运动功能障碍，改变患者肢体时要注意按照一定的次序，以免造成不必要的损伤。

（4）每日做3次四肢的主动和被动活动锻炼。

（5）随着病情的稳定和肌张力的增加，逐渐增加肢体活动量。训练患者的平衡和协调能力。

（6）针对肌肉强直进行训练。

（7）鼓励患者做渐进性活动。

（8）鼓励患者使用健侧从事自我照顾的活动，并协助患侧手臂进行活动，促进功能恢复。

（9）加强对患者的保护，下床活动初期需有人陪伴，防止损伤。

6.活动无耐力护理

（1）了解患者所能活动的程度及范围。

（2）与患者一起制订活动计划，以促进其独立性和降低疲劳感。

（3）计划应是实际的，患者能达到的，以增强其自信心。

（4）保证充足的休息，活动循序渐进。

（5）指导并协助患者使用辅助用具。

（6）保证患者经常使用的物品能伸手可及。

（7）把障碍物从患者区域内移开，提供充分的环境。

（8）关心体贴患者，并充分肯定患者已经取得的进步，避免其产生急躁情绪。

（9）给予必要的生活护理。

7. 尿失禁护理

（1）鼓励患者饮水，并在饮水后2～3小时提醒患者排尿。

（2）对使用脱水剂的患者，床旁应准备便器，以免患者心理紧张。

（3）避免饮用刺激性的饮料，如咖啡，以减轻对膀胱的刺激。

（4）提醒患者晚饭后少饮水，睡前先排尿，夜间定时排尿。

（5）必要时遵医嘱留置尿管，定时开放。

（6）做膀胱功能训练，用生理氯化钠溶液500ml经尿管注入膀胱，使膀胱充盈，再将500ml液体全部放出，使膀胱排空，以此训练膀胱肌的收缩。

8. 心理护理　首先要掌握心理护理的原则即心身的相互作用、相互转化。心理康复要贯彻始终，以心理康复促进功能康复。在进行护理时，要从患者心身整体进行，并注意顺应患者个性，稳定情绪，减少应激，重视患者家属和亲友对患者心理作用。

9. 日常护理　日常生活中，要帮助压疮患者定期改变体位，选用舒适、柔软的床单，协助大小便失禁患者清洗皮肤，保持皮肤干燥，同时也要保证患者的营养供给。监测患者受损皮肤恢复情况，如长时间没有改善，就应查明原因，重新制订方案。同时，也要注意患者的心理护理。注意定期改变体位，使用比较软、舒适的床垫。保护皮肤，注意保持床单平整、干净，避免床单皱褶摩擦皮肤；此外，应及时清理床单上的污物，包括食物残渣、尿液、粪便等，减少对皮肤的不良刺激。协助患者翻身或者搬运患者时，切忌在床上横向拖动患者身体，否则由于床单和皮肤的摩擦，可加重压疮本身。

四、康复措施

具体康复措施，应该根据该患者脑梗死后的后遗症进行如下康复锻炼，以帮助患者更好地提高生活质量。

（一）床上运动的康复训练

1. 被动运动训练

（1）肩关节运动　一手托住患者上肢肘部，另一手将患者上臂外展，复原，再向前做上举动作，再复原。

（2）肘关节运动　一手托住患者前臂，使其掌心向上，另一手托住肘关节，抬起前臂向上臂靠拢，做屈曲、伸展动作。

（3）腕关节运动　一手握住患者手掌，另一手握在前臂远端固定，帮助患者做手腕屈伸运动。

（4）踝关节运动　一手将小腿固定于床面，保持膝关节伸直位，另一手握住患者脚跟、前臂紧靠脚掌，前臂用力稳住身子稍微倾斜使踝做背伸、趾屈运动。

（5）髋膝关节运动　一手托住小腿，一手扶住膝外部，向心性用力做髋、膝关节的屈曲运动，然后离心性用力做髋、膝关节伸展运动。

（6）髋关节外展运动　一手握住小腿，另一手从内侧托住膝关节，均匀向外用力做髋关节外展30°~45°，然后返回。

2.主动训练方法

（1）根据患者情况选择进行单关节或多关节、单方向或多方向的运动。

（2）在护理人员指导下由患者自行完成所需的关节活动。

（3）动作宜平稳缓慢，尽可能达到较大幅度。

（二）体位与体位转换训练

1.翻身

（1）主动转换法　从仰卧位向患侧翻身时，因利用健侧上、下肢的运动，故很容易完成。向健侧翻身时，由于患侧控制能力下降则完成较困难。向健侧翻身训练方法如下。

1）健侧足置于患足下方。

2）患者双手交叉，双侧上肢向头的上方上举（肩关节屈曲约90°）。

3）双侧上肢肘伸展，在头的上方做水平摆动。

4）双上肢向健侧摆动的同时，利用惯性将躯干上部向健侧旋转。

5）康复护士可协助骨盆旋转完成翻身动作。

（2）一人协助患者翻身法

1）患者仰卧位，双手交叉相握于胸前上举或放于腹部，双膝屈曲，双足支撑于床面上。

2）护理人员站在病床一侧，先将患者两下肢移向近侧床缘，再移患者肩部，然后一手扶托肩部，一手扶托髋部，轻推患者转向对侧。如果在此卧位下进一步翻转，则可成为俯卧位。

3）整理床铺，使患者舒适并维持侧卧良肢位。

（3）二人协助患者翻身法

1）患者仰卧，双手置于腹上或身体两侧。

2）两护士站在床的同侧，一人托住患者颈肩部和腰部，另一人托住患者臀部和腘窝后，两人同时抬起患者移向自己，然后分别扶住肩、腰、臀、膝部，轻推患者转向对侧。

3）整理床铺，使患者舒适并维持良肢位。

2. 卧位与坐位转换

（1）从仰卧位到坐位

1）患者仰卧位，双上肢置于身体两侧，肘关节屈曲支撑于床面上。

2）护理人员站于患者侧前方，以双手扶托患者双肩并向上牵拉。

3）指导患者利用双肘的支撑抬起上部躯干后，逐渐改用双手支撑身体而坐起。

4）整理床铺，使患者保持坐位舒适。

（2）从坐位到仰卧位

1）患者长坐位，从双手掌支撑于床面开始，逐渐改用双侧肘关节支撑身体，使身体缓慢向后倾倒。

2）护理人员用双手扶持患者双肩以保持倾倒速度，缓慢完成从长坐位到仰卧位的转换。

3）整理床铺，使患者舒适并保持良肢位。

（3）从仰卧位到床边坐位

1）患者仰卧，将患侧上肢放于腹上，健足放于患侧足下。

2）护理人员位于患者健侧，双手扶于患者双肩，缓慢帮助患者向健侧转身，并向上牵拉患者双肩。

3）患者同时屈健肘支撑抬起上部躯干，随着患者躯体上部被上拉的同时患者伸健肘，用手撑床面，健足带动患足一并移向床沿，两足平放于地面。

4）整理床铺，使患者保持坐位舒适。

（4）从床边坐位到仰卧位

1）患者端坐于床沿，健侧上肢握住患侧上肢于腹部，健侧腿放于患侧腿下，呈交叉状。

2）护理人员位于患者前方，双手扶住患者双肩，缓慢让患者向健侧倾斜。

3）患者健侧上肢屈肘，支撑身体的同时，健侧腿带动患侧腿上抬，护理人员一手协助将患者双下肢移至床上，另一只手仍扶住患者控制身体继续向后倾，自腰部向上至头部依次慢慢放于床、枕上。

4）整理床铺，使患者舒适并保持良肢位。

3.坐位与站位转换

（1）患者端坐呈功能位，双足着地，力量较强的足在后，躯干前倾。

（2）护理人员面向患者站立，两足分开与肩同宽，用双膝夹紧患者双膝外侧以固定，双手扶托其双髋或拉住患者腰带，将患者向前向上拉起。

（3）患者双臂抱住操作者颈部或双手放于操作者肩胛部，与护理人员一起向前向上用力，完成抬臀、伸腿至站立。

（4）调整患者重心，使双下肢直立承重，维持站立平衡。

（三）吞咽训练

1.基础训练　是针对与摄食–吞咽活动有关的各个器官进行训练，也称为口、颜面训练或间接训练。

（1）口腔周围肌肉运动功能训练

1）下颌关节开闭训练　有利于进行咀嚼运动。当咬反射残留、肌肉高度紧张时，可对高度紧张的肌肉进行冷刺激按摩和牵伸疗法，使咬肌放松。当咬肌肌张力低下时可对咬肌进行振动刺激和轻拍。

2）口腔及颜面肌肉功能训练　进行皱眉、闭眼、鼓腮、微笑等表情动作训练，改善有关肌肉的紧张性，促进主动收缩功能的恢复。特别要注意改善咀嚼肌的肌力和肌张力训练。让患者面对镜子练习紧闭口唇以增强口唇闭锁功能；不能主动闭合者应循序渐进地从被动闭唇，逐步过渡到主动闭唇、抗阻闭唇。

3）舌运动功能训练　包括舌向前、后、左、右、上、下各个方向的主动训练，同时用压舌板在舌上进行压、滑动等刺激或舌抵压舌板练习抗阻运动可改善舌的运动。若患者不能进行舌的主动运动，护士可用纱布包住患者的舌尖用于向各个方向的被动运动（3次/天），直到能主动运动。另外，各种发音训练也能在相当程度上促进舌的运动。

（2）颈部肌肉功能训练　颈部屈曲位容易引起咽下反射，进行被动、主动的颈部屈伸、侧屈、旋转等训练强化颈部屈肌肌力。另外，在训练前和进食前进行前、后、左、右放松颈部，或重复做颈部左右旋转运动以及提肩、沉肩等运动可以防止误咽。

（3）改善吞咽反射功能训练　吞咽反射延迟或消失是吞咽障碍患者常见的症状。

1）咽部冷刺激与空吞咽　护理人员使用棉签蘸少许冰水，轻轻刺激软腭、舌根及咽后壁，然后嘱患者做空吞咽动作。通过寒冷刺激能有效地强化吞咽反射，促进吞咽力度。寒冷刺激法能有效提高软腭和咽部的敏感度，使吞咽反射容易发生。

2）冰块刺激　让患者采用头部30°~60°前屈仰卧体位，咽下小冰块，可使咽反射变快。

（4）闭锁声门功能练习　吞咽障碍患者由于麻痹和肌力低下，声带闭锁不全，易造成误咽。让患者双手按住墙壁或桌子大声发"啊"音或两手在胸前交叉用力推压这项练习训练患者随意闭合声带，可有效地防止误咽。一般在晨晚间护理后，在护士指导下由患者对着镜子或家属进行，每天4~5次，每次5~10分钟。

（5）声门上吞咽功能训练　这是一组训练动作，可先让患者充分吸气，憋住，然后慢慢咽唾液，再呼气，最后咳嗽。这是利用停止呼吸时声门闭锁的原理进行训练，最后咳嗽是为了清除喉头周围残存的食物。适用于咽下过程中引起误咽的患者。

（6）低、中频脉冲电治疗　为了维持或增强吞咽相关肌肉的肌力，可通过皮肤进行低、中频脉冲电刺激治疗改善吞咽功能。

2.摄食训练

（1）进食的体位　一般取半坐位或坐位。对于不能坐起的患者，一般取床头抬高30°的半坐位，头部前屈，此体位误咽少。偏瘫侧肩部垫枕，护理人员站在患者健侧，使食物不易从口中漏出，有利于食物向舌根部运送，还可以减少咽部食物的残留和误咽的发生。另外，为减少梨状隐窝残留食物，颈部可向患侧旋转。

（2）食物的性状　进食训练用的食物应选择既容易在口腔内移动又不易出现误咽的均质粥等，还要照顾到患者的喜好及营养成分等。因为液状食物虽容易在口腔移动，但对咽部刺激弱，易出现误咽。固态食物容易刺激咽反射，误咽少，但需充分咀嚼，且不易移至咽部。因此，患者可用蛋羹、面糊等食物进行初期训练，逐渐依次过渡为糊状食物、软食、普食和水。

3.摄食一口量 即最适于吞咽的每次摄食入口量，正常人约为20ml，对患者进行摄食训练时，如果一口量过多，或会从口中漏出或引起咽部残留导致误咽；过少，则会因刺激强度不够，难以诱发吞咽反射。一口进食量应从少量（3～4ml）开始，逐渐摸索合适的量为宜。进食速度不要过快，每进食一口后，要让患者反复吞咽数次，尤其应注意的是，酸性和含脂肪多的食物吸入容易发生肺炎。另外，还要注意餐具的选择，开始以采用薄而小的汤匙为宜。

4.进食的协助 当患者开始进食时，护士可协助患者将食物放在口腔健侧，一般每次摄入以1汤匙大小为宜，放入食团后可用匙背轻压一下舌部，以刺激患者吞咽。每次进一小食团后，嘱患者反复吞咽数次，以使食物全部通过咽部，每咽下一口应清理口腔一次。在协助患者进食过程中，可适当给患者喝一口白开水，一般不用吸管，以免液体误入气管。为防止吞咽时食物误吸入气管，在进食时先嘱患者吸足气，吞咽前及吞咽时憋住气带闭合封闭喉部后再吞咽，吞咽后咳嗽一下，将肺中气体排出，以喷出残留在咽喉部的食物残渣。

5.咽部残留食物的清除方法

（1）交替吞咽 即让患者交替吞咽固体食物和流食。每次进食吞咽后饮1～2ml水，既有利于引发吞咽反射，又能达到去除残留食物的目的。

（2）点头式吞咽 会厌谷是食物容易残留的部位。当颈部后屈时会厌谷变窄小，可挤出该处的残留食物；然后颈部前屈、做点头的动作并进行空吞咽，可去除残留食物。

（3）侧方吞咽 梨状隐窝是最容易残留食物的地方。让患者转动或倾斜颈部做侧方吞咽，会使同侧的梨状隐窝变窄，挤出残留物。同时，另一侧的梨状隐窝变浅，可去除梨状隐窝的残留食物。

（4）反复空吞咽 空吞咽指口中无食物时吞咽唾液。每次吞咽食物后反复进行空吞咽去除咽部残留食物。

（四）尿失禁膀胱功能训练

尿失禁是指排尿失去控制而尿液不自主地流出。

1.盆底肌肉锻炼 指导患者收缩耻骨、尾骨周围肌肉（会阴及肛门括约肌），每次持续10秒，重复10次，每天5～10次，以减少漏尿的发生。

2.留置导尿 根据病情可给予留置导尿管持续导尿或定时放尿，一般每3～4小时放尿1次，现多用气囊导尿管，安装封闭式尿袋。应注意加强护理，预防感染。

3.尿意习惯训练 帮助患者建立规律性排尿习惯，每天规定特定的排尿时间，如餐前30分钟、晨起或睡前鼓励患者如厕排尿。一般白天每3小时排尿1次，夜间2次，并根据具体情况适当调整。对体能障碍或年老体弱无法如厕者，应提供便器，定向力差者给予如厕帮助。

4.皮肤护理 保持皮肤清洁干燥，及时用温水清洗会阴部，被服应勤洗勤换，以避免尿液刺激皮肤，去除不良异味，防止感染和压疮的发生。

5.**心理护理**　尿失禁患者因尿液刺激和尿液异味等问题常感到自卑和忧郁，心理压力大。因此应尊重、关心患者，给予理解和安慰，随时做好帮助和护理。

（五）大便失禁肠道功能训练

大便失禁是指因中枢神经的损伤或病变导致排便不受意识支配，肛门括约肌失去控制能力，大便不由自主地排出。护理与训练原则是帮助患者控制大便。

1.**饮食调理**　在无肠道感染的情况下，应减少调味品及粗纤维食品的摄入。

2.**观察排便反应**　了解患者排便时间、规律，观察排便前表现，如患者因进食刺激肠蠕动而引起排便，则应在饭后及时给予便盆；如患者排便无规律，则应酌情定时给患者使用便盆，以试行排便，帮助患者重建排便的控制能力。

3.**刺激肛门收缩**　对肛门括约肌松弛的患者，可用特殊电极对肛门括约肌进行低频脉冲电刺激，增加肛门括约肌的紧张度；用手指按压弹拨刺激肛门括约肌收缩；有意识做抬臀、缩肛、提肛练习等。

4.**皮肤护理**　及时用温水清洗会阴及肛门周围的大便，以免引起皮肤感染。如肛周发红，可涂氧化锌软膏。

案例二　小脑梗死

一、病史摘要

患者刘某，男，88岁。于2023年4月3日轮椅推至病房。

主诉：肢体活动障碍1年余，左下水肿1周。

现病史：患者缘于1年余前无明显诱因出现口角歪斜、流涎，下肢无力，右下肢活动障碍，于医院查头CT示：考虑右侧小脑梗死，建议MRI检查，两侧脑白质缺血性改变。给予营养神经、改善脑功能治疗，症状稍缓解。后渐出现无法站立、卧床，大小便失禁，患者意识清楚，可简单言语交流，可自行进食。家属未再进一步治疗。1周前患者出现反应迟缓，全身无力，四肢肢体活动障碍，左下肢、左足水肿明显，为求进一步中西医结合治疗，家属送于专业科室。血分析（2023年4月3日12：54：51）：淋巴细胞0.68×10^9/L、中性粒细胞百分比82.3%、淋巴细胞百分比12.2%、红细胞2.74×10^{12}/L、血红蛋白87g/L、红细胞比容26.1%、平均红细胞血红蛋白31.7pg、红细胞分布宽度差异系数16.4%、红细胞分布宽度标准差56.6fl、大血小板细胞数27×10^9/L、大血小板细胞比率9.9%；凝血系列七项（含D二聚体、FDP）（2023年4月3日13：27：42）：抗凝血酶Ⅲ 60.7%、纤维蛋白原4.85g/L、血浆D-二聚体9.98mg/L、纤维蛋白（原）降解产物（FDP）33.76μg/ml；肝功能14项+心肌酶2项、肾功能、电解质、血糖、血脂（2023年4月3日13：34：14）：丙氨酸氨基转移酶94.5U/L、天门冬氨酸氨基转移酶66.5U/L、总蛋白55.2g/L、白蛋白（溴甲酚绿法）28.1g/L、A/G 1.04、直接胆红素9.51μmol/L、谷氨酰转肽酶61.7U/L、胆碱酯酶2661U/L、前白蛋白94.1mg/L、超氧化物歧化酶96.1U/ml、肌酐（酶法）68μmol/L、β_2-

微球蛋白3.2mg/L、葡萄糖6.51mmol/L、总胆固醇2.52mmol/L、载脂蛋白A1 0.74g/L、钠133mmol/L、钙2.06mmol/L、一氧化氮71μmol/L、超敏C-反应蛋白64.05mg/L、转铁蛋白0.96g/L；免疫三项定量、乙肝五项（2023年4月3日14：31：32）：乙型肝炎表面抗体测定93.89mIU/ml；下肢浅静脉彩超（2023年4月4日11：05：30）：双侧大隐、小隐静脉血流通畅；下肢深静脉彩超（2023年4月4日11：05：18）：双侧小腿部分肌间静脉血栓；下肢动脉彩超（2023年4月4日11：05：05）：双下肢动脉多发斑块形成；心脏彩超+左心功能测定（2023年4月4日11：04：52）：主动脉瓣钙化合并轻度关闭不全，二尖瓣轻度关闭不全，左室收缩及舒张功能正常。门诊以"急性脑血管病"收入院治疗。

入院查体：T 36.3℃；P 71次/分；R 22次/分；BP 127/72mmHg。

二、康复护理评估

1.专科检查　患者神志清楚，言语欠流利，反应迟钝，查体欠合作。左侧大腿内侧可见4cm×6cm皮肤破损、起泡，有少量脓液；右侧脚踝可见2cm×3cm皮肤破损，已结痂；右侧臀部可见6cm×8cm×2cm压疮，可见少量渗液。全身皮肤黏膜未见黄染、出血点、出血点、瘀斑及皮疹。周身浅表淋巴结未触及肿大。头颅无畸形，眼睑颜面无水肿，结膜无充血，巩膜无黄染，双侧瞳孔正大等圆，对光反射灵敏。

2.生活护理评估　患者食欲尚可，一日三餐需护理人员喂服，睡眠不规律。左侧大腿内侧可见4cm×6cm皮肤破损、起泡，有少量脓液；右侧脚踝可见2cm×3cm皮肤破损，已结痂；右侧臀部可见6cm×8cm×2cm压疮，可见少量渗液。

三、护理措施

中西医内科一级护理。优质蛋白饮食，间断吸氧改善血氧含量。全身可见多处压疮，启用医用气垫床，定时翻身，更换压疮药物，留置尿管，膀胱冲洗。早晚给予患者洗漱，患者不能自主活动，每日给予患者肢体功能锻炼。患者不能自主进食，一日三餐需护理人员喂服，抬高床头，少量多次，防止患者呛咳。勤巡视病房，防止患者坠床，每日给予患者沟通、交流，给予心理护理。

1.一般护理

（1）环境护理　重视环境管理，消除医院感染相关因素，减少探视，保持室温20℃、湿度60%，定时通风、消毒。医务人员有上呼吸道感染者不要接触患者，操作前后正确洗手，加强对呼吸机、雾化装置、导管等的消毒管理，是降低肺部感染的重要措施之一。

（2）氧疗　利用纯氧抑制创面厌氧菌的生长，提高创面组织中氧的供应量，改善局部组织代谢。

（3）气垫床疗法　使用气垫床的普及率低也不能从根本上解决问题。每1~2小时定时对患者进行正确地翻身，按摩受压皮肤，这样能有效预防压疮的出现。

2.舒适的改变护理

（1）密切观察患者压疮部位皮肤情况，保持皮干燥，避免局部皮肤长期受压。

（2）可以给患者使用气垫床，能提高患者舒适度，也要注意按时翻身为患者进行身体按摩，促进身体血液循环。

（3）应该加强营养物质的摄入，预防体内缺乏微量元素，保持皮肤周围清洁干净卫生。

3.活动无耐力护理

（1）防止患者坠床。将呼叫器、必要生活用品置于患者床头伸手可及处，拉起床栏。保持周围环境中没有障碍物，注意地面要防滑。

（2）教会患者使用辅助设施，如扶手、护栏等。

（3）定时巡视，必要时给予帮助。床头铃响时，立即查看。

（4）给予必要的生活护理。

4.吞咽困难护理

（1）选择软饭或半流食，避免粗糙、辛辣的食物。

（2）协助患者采取舒适体位，保持心情愉快。

（3）提供充足的进餐时间。保持安静，嘱患者不要说话，防止误吸。

（4）床旁准备好吸引器。

（5）必要时给予鼻饲。

疲劳有可能增加误吸的危险，进食前注意休息。水、茶等稀薄液体最易导致误吸，进食时应坐起，一般采用软食、糊状或冻状的黏稠食物，将食物做成"中药丸"大小，并将食物置于舌根部以利于吞咽。为预防食物反流，进食后应保持坐、立位0.5小时以上。

5.肺部感染护理
由于脑血管病多发于老年人，所以急性期很容易发生合并感染。一方面是由于患者原有支气管炎及肺部疾患，另一方面由于发病后患者机体免疫功能低下，卧床后患者咳痰少，痰液分泌不畅，食物及呕吐物的误吸，很容易发生肺部感染。临床表现有不同程度的发热，多发生在起病数日后，体温逐渐升高，伴有心率加快、呼吸加快，出汗及痰量增多，浓痰或黄痰。治疗与护理如下。

（1）做好口腔护理。

（2）勤翻身，拍背，鼓励咳痰。

（3）保持呼吸道通畅，及时吸痰，如呼吸道阻塞不畅给予气管切开，并做好术后护理。

（4）给予足量有效的抗生素。

（5）水电解质平衡失调。

过度应用脱水药物，频繁呕吐、高热、出汗过多、出血等造成严重失水、缺氧、饥饿、呼吸异常可导致酸中毒。

6.压疮护理
急性脑血管病患者大多昏迷和不能翻身，合并压疮感染是最常见的并发症之一。最常发生压疮的部位是腰骶部、肩胛下、股骨粗隆和足跟部。根据病情定时翻身，按摩受压部位，每日仔细检查皮肤有无红肿、溃破是预防压疮的重要措施。一旦发生压疮，应及时报告、及早安置气圈，把压疮消灭在早期最小范围，绝大部分患者都可治愈。如压疮面较大，保守治疗无效，可请外科做手术植皮治疗。

7.心理护理 首先要掌握心理护理的原则即心身的相互作用、相互转化。心理康复要贯彻始终，以心理康复促进功能康复。在进行护理时，要从患者身心整体进行，并注意顺应患者个性，稳定情绪，减少应激，重视患者家属和亲友对患者心理作用。

8.用药护理

（1）阿司匹林宜饭后服用，以防胃肠道刺激，并注意观察有无上消化道出血征象。

（2）盐酸噻氯匹定可出现可逆性中性粒细胞减少和血小板减少，应定期监测血象。

（3）抗凝药应密切观察有无出血倾向。

9.饮食护理 低脂饮食有利于改善血管硬化；高热量食物可减少总入量；高纤维素食物有助于解除长期卧床所致的便秘。另外，在有高血压和高颅压存在时，要限制钠、盐的摄入；有血糖升高情况时，要限制糖的入量；有颅内出血和上消化道出血情况时，要限制具有扩张血管和阻滞血凝作用的食品。急性期患者应多应用脱水剂进行治疗，可能出现低血钾情况。因此，在饮食中可适当增加一些高钾饮料。若部分患者出现对奶类食品不适应情况，而医院又无条件更换其他食品，可采用少量递增法给予，使患者逐渐适应。

10.日常护理 日常生活中，要帮助压疮患者定期改变体位，选用舒适、柔软的床单，协助大、小便失禁患者清洗皮肤，保持皮肤干燥，同时也要保证患者的营养供给。监测患者受损皮肤恢复情况，如长时间没有改善，就应查明原因，重新制订方案。同时，也要注意患者的心理护理。注意定期改变体位，使用比较软、舒适的床垫。保护皮肤，注意保持床单平整、干净，避免床单皱褶摩擦皮肤；此外，应及时清理床单上的污物，包括食物残渣、尿液、粪便等，减少对皮肤的不良刺激。协助患者翻身或者搬运患者时，切忌在床上横向拖动患者身体，否则由于床单和皮肤的摩擦，可加重压疮本身。

四、康复措施

具体康复措施还需根据本患者的具体后遗症进行调整。具体康复训练，同"案例一急性脑血管病"。

案例三 脑梗死

一、病史摘要

患者王某，女，88岁。于2023年5月22日轮椅推至病房。

主诉：间断头晕、肢体无力2年，加重1天。

现病史：患者缘于2年前无明显诱因出现头晕，伴有双下肢乏力，无恶心、呕吐，无肢体活动不利，于当地医院行颅脑CT检查，诊断为脑梗死，住院输液以改善循环、活血化瘀等治疗，后症状好转。之后患者仍时有头晕发作，伴或不伴头痛、站立、步态不稳，症状时有反复，未予重视及治疗。1天前无明显诱因患者再次出现头晕、头痛，乏力加重，伴有下肢麻木、无力，经休息后症状无明显减轻，偶有胸闷、气短，为求进一步中西医结合治疗，遂来我院就诊。血气分析（含乳酸）（2023年5月23日9：41：35）：钾3.3mmol/L、红细胞比积36%、葡萄糖6.6mmol/L；血分析（2023年5月23日10：00：02）：红细胞比容35.7%；凝血系列七项（含D二聚体、FDP）（2023年5月23日10：46：35）：纤维蛋白原4.31g/L；生化及电解质（2023年5月23日11：26：13）：丙氨酸氨基转移酶6U/L、天门冬氨酸氨基转移酶12U/L、总蛋白55g/L、白蛋白（溴甲酚绿法）34g/L、前白蛋白155.5mg/L、总胆固醇2.76mmol/L、载脂蛋白B 0.56g/L、脂蛋白（a）429mg/L、转铁蛋白1.5g/L。心电图：窦性心律；T波异常。门诊以"脑血管病"收入院治疗。

入院查体：T 36.4℃；P 72次/分；R 18次/分；BP 135/78mmHg。

二、康复护理评估

1. **专科检查**　患者神志时清，精神差，偶有大声呼喊，时有头晕，肢体无力，食欲差，进食量少。营养差，记忆力混乱、减退，时有大声呼喊，对答尚切题，查体欠合作。

2. **生活护理评估**　患者食欲尚可，可自主进食水，睡眠不规律，入睡困难，外穿纸尿裤，尿频，大便形状质稠不成形，无肉眼血尿黑便。院评估跌倒坠床10分，为高风险；压疮18分，为高度危险；自理能力评估0分，为极严重功能缺陷；焦虑评估53分，为焦虑。

三、护理措施

中西医内科二级护理，无陪护护理，持续吸氧，给予口服药与液体注射治疗，早晚给予患者洗漱，患者不能自主活动，每日给予患者肢体功能锻炼。患者不能自主进食，一日三餐需护理人员督促进食，抬高床头，少量多次，防止患者呛咳。勤巡视病房，防止患者坠床，每日给予患者沟通、交流，给予心理护理。

1. **一般护理**　保证合理的休息及睡眠，避免劳累，适当的活动，尤其对心率偏快的轻度高血压患者，进行有氧代谢运动效果较好，如骑自行车、跑步、做体操及打太极拳等，但需注意劳逸结合，避免长时间的剧烈活动，对自主神经功能紊乱者可适当使用镇静剂。严重高血压患者应卧床休息，高血压危象者则应绝对卧床。重视环境管理，消除医院感染相关因素，减少探视，保持室温20℃、湿度60%，定时通风、消毒。医务人员有上呼吸道感染者不要接触患者，操作前后正确洗手，加强对呼吸机、雾化装置、导管等的消毒管理，是降低肺部感染的重要措施之一。

2. **饮食护理**　饮食应选用低盐、低脂、低胆固醇、高纤维素的饮食，限制动物脂肪、内脏、鱼子等食物，补充适量蛋白质。戒烟、控制饮酒，保证足够钾、钙、镁等人体必须微量元素的摄入。富含钾的食物进入人体可以对抗钠所引起的升压和血管损伤作用。足量的钙、镁对治疗高血压有益。多吃新鲜蔬菜及水果，预防便秘，因排便用力可使血压上升，甚至造成血管破裂。肥胖者应控制体重，减少每日总热量。

3. **用药护理**　降压药物的使用应从小剂量开始，遵医嘱调整剂量，不可自行增减药量或突然撤换药物，多数患者需长期服用维持量。注意降压不宜过快过低，服药后如有晕厥、恶心、乏力应立即平卧,并取头低脚高位以增加脑部血流量。老年患者,服药后不要站立太久,因长时间站立会使腿部血管扩张,血液淤积于下肢,脑部血流量减少,导致晕厥。用药期间指导患者起床不宜太快,动作不宜过猛,防止头晕加重;外出活动应有人陪伴,以防晕倒引起意外。

4.舒适的改变护理

(1)密切观察患者头昏发作持续的时间及次数;观察药物的疗效和不良反应。

(2)安静舒适的环境 避免环境刺激,加重头晕。指导患者卧床休息,注意枕头不宜太高(以15°~20°为宜)。避免突然改变体位,仰头或头部转动时应缓慢、动作轻柔,转动幅度不要太大。

(3)协助患者生活需要 频繁发作时应避免重体力劳动,必要时如厕、沐浴以及外出活动时应有人陪伴。

5.活动无耐力护理

(1)防止患者坠床。将呼叫器、必要生活用品置于患者床头伸手可及处,拉起床栏。保持周围环境中没有障碍物,注意地面要防滑。

(2)教会患者使用辅助设施,如扶手、护栏等。

(3)定时巡视,必要时给予帮助。床头铃响时,立即查看。

6.焦虑、恐惧护理

(1)入院后进行健康宣教,让患者了解病情的预防措施,痊愈后注意事项。

(2)告知患者其他痊愈后患者的实例,消除其恐惧心理。

(3)积极与患者沟通,鼓励患者倾诉,耐心解释病情、消除紧张与顾虑。

(4)告知相应护理方案措施,了解病情进展。

(5)主动介绍环境,消除患者的陌生与紧张感。

(6)经常巡视病房,了解患者需要,与患者建立良好的关系,指导患者放松技术。

7.睡眠型态紊乱护理

(1)保持病室安静,提供充足的休息时间。

(2)帮助患者遵守以前的入睡习惯和方式。

(3)有计划地安排护理活动,尽量减少对患者睡眠的干扰。

8.潜在并发症护理 如泌尿系感染。与患者抵抗力下降、长期留置尿管有关。护理措施如下。

(1)膀胱冲洗2次/日,会阴护理2次/日,更换尿管每月1次。

(2)增强患者抵抗力。

(3)必要时遵医嘱应用抗炎药。

9.日常护理 日常生活中,要帮助压疮患者定期改变体位,选用舒适、柔软的床单,协助大小便失禁患者清洗皮肤,保持皮肤干燥,同时也要保证患者的营养供给。监测患者受损皮肤恢复情况,如长时间没有改善,就应查明原因,重新制订方案。同时,也要注意患者的心理护理。注意定期改变体位,使用比较软、舒适的床垫。保护皮肤,注意保持床单平整、干净，避免床单皱褶摩擦皮肤；此外，应及时清理床单上的污物，包括食物残渣、尿液、粪便等，减少对皮肤的不良刺激。协助患者翻身或者搬运患者时，切忌在床上横向拖动患者身体，否则由于床单和皮肤的摩擦，可加重压疮本身。

四、康复措施

（一）睡眠障碍

1.头部按摩

（1）患者仰卧位，施术者坐于患者头部的下方，以右手示、中指点按睛明穴3~5次后，以一指禅推法或双拇指推法，自印堂穴向两侧沿眉弓、前额推至两太阳穴，换用余下四指推擦脑后部，在风池穴至颈部两侧重复推两遍。在以双拇指指尖点按百会穴。食欲缺乏者，可按摩腹部及推揉中脘穴。

（2）患者坐位，施术者站于患者的右侧，用右手五指分别置于头部督脉、膀胱经及胆经上，自前发际推向后发际5~7次。然后施术者站在患者之后，沿两侧胸锁乳头肌拿捏3~5次。

（3）患者俯卧位，施术者在其背部用揉法，沿督脉和膀胱经穴操作3~5分钟。心脾两虚者，多揉按心俞、脾俞穴；肾虚者，可多按揉肾俞、关元俞穴；后点按神门、足三里、三阴交穴。

2.刮痧疗法 刮痧术是我国传统医学的一种特色疗法。刮痧术利用中医经络学说来调节脏腑功能而发挥治疗失眠的作用。刮痧术通过持久、有力、均匀、柔和、渗透的手法而发挥作用，手法的不同而有补泻之分。刮痧有直接刮痧（接触患者的皮肤）和间接刮痧（不直接接触患者的皮肤）。刮痧时有刮具和刮痧递质。

3.拔罐疗法 常用的拔罐法有留罐法、走罐法。走罐法的操作手法有3种：①轻吸快推术；②重吸缓推术；③重吸快推术。治疗失眠的常用拔罐部位有风池、合谷、肾俞、关元、印堂、中脘、天枢、足三里、三阴交、心俞、内关、神门、大椎、胆俞、肝俞、脾俞、丰隆、阿是等。

4.听息疗法 是气功治疗方法中的一种，即听自己呼吸之气的一种练习方法。开始只用耳根，不用意识，只要察觉到一呼一吸的下落，不要去听鼻中发出什么声音。至于呼吸的快慢、粗细、起落、深浅，任其自然变化，不去支配它。听到后来，神气合一，杂念全无，连呼吸也忘记了，渐渐入乡。醒后若想再睡，可重复做，又能入睡。

5.足浴（药浴） 如黄连肉桂汤，黄连15g、肉桂5g。将诸药择净，同放入药罐中，加清水适量，浸泡5~10分钟后，水煎取汁，放入浴盆中，待温时足浴，每晚1次，每次15~30分钟，2日1剂，浴后即可上床睡觉，连续7~10天，可清心安神。此汤适用于失眠多梦，心烦不寐。

6.音乐疗法 主要包括音乐安神法、音乐开郁法、音乐悲哀疗法、音乐喜乐疗法。

（二）功能康复措施

同"案例一 急性脑血管病"。

案例四 短暂性脑缺血发作

一、病史摘要

患者袁某，女，85岁。

主诉：间断头晕、乏力10年，加重5天入院。

现病史：患者缘于10年前劳累后出现间断性头重、头蒙，一过性黑矇，双下肢乏力，无头痛、意识不清、言语不利及肢体活动障碍，无视物旋转，与体位无关，持续约3分钟能自行缓解，平均每日发作1~2次，自测血压不高，具体数值不详。此后上述症状间断发作，多于劳累后加重，间断住院治疗。5天前患者因劳累后头晕症状再次加重，发作频繁，头晕持续时间较前延长，一过性黑矇，持续约2分钟，全身乏力，尤以双下肢明显，无意识、言语及肢体活动障碍，无恶心、呕吐，无跌倒，时有胸闷、气短，为求进一步诊治遂就医，门诊以"短暂性脑缺血发作"收入院治疗。

自发病以来，患者精神差，睡眠差，难以入睡，间断口服艾司唑仑、舒眠胶囊促眠。记忆力差，食欲差，饮食量少，排尿偶有失禁，无尿急、尿痛，大便干，排便困难，7~8日排便1次，间断口服通便药物及使用开塞露，有自主排气，无黑便，无咳嗽、咳痰，无腹痛，时有腹胀，无头痛，无发热、寒战，无运动、言语、意识障碍。

入院查体：T 36.3℃；P 76次/分；R 19次/分；BP 151/87mmHg。

二、康复护理评估

1.体格检查 患者神志清楚，呼吸平稳，精神尚可，轮椅推至病房，发育正常，营养中等，回答切题。

2.生活护理评估 患者食欲差，自主进食水，患者回民，不吃猪肉。大便干，留置尿管，睡眠不规律，入睡困难。入院评估跌倒坠床13分，为高风险；压疮18分，为高度危险；自理能力评估35分，为中度功能缺陷。

三、护理措施

中西医内科一级护理，无陪护护理，持续吸氧，给予口服药与液体注射治疗，给予生理氯化钠溶液500ml膀胱冲洗2次/日，会阴护理2次/日。

1.一般护理 保证合理的休息及睡眠，避免劳累。

2.饮食护理 饮食应选用低盐、低脂、低胆固醇、高纤维素的饮食，限制动物脂肪、内脏、鱼子等食物，补充适量蛋白质。戒烟、控制饮酒，保证足够钾、钙、镁等人体必须微量元素的摄入。富含钾的食物进入人体可以对抗钠所引起的升压和血管损伤作用。足量的钙、镁对治疗高血压有益。多吃新鲜蔬菜及水果，预防便秘。

3.用药护理　降压药物的使用应从小剂量开始，遵医嘱调整剂量，不可自行增减药量或突然撤换药物，多数患者需长期服用维持量。注意降压不宜过快过低，服药后如有晕厥、恶心、乏力应立即平卧，并取头低脚高位以增加脑部血流量。老年患者，服药后不要站立太久，因长时间站立会使腿部血管扩张，血液淤积于下肢，脑部血流量减少，导致晕厥。用药期间指导患者起床不宜太快，动作不宜过猛，防止头晕加重；外出活动应有人陪伴，以防晕倒引起意外。

4.活动无耐力护理

（1）防止患者跌倒。将呼叫器、必要生活用品置于患者床头伸手可及处，必要时备床栏。保持周围环境中没有障碍物，注意地面要防滑。

（2）教会患者使用辅助设施，如扶手、护栏等。

（3）定时巡视，必要时给予帮助。床头铃响时，立即查看。

5.焦虑、恐惧护理

（1）入院后进行健康宣教，让患者了解病情的预防措施，痊愈后注意事项。

（2）告知患者其他痊愈后患者的实例，消除其恐惧心理。

（3）积极与患者沟通，鼓励患者倾诉，耐心解释病情，消除紧张与顾虑。

（4）告知相应护理方案措施，了解病情进展。

（5）主动介绍环境，消除患者的陌生与紧张感。

（6）经常巡视病房，了解患者需要，与患者建立良好的关系，指导患者放松技术。

6.生活自理能力缺陷护理

（1）将必要生活用品置于患者床头伸手可及处。

（2）根据患者病情恢复情况，循序渐进地协助和指导患者进行日常生活自理，鼓励其尽可能做力所能及的事情。

7.睡眠型态紊乱护理

（1）保持病室安静，提供充足的休息时间。

（2）帮助患者遵守以前的入睡习惯和方式。

（3）有计划地安排护理活动，尽量减少对患者睡眠的干扰。

8.潜在并发症护理

（1）膀胱冲洗2次/日，会阴护理2次/日，更换尿管每月一次。

（2）增强患者抵抗力。

（3）必要时遵医嘱应用抗炎药。

9.自理缺陷护理

（1）评估患者的自理能力。

（2）备呼叫器、常用物品放在患者容易拿到的地方。

（3）协助洗漱、更衣、床上擦浴每周一次（夏天每日一次）。

（4）提供患者适合就餐的体位。

（5）保证食物的温度、软硬度适合患者的咀嚼和吞咽能力。

（6）及时提供便器，协助做好便后清洁卫生。

（7）鼓励患者逐步完成各项自理活动。

10.皮肤受损护理

（1）评估、处理并记录皮肤损伤情况（面积、深度、渗出、变化）。

（2）讲解皮损处护理要点　①保证局部清洁、干燥、免持续受压、按时换药；②出现渗液、疼痛时及时通知护士；③关节处皮损需严格限制局部活动。

（3）预防发生皮损的护理措施　①定时按序协助患者更换体位，按摩各骨突出；②衣裤、褥垫保持柔软、平整、干燥、清洁无渣；③指导患者及家属正确使用便器和减压用品，如气圈、气垫、海绵垫；④指导患者床上活动技巧、制订床上活动计划；⑤老年水肿、皮肤感觉障碍、皮肤营养不良者，内衣裤、鞋袜选择宽松、纯棉制品，注意勤换洗；增减衣被要及时、适宜；使用中性肥皂，清洗时水温40℃左右，避免用力擦、搓、洗后骨突受压部位，擦拭后使用爽身粉；严格掌握热水袋、冰袋使用要求。皮肤瘙痒者，积极用药止痒，禁用手抓；向患者及家属讲解皮肤自护方法及皮肤受损的危险因素。

11.疼痛护理

（1）观察、记录疼痛的性质、程度、时间、发作规律、伴随症状及诱发因素。

（2）遵医嘱给予镇痛药，观察并记录用药后的效果。

（3）调整好舒适的体位。

（4）局部炎症处理，如冷敷、针灸、换药等。

（5）指导患者和家属正确使用镇痛药、保护疼痛部位、掌握减轻疼痛的方法。

（6）精神安慰和心理疏导。

（7）指导患者应用松弛疗法。

12.便秘护理

（1）饮食中增加纤维素含量，补充足够水分。

（2）嘱患者在病情允许的范围内适当活动。

（3）为卧床患者创造良好的排便环境。

（4）教会并督促患者顺肠蠕动方向做腹部按摩。

（5）冠心病、高血压、肝硬化患者避免用力排便。

（6）督促患者生活应有规律，避免有意识的抑制排便。

（7）指导患者养成定时排便的好习惯。

（8）对直肠疼痛性疾病患者，在排便前可坐浴15分钟，或肛门处涂润滑剂。排便后使用柔软卫生纸，保持肛周皮肤清洁。

（9）遵医嘱用缓泻剂和软化剂，必要时可低压灌肠。

四、康复措施

（一）便秘

1.取得患者合作 向患者说明各种护理和训练的目的及注意事项，使患者能密切配合操作。

2.调理饮食 向患者介绍饮食种类、数量与排便的关系，指导患者多食蔬菜、水果、粗粮等含膳食纤维多的食物，适当补充双歧杆菌、乳酸菌等有益菌以改善肠道微生态环境。多饮水，每天饮水量在2000ml左右。

3.养成定时排便习惯 指导患者选择适当的排便时间，即使无便意也应定时排便。一般在早餐后最适宜，因这时胃结肠反射最强。

4.选择排便姿势和便器 根据病情和残疾状况，协助患者尽量以蹲、坐姿排便。如卧位排便时，使用橡皮囊式便盆，能随患者体位变形而密切接触皮肤，且刺激性较小。能坐位排便者，必要时可在厕座上放气垫，两脚踏地坐在便器上，以习惯姿势并借重力协助排便。

5.手法按摩 腹部患者仰卧位，屈膝放松腹部，用手掌沿升结肠、横结肠、降结肠、乙状结肠方向，即自右下腹→右上腹→左上腹→左下腹做环状按摩。每天早晚各1次，或便前按摩，每次约10分钟。同时鼓励卧床患者多进行床上活动，如仰卧起坐、平卧抬腿及抬臀等，以增加肠蠕动。

6.药物软化粪便 根据病情可口服软便剂如液状石蜡10~15ml，每晚睡前服用1次。番泻叶泡水饮每天1次，每次3g。麻仁丸每次1丸，每天2~3次等。或使用肛门栓剂如开塞露、甘油栓等，在排便前把药物放入直肠内。

7.指间刺激法 肛门括约肌痉挛患者，可做指间刺激。方法是：护理人员戴手套用食指蘸润滑剂，将肛门口的大便挖出，把手指放在肛门括约肌处，做360°环状刺激15~30秒，隔15分钟再挖大便。

8.灌肠法 适用于经上述方法处理后仍无法排便者。可小量不保留灌肠，常用灌肠液有50%甘油、"1、2、3"灌肠液（33%硫酸镁30ml、甘油60ml、温开水90ml）。大量不保留灌肠用于3~4天未解大便且大便干硬者，常用灌肠液有生理盐水或0.1%~0.2%肥皂液500~1000ml。

（二）功能康复措施

同"案例一 急性脑血管病"。

附：老年病医院常用评估量表

附件1　基本日常生活能力评估量表

项目	评分标准	得分	
		入院	出院
1.大便控制	0分＝失禁或昏迷		
	5分＝偶尔失禁（每周＜1次）		
	10分＝能控制		
2.小便控制	0分＝失禁或昏迷或需由他人导尿		
	5分＝偶尔失禁（每24小时＜1次，每周＞1次）		
	10分＝控制		
3.个人卫生	0分＝需要帮助		
	5分＝独立洗脸、梳头、刷牙、剃须		
4.用厕	0分＝依赖他人		
	5分＝需部分辅助		
	10分＝自理		
5.吃饭	0分＝依赖他人		
	5分＝需部分辅助（夹菜、盛饭、切面包、抹黄油）		
	10分＝自理		
6.转移（床、椅）	0分＝完全依赖别人，不能坐		
	5分＝能坐，但需大量（2人）辅助		
	10分＝需少量（1人）帮助或指导		
	15分＝自理		
7.活动（步行）（在病房及其周围，不包括走远路）	0分＝不能步行		
	5分＝在轮椅上能独立行动		
	10分＝需1人辅助步行（体力或语言指导）		
	15分＝独立步行（可用辅助器）		
8.穿衣	0分＝依赖他人		
	5分＝需一半辅助		
	10分＝自理（系、开纽扣，开闭拉锁和穿鞋等）		
9.上楼梯（上下一段楼梯，用手杖也算独立）	0分＝不能		
	5分＝需帮助（体力或语言指导）		
	10分＝自理		
10.洗澡	0分＝依赖他人		
	5分＝自理		
总分			
ADL能力缺陷程度*			
评估者：			

注：*ADL能力缺陷程度：0~20分为极严重功能缺陷，25~45分为严重功能缺陷，50~70分为中度功能缺陷，75~95分为轻度功能缺陷，100分为能自理。

附件 2 简易智能评估量表

检查的功能项目	序号	评估项目	评分方法	得分	
				入院	出院
时间定向力	1	今年是哪一年	答对1分，答错或拒答0分		
	2	现在是什么季节	答对1分，答错或拒答0分		
	3	现在是几月份	答对1分，答错或拒答0分		
	4	今天是几号	答对1分，答错或拒答0分		
	5	今天是星期几	答对1分，答错或拒答0分		
地点定向力	6	这是什么城市（名）	答对1分，答错或拒答0分		
	7	这是什么区（城区名）	答对1分，答错或拒答0分		
	8	这是什么医院（医院名或胡同名）	答对1分，答错或拒答0分		
	9	这是第几层楼	答对1分，答错或拒答0分		
	10	这是什么地方（地址、门牌号）	答对1分，答错或拒答0分		
记忆力	现在我告诉您三种东西的名称，我说完后请您重复一遍。请您记住这三种东西：树木、钟表和汽车，过一会儿我还要问您（请说清楚，每样东西一秒钟）				
	11	复述：树木	答对1分，答错或拒答0分		
	12	复述：钟表	答对1分，答错或拒答0分		
	13	复述：汽车	答对1分，答错或拒答0分		
注意力和计算力	现在请您算一算，从100中减去7，然后从所得的数算下去，请您将每减一个7后的答案告诉我，直到我说"停"为止				
	14	计算100-7	答对1分，答错为0分		
	15	计算93-7	答对1分，答错为0分		
	16	计算86-7	答对1分，答错为0分		
	17	计算79-7	答对1分，答错为0分		
	18	计算72-7	答对1分，答错为0分		
	如前一项计算错误，但在错误得数基础上减7正确者仍给相应得分				
回忆力	现在请您说出刚才我让您记住的是哪三种东西				
	19	回忆：树木	答对1分，答错或拒答0分		
	20	回忆：钟表	答对1分，答错或拒答0分		
	21	回忆：汽车	答对1分，答错或拒答0分		

检查的功能项目	序号	评估项目	评分方法	得分	
				入院	出院
语言能力	22	检查者出示手表问患者这是什么	答对1分，答错或拒答0分		
	23	检查者出示铅笔问患者这是什么	答对1分，答错或拒答0分		
	24	请您跟我说"四十四只石狮子"	能正确说出1分，否则0分		
	25	检查者给受试者一张卡片，上面写着"请闭上您的眼睛"请您念一念这句话，并按上面的意思去做	能正确说出并能做到1分，不正确说出，也不能做到0分		
动手能力		我给您一张纸，请您按我说的去做。现在开始，用右手拿着这张纸，用两只手把它对折起来，然后将它放在您的左腿上。			
	26	用右手拿着这张纸	正确给1分，错误给0分		
	27	用两只手将纸对折	能对折1分，不能为0分		
	28	将纸放在左腿上	放对给1分，否则为0分		
	29	请您写一个完整的句子	能正确写出1分，否则为0分		
	30	请您照着下面图案样子把它画下来	正常为1分，错误为0分		
		总评分			

总分范围0~30分，正常与不正常的分界值与受教育程度有关：文盲（未受教育）组17分；小学（受教育年限≤6年）组20分；中学或以上（受教育年限＞6年）组24分。分界值以下为有认知功能缺陷，以上为正常。

按文化程度和年龄区分评分标准：初中以上的老年人老年组≥27分为正常，高龄老年组≥25分为正常，＜24分为痴呆，≤15分为严重痴呆

附件3 跌倒风险评估工具

评估项目	权重	得分		评估项目	权重	得分	
		入院	出院			入院	出院
1.运动				7.用药史			
步态异常/假肢	3			新药	1		
行走需要辅助设施	3			心血管药物	1		
行走需要旁人帮助	3			降压药	1		
2.跌倒史				镇静、催眠药	1		
有跌倒史	2			戒断治疗	1		
因跌倒住院	3			糖尿病用药	1		
3.精神不稳定状态				抗癫痫药	1		
谵妄	3			麻醉药	1		
痴呆	3			其他	1		
兴奋/行为异常	2			8.相关病史			
神志恍惚	3			神经科疾病	1		
4.自控能力				骨质疏松症	1		
失禁	1			骨折史	1		
频率增加	1			低血压	1		
保留导尿	1			药物/乙醇戒断	1		
5.感觉障碍				缺氧症	1		
视觉受损	1			≥80岁	3		
听觉受损	1			评估总分			
感觉性失语	1						
其他情况	1			结果评定 最终得分：			
6.睡眠状况				正常：0分			
多醒	1			低危：1~2分			
失眠	1			中危：3~9分			
夜游症	1			高危：10分及以上			

简要说明：

1.运动

（1）步态异常/假肢：明显的步态异常，如步速慢（＜0.6米/秒）、走路时上臂不摇、走路时脚掌先拍打地面、步幅小（0.3米/步）、罗圈腿、内八字、踮着脚尖走路、跳跃着走路、醉汉步态、感觉性共济失调步态、痉挛性偏瘫步态、痉挛性截瘫步态、慌张步态、跨阈步态、摇摆步态、舞蹈步态、星迹步态、臀中肌麻痹步态、脊髓性间歇跛行和癔病性步态等。

（2）行走需要辅助设施：如用各种助行器械。

（3）行走需要旁人帮助：如搀扶等。

2.跌倒史

有跌倒史：近一年内有跌倒史。

因跌倒住院：近一年内曾因跌倒而住院。

3.精神不稳定状态

谵妄：有住院诊断或现场评估有谵妄状态。

痴呆：有住院诊断或现场评估有痴呆的可能。

兴奋/行为异常：异常激动或异常的行为。

神志恍惚：神志不清或精神不集中。

4.自控能力

失禁：有尿失禁或大便失禁。

频率增加：小便次数明显增加，如夜尿次数≥2次。

保留导尿：保留有导尿管等。

5.感觉障碍

视觉受损：阅读、行走和看电视时觉得吃力，看东西时觉得有东西遮挡或视物有缺损，看东西时事物变形和扭曲等。

听觉受损：别人总抱怨患者把电视机或收音机的声音开得太大，经常需要别人重复所说的话，感到听电话或手机时有困难等。

感觉性失语：患者的听觉正常，但听不懂别人讲话的意思，也不能理解自己讲话的意思。

其他情况：其他方面的感觉障碍。

6.睡眠状况

多醒：夜间觉醒次数≥2次或凌晨早醒。

失眠：如入睡困难、睡眠维持障碍、睡眠质量下降、总睡眠时间缩短和有日间残留效应等。

夜游症：夜游症也称睡行症。大多在入睡后1~3小时内发生。发作时老年人睁眼凝视，坐起，下床行动，有时还能做较复杂的事情，如扫地、倒水等，行动几分钟至半小时后又回到床上入睡或醒来时发现自己在黑暗中。患者一般不能回忆自己睡着时所发生的一切。

7.用药史

新药：最近三日内有新使用的药物。

心血管药物、降压药、镇静、催眠药、糖尿病用药、抗癫痫药、麻醉药：参见《中国药典》（现行版）。

戒断治疗：指为戒烟、戒毒或戒酒等所实施的治疗。

8.相关病史

神经科疾病：罹患具有明确诊断的神经科疾病。

骨质疏松症：罹患骨质疏松症。

骨折史：近一年内有骨折史。

低血压：血压<90/60mmHg。

药物/乙醇戒断：指停止使用药物/乙醇或减少使用剂量或使用拮抗剂占据受体后所出现的特殊心理生理症状群，表现为兴奋、失眠、流泪、流涕、出汗、震颤、呕吐、腹泻，甚至虚脱、意识丧失等。

缺氧症：没有或缺乏氧气，机体组织氧分压降到生理水平以下，导致组织代谢障碍，器官功能紊乱，甚至组织坏死或机体死亡。轻度缺氧症表现为视觉减退，疲倦乏力，工作效率降低。中等程度的缺氧症表现为头痛、视力模糊，智力活动和工作效率明显降低。严重缺氧症表现为恶心、面色苍白、出冷汗，甚至意识消失，以至危及生命。

年龄80岁及以上。

附件4　Waterlow's 压疮风险评估表

评分项目	评分及依据					得分	
	0分	1分	2分	3分	机动分	入院	出院
1.体形	中等	超过中等	肥胖	低于中等	/		
2.皮肤类型	健康	皮薄1分 干燥1分 水肿1分 潮湿1分	颜色差	裂开或红斑	/		
3.性别	/	男性	女性	/	/		
4.年龄（岁）	/	14~49	50~64	65~74	75~80　4分 ≥81岁　5分		
5.组织营养	/	抽烟	贫血	/	外周血管病5分 心力衰竭5分 恶病质8分		
6.控便能力	完全控制	偶尔失禁	尿或便失禁	二便失禁	/		
7.运动能力	完全	烦躁不安	冷漠的	限制的	迟钝4分 固定5分		
8.食欲	中等	差	鼻饲2分 流质2分	禁食3分 厌食3分			
9.营养缺乏	/	/	/	/	糖尿病4分 大手术/创伤/腰以下或脊椎手术5分 手术时间≥2小时5分 截瘫6分		
10.药物	/	/	/	/	类固醇 细胞毒性药　4分 大剂量消炎药		
总分							

注：≤9分为正常；≥10分为危险；≥15分为高度危险；≥20分为非常危险

体型的评价：

指标	中等	超过中等	肥胖	低于中等
实际体重/（身高−105×100%）	90~110	>110	>120	<80

第十九章　全国各地医康养融合实践经验

第一节　河北地区医康养融合实践经验

本节以"医养一体两院融合的巨鹿方案"为例进行举例。

传统的农村养老院、幸福院的养老功能相对"单一"，无法提供专业及时的医疗保障服务，闲置率高，运营成本高，陷入勉强运转或濒临停办的困境。针对这些问题，河北省巨鹿县积极整合县乡村医疗养老资源，探索了"医养一体、两院融合"基层医养结合模式，确保有意愿入住医养机构的失能半失能老年人、五保老年人、计生家庭老年人实现全覆盖。

一、打通医养政策通道

强化政府主导作用，打破部门分割和体制壁垒，推动实现"三个共享"。一是共享政策。出台了《医养结合、两院融合机构养老试行办法》，明确开展医养结合的养老机构同时享受医疗和养老行业的相关政策，实现政策融通。二是共享设施。采取托管、协议合作、创建"医养综合体"等方式，实现县乡村三级医疗和养老资源设施共建共享、互通互联。目前，有30家医疗、养老机构实现了设施共享。三是共享人员。统筹县医院医护技能和县中心养老院养老技能两大培训平台，培育了一批康养医护复合人才。

二、推进医养融合

开展了4种融合建设模式。一是"医中有养"模式。引导、支持医疗机构开展健康养老服务，延伸医疗机构服务功能。二是"养中有医"模式。支持养老机构设置医疗机构，提供医疗服务，延伸养老机构服务功能。三是"机构协作"模式。对不具备新建、改建成"医养综合体"的养老或医疗机构，引导双方建立协作机制，为入住老年人开辟定期巡诊、预约就诊和急救绿色通道。四是"居家签约"模式。利用"咱家健康"医疗健康服务平台，实行电子签约、电子履约，为经济困难的高龄和失能老年人提供治疗期住院、康复期护理、稳定期生活照料、安宁疗护一体化的健康养老服务。在县级层面，县医院通过"医中有养"模式，打造了巨鹿县医院福缘居老年医养中心，出现了一床难求局面。在乡级层面，堤村乡卫生院、小吕寨中心卫生院、苏营镇卫生院、官亭医院分别建成了医养中心，形成了四大医疗养老辐射区。在村级层面上，大力推广村卫生室托管农村幸福院模式，南大韩、神堂坡、寻虎村等78家村卫生室托管了农村幸福院。同时，健民医院、祁康医院等多家民营医院也建成了医养中心，开展了健康医疗养老服务。目前，全县形成了县级医疗养老走高端、乡级医疗养老抓全面、村级医疗养老兜网底、社会养老做补充的多元化医养结合服务保障网。

三、建立运行机制

围绕服务监管、资金奖补、信息共享等关键环节，建立起系统、科学的运行管理机制。一是申报准入机制。对拟新建医养机构，按照行业标准从简从快，开展"一站式"把关审核。新增医疗康复服务功能的养老机构，由卫生部门把关；新增养老服务的医疗机构，在房屋结构、养老服务、救助义务等方面由民政部门把关。二是资金奖补机制。对新建的医养机构按照每张床位8000元的标准给予建设补贴；对投入运营一年的，按入住老年人数给予每人每年1200~3600元运营补贴；对收纳五保供养老年人的，按人头拨付五保供养金。三是信息共享机制。建立"医养结合"信息库，将医疗养老产业信息、医疗信息、健康档案统一纳入信息库，构建信息共享、结果互认、动态统一的信息数据平台。四是日常监管机制。医养机构以"让入住老人有尊严、子女家属有尊严、工作人员有尊严"为目标，制定了《巨鹿县养老护理员行为规范标准》11项，还明确"十不准"，对着装、仪容、举止提出10条要求，对操作举止也提出6条规范标准，提高了管理效率。

四、解决瓶颈制约

在公立医疗机构设立养老机构或转型为护理院、康复医院、安宁疗护中心等开展医养结合服务，可参照养老机构规定或按市场需求收取相关费用。同时建立了长期护理保险制度，参保人因年老、疾病、伤残等原因长期卧床已达或预期达6个月以上，生活不能自理，病情基本稳定，符合规定条件的，均可享受护理保险待遇。巨鹿县启动了长期护理保险居家护理业务，其中建档立卡贫困人口，在享受扶贫政策期间，个人自付部分由县财政全额资助。在服务标准上，设定医疗专护、机构护理和居家护理三类定额报销等次。医疗专护一级医院每人每天90元、二级医院120元，机构护理每人每天50元，居家护理不设起付线每人每天20元。在县域内接受医护服务的，报销比例为定额的65%；在统筹区外接受医护服务的，报销比例为定额的55%。长期护理险的实施，避免了医院"挂床"现象，节约了医保基金，提高了使用效率。

第二节　上海地区医康养融合实践经验

以上海某新建公办养老院为例进行介绍。

一、医疗康复空间设计

设立医疗康复区，该区分为诊疗区和康复区两部分，康复区使用频率高靠近生活主街设置，诊疗区隐私检查类项目靠内设置。

1.诊疗区域　该区设置候诊区、诊室、观察室、治疗室、处置室、药房、服务台、档案室、健康中心等。

2.康复区　由运动康复室、中医理疗室、值班室组成。康复室设计为投屏互动康复设备、康复设备变化预留可行性，并设老年人专用的储藏及休息空间。

二、公共活动空间设计

生活主街主要分布在两层。

一层包含餐厅、报告厅、日间照料中心、书画、阅览室等，兼顾外部社区老年人使用的可能性。

二层是仅供内部使用的棋牌室、茶室、家庭会客室，满足入住老年人相对私密休闲、会客的使用要求。

公共活动空间采取以下设计策略。①将公共活动空间分为三个类型区域：餐饮区、活动区（报告厅、活动室）、静区（书画、阅览、电脑室），分设在三栋主楼底层，减少气味、噪音干扰；②各类活动用房注重多功能使用；③房间类型大小兼顾，有供百人活动的无障碍报告厅，也有十人使用小型活动室；④一、二层活动空间、日间照料中心三部分流线独立，可单独管控。在最大限度上保证使用的灵活性，以满足运营时的不同需求。

三、护理单元空间设计

护理单元根据照护需求的不同，分为标准单元和失智单元两种。

1.标准单元　以收治照护等级三级以上的老年人为主。根据医养结合需求，主要采用以下设计策略。

（1）安全高效"一管多"的流线设计　护士站邻近交通站、办公区、多功能餐厅，位于整个平面流线中心，护理人员可同时兼顾电梯、护士站、多功能餐厅、走廊的情况，减少老年人发生意外的概率，并大幅缩短护理人员日常照护流线。

（2）提高楼层活力的多功能餐厅　每个护理单元内设多功能餐厅，由备餐区和就餐区组成，为护理单元内老年人活动社交提供场所，餐厅空间尺度及平面布置考虑轮椅回转及通行便捷度，提高老年人主动性。

（3）"小空间大功能"的服务用房　服务用房位于北侧，包括助浴间、洗衣盥洗室、无障碍卫生间、布草间、轮椅存放区。公共助浴间由更衣区、无障碍卫生间、淋浴区组成，可满足浴床进出；邻近助浴间设污洗及洗衣间，便于就近处理衣物；利用走道空间，预留轮椅存放、储物空间，使整个服务空间更便捷实用。

2.失智单元　以中晚期失智症老年人为主，在房间组团类型、日常流线、安全防护等方面需进行特殊设计。与标准单元主要有以下几点不同。

（1）失智单元居住老年人数控制在18人以下　相较于标准单元32人，提高失智症老人的居住品质。

（2）情景式洄游路线　利用走道及多功能餐厅设计可供老年人游走的老上海风情路线，并在路线旁预留休息空间，有助于失智症老年人改善情绪。

（3）隐藏流线，提高安全防护　失智单元内所有对外出入口进行隐藏处理，并配备定位和人脸识别，外窗采用钢化玻璃，减少老年人走失风险。

四、老年居室空间设计

1.标准居室　以5~6人间为主，配少量2~3人间，每间居室由卫生间、阳台、休息区组成，设计中也采用了几点创新做法。

（1）隔墙设观察窗和联通门，将六人间分为两个三人间，兼顾居住品质和护理效率，也预留了户型的可变性。

（2）无高差卫生间。卫生间与房间其他区域0高差，采用双道排水槽，及防滑系数＞0.7的地砖，方便轮椅使用也降低滑倒风险。

（3）视线无遮挡阳台。每间居室设阳台，安装1.2m高玻璃栏板，玻璃栏板内侧与阳台翻口内侧齐平，无踩踏面，充分考虑安全及视线。

（4）满足日常医疗检查。床位布置留有护理空间，方便轮椅通行和医护操作，同时每床上方配有可调光吸顶灯，白色光减少色差便于医护人员检查，暖色光提供温馨环境。

2.失智居室　根据失智症老年人病理特点，采用了一些与标准居室不同的设计细节，如在门口设计内嵌式的记忆盒，便于老年人分辨自己的房间；房间和卫生间内不设镜子；卫生间马桶盖及墙砖也经过特殊处理，使用彩色马桶垫及马桶后局部不同颜色墙砖，便于通过色差使用马桶。

上述通过对内设医务室养老机构工程实例的分析研究，将医养需求具体落实在实际设计的各个空间中，并总结了在总体规划、功能布局、医疗康复空间、公共活动空间、护理单元空间、居室空间中的适应性设计策略及要点，希望对日后医养结合模式下的养老机构建筑设计有一定借鉴意义。

第三节　深圳地区医康养融合实践经验

以深圳市益田社康中心与益田社区颐康之家联动服务模式为例进行介绍。

"医养结合"服务区别于传统模式下单一的生活照料服务，重新审视养老各项服务之间的关系，将满足老年人的医疗护理服务需求放在更重要的位置，是对传统养老服务的完善和提高。结合养老和医疗服务发展现状，自2014年起深圳市福田区试点推行"医养结合"项目，旨在通过整合辖区社康中心、托养机构（含日间照料中心、颐康之家）和养老机构（老年人福利中心）的资源，实现资源利用最大化，满足老年人居家、社区和机构养老等不同层次的医疗护理服务需求。根据"90-7-3"塔式养老分布格局（即90%居家养老，7%社区养老，3%机构养老），探索建立以居家养老为基础、社区养老为依托和机构养老为补充的具有福田特色的"医养结合"服务体系，主要涵盖6个方面的元素，即服务机构、服务对象、服务内容、服务模式、服务方式和管理机制。

目前，国内尚无统一的标准界定具体的服务模式，比较认同的服务模式主要有3种，即养老机构或社区增设医疗机构、医疗机构内设养老机构及医疗机构和养老机构合作。福田区则以医疗机构、托养和养老机构（简称托老机构）合作为主，具体服务方式与服务内容包括以下3个方面。

一、居家养老

依靠社区卫生服务网络，通过推行家庭医生服务模式，重点为生活无法自理的老年人，包括残障老年人、慢性病老年人、易复发病老年人、大病恢复期老年人和绝症晚期老年人等提供免费体检、预约诊疗、转诊转介、上门巡诊、健康评估、健康干预及健康教育等专业服务，建立普惠型社区居家养老健康管理机制，提升老年人健康水平。自2014年起，福田区在全市率先启动实施为65岁及以上老年人提供免费健康体检服务，人群覆盖率接近60%。

二、社区养老

结合社康中心的自身条件、托养机构的运营情况和服务需求，为老年人提供差异化的健康服务。在双方自愿、协商一致的基础上，社康中心采取结对方式就近与托养机构开展"医养结合"健康服务合作。社康中心为托养机构开通预约就诊绿色通道，由家庭医生服务团队为入住的老年人建立健康档案，提供预约转诊、上门巡诊、护理保健、健康体检、健康评估、心理疏导和中医养生保健等服务，实现家庭医生团队与托养机构护理团队业务无缝对接，确保入住老年人能够得到及时、有效的医疗健康服务。

三、机构养老

在深化社区养老的基础上，以社康中心为衔接，以区属医院为技术服务支撑，与区老年人福利中心深化合作，强化"医养结合"服务内涵。

以益田社康中心与益田社区颐康之家联动服务模式为例，益田社区颐康之家是深圳市首家集托养、日间照料、居家养老和医养结合"四位一体"的养老服务综合体，是由原益田社区老人日间照料中心资源整合、转型升级而成。颐康之家内设有康复治疗室、康复训练室、智能训练室、农疗基地、健身环道和棋牌室等功能室，主要为社区老年人提供生活照料、康复训练、精神慰藉、膳食供应和休闲娱乐等综合性养老服务。

从2014年起，作为"医养结合"项目的首家试点单位，益田社康中心与益田社区颐康之家签订了服务协作协议，共建资源共享、优势互补的"医养结合"新服务模式。益田社康中心对所有服务项目的内容、标准、流程及操作等均进行了规范，制定了岗位职责、联系制度、机构家庭病床管理规范、巡诊随访服务指引、社区上门服务指引和转诊转介服务指南等配套管理制度。益田社康中心家庭医生团队与颐康之家的老年人签订了家庭医生服务协议，以轮班制的形式，每个月安排一个家庭医生团队脱岗完全从事"医养结合"工作。同时，益田社康中心为颐康之家的护理人员、社区志愿者等提供护理、保健和康复等专业技能培训和指导，提高其卫生服务水平和服务对接能力。引入健康管理师，探索组建"家庭医生+全科护士+健康管理师"的新型家庭医生服务团队，共同承担家庭医生服务职责，创新老年人慢性病管理模式。益田社康中心与益田社区颐康之家联动服务是福田区特色的"医养结合"模式的具体实践，在体系架构、运作模式层面对"医养结合"进行了有益探索，为福田区进一步推进"医养结合"服务积累了宝贵的经验，同时也为其他机构提供了可借鉴的做法。

第四节 其他地区医康养融合实践经验

一、太原市医养结合工作

2023年山西省太原市结合实际，通过政府推动、机构探索、社会协作等方式，形成五种医养结合服务模式，全面护航老年健康。

1.综合医院老年康养模式 针对老年人多病共存的特点，太原市第二人民医院（太原市老年医院）利用丰富的医疗资源优势，专门设置老年科开展高质量康养服务，共培养医护人员120名，设置老年重症、特需、安宁疗护床位150张，目前是山西省起步最早、规模最大、业务最精的老年专科医院。

2.精神专科医院办养老模式 针对社会上大部分养老机构不具备接纳精神病老年人的现状，太原安定医院主动承担社会责任，积极发挥精神专科医院专业所长，推出"3+1"医养结合精准服务模式，即"前期评估认定、中期临床治疗、后期以医助养"+"营养筛查及补充"，服务特定老年群体。

3.养老机构办医疗模式 支持社会力量建设专业化、规模化、医养结合能力突出的养老机构，天瑞康养老院、坤泽康养公司、云华爱心敬老院等"养办医"机构，通过内设康复医院、护理院、门诊部、医务室等，实现养老、医疗、康复服务有效融合互补，老年人不出院门，就能享受到便捷的医疗服务。

4.医养联合体协作模式 鼓励二级以上医疗机构在不具备内设医疗机构的养老机构中设置医疗延伸点，鼓励辖区内社区（乡镇、村）卫生服务机构与养老机构签订服务协议，开展医养结合服务。

5.居家医养结合模式 引导基层医疗卫生机构家庭医生团队与居家养老老年人建立相对稳定的签约服务关系。如，下元社区卫生服务中心推出"111-24"居家医养结合服务模式，即一平台，"互联网+医护康"智慧化养老云平台；一热线，为不会使用智能手机的老年人提供服务热线；一团队，由1名医生、1名护士组成的健康服务团队；24小时上门健康服务。积极探索推进基层医养结合服务提升、家庭病床服务管理、"互联网+护理服务"和失能老年人健康评估服务等工作，主动为社区居家老年人提供上门医疗服务。

二、成都市医养结合工作

成都市作为全国医养结合试点城市，为解决日益严重的老龄化问题，统筹医疗资源与养老资源深度融合，形成了以家庭为核心、以社区为依托、以养老和医疗机构为支撑的"三位一体"医养结合服务模式，突出发挥家庭医养和社区医养功能，与其他地区相比有一定的特色。

成都市充分发挥政策引领作用，在十三五时期出台了一系列政策措施促进医养结合发展。例如，2016年，颁布《成都市养老服务促进条例》；2018年，底创新出台深化养老服务改革的"1+3"文件；同时，制定了《成都市关于促进医养融合发展的实施意见》《关于进一步推进医养结合工作的实施意见》等政策10余条，从制定服务标准、完善服务模式等方面促进医养结合发展，形成了以家庭为核心、以社区为依托、以养老和医疗机构为支撑的"三位一体"医养结合健康养老服务新格局。

（一）以家庭为核心的"居家医养"模式

1.从2017年开始实施长期护理保险制度，符合条件的失能失智老年人享受机构或居家养老服务，医保最高支付约1800元护理费用。2020年制定《成都市实施家庭照护床位试点工作方案》，由符合条件的养老机构（含医养结合机构）通过家庭照护床位为居家的失能失智、半失能等需要照护服务的老年人上门提供"类机构"照护服务，包括生活照料、个人护理、康复护理、医疗保健、精神慰藉等，老年人不支付床位费，其他服务养老机构自主合理定价，并享受政府的床位补贴，政府根据服务规模和质量给予一定奖励。

2.通过社区医疗机构以家庭病床的方式将医养结合服务延伸至居民家庭，为失能半失能老年人提供护理、康复等服务，医保每月最高支付800元。

3.发挥社会工作者和志愿者的作用，为长期患病、家庭经济困难的老年人提供社会救助，协助健康管理、心理疏导、康复护理指导。

（二）以社区为依托的"医养融合"模式

1.构建"一院一中心多站点"的社区养老服务网络体系，便民利民的城乡社区"15分钟养老服务生活圈"，城市社区和农村社区养老服务设施（含社区日间照料中心、社区微型养老机构、社区养老院等）覆盖率分别达到97%和90%。

2.社区卫生服务中心与社区老年人日间照料中心建立签约服务关系，辖区老年人在日间照料中心接受日托、午休、助餐等生活照料服务时，也能享受到由社区卫生服务中心提供的慢性病、常见病等医疗卫生健康服务。

3.鼓励社区卫生服务中心和社区日间照料中心，上门为居家老年人提供包括生活照料、医疗服务以及精神关爱的相关服务，让老年人在家就能享受到医养融合服务。

4.通过家庭医生签约服务，为老年人提供健康宣传、健康档案、基本医疗、慢病管理、中医药服务和双向转诊等服务。

（三）以养老机构服务为支撑的"养+医"模式

1.鼓励养老机构根据需求设置疗养院、护理院、老年病医院、医务室、护理站、门诊部等医疗机构，为入住机构老年人提供"养+医"服务。

2.对专业化养老机构内设医务室、护理站等医疗机构，简化审批程序，实行执业登记备案制度。

3.将符合条件的医养结合机构纳入医保定点机构统筹管理，让入驻机构老年人在养老的同时，能够享受到便利的医疗卫生健康服务。

（四）以医疗机构服务为支撑的"医+养"模式

1.依托成都市行政区域内的四川大学华西医院等丰富的医疗卫生健康资源，充分发挥医疗机构在养老服务领域的溢出效应，鼓励二级以上综合医院设立老年医学科，鼓励有条件的医院增设养老区域，实现"养+医"同步服务。

2.做实长期照护保险工作，为失能半失能老年人提供基本生活照料和基本生活密切相关的日常护理等服务。

（五）以健康和智慧为特色的"医养结合+"模式

1.发展"医养结合+旅游"。开发适合老年人的融"医、食、养、游"为一体的旅游产品和康养基地，建成了龙泉山风湿国际森林康养基地等自然生态环境适宜、医疗服务条件良好的"医养结合康养综合体"多个。

2.发展"医养结合+运动"。完善了老年人健身指导规范，推广科学适宜的健身娱乐项目；建成了2600多千米"健康绿道"，已成为老年人休闲健体的"打卡地"和健康成都的新标志。

3.发展"医养结合+智慧"。通过"关爱地图"，将居家、社区、机构养老有机融合。有5000多家服务机构签约加盟，提供7×24小时贴心服务，平台日均服务咨询电话达4000余次，已完成居家养老服务108万余单；通过"一键呼叫"120等紧急呼救系统，指挥中心第一时间定位老年人涉险现场，及时对涉险老年人进行医疗救援服务；同时，为居家老年人提供网上"实时监控、预约挂号、医疗急救"等医疗服务项目。

4.专业化照护人才体系进一步完善。以"成都市老年服务示训中心"为依托，建立了"医疗护理员培训鉴定中心"，打造了一支50余人的师资队伍。

参考文献

［1］贾建平，陈生弟.神经病学［M］.8版.北京：人民卫生出版社，2018.

［2］贾建平.神经疾病诊断学［M］.北京：人民卫生出版社，2017.

［3］阚全程.医院药学高级教程［M］.北京：人民军医出版社，2015.

［4］中国康复医学会心血管病专业委员会.中国心脏康复与二级预防指南2018精要［J］.中华内科杂志，2018，57（11）：802-810.

［5］梅长林，余学清.内科学·肾脏内科分册［M］.北京：人民卫生出版社，2015.

［6］陈艳玫，刘子锋，李贤德，等.2015—2050年中国人口老龄化趋势与老年人口预测［J］.中国社会医学杂志，2018，35（5）：480-483.

［7］崔方圆，周润明，姚卫光.广州市医养结合养老服务存在的问题与对策［J］.医学与社会，2018，31（2）：39-41.

［8］崔天国，王鲁奎，荣宝海.全科医师手册［M］.8版.郑州：河南科学技术出版社，2021.

［9］丁文龙，刘学政.系统解剖学［M］.9版.北京：人民卫生出版社，2018.

［10］方鹏骞，陈江芸.我国医养结合养老模式现状、问题与展望［J］.中华医院管理杂志，2019，35（12）：977-980.

［11］葛均波，徐永健，王辰出.内科学［M］.9版.北京：人民卫生出版社，2018.

［12］宫芳芳，邱传旭，黄文静，等.医养融合机构协作养老模式的实践与思考：以深圳市渔邨社区老年人日间照料中心为例［J］.现代医院管理，2015，13（2）：7-9.

［13］郭海侠.内科常见疾病诊疗精粹［M］.长春：吉林科学技术出版社，2019.

［14］胡晓江，徐金水，姜仑.国家基本公共卫生服务健康管理与实践手册［J］.南京：东南大学出版社，2020.

［15］李法琦，司良毅.老年医学［M］.3版.北京：科学出版社，2021.

［16］李灵艳，王青，张少景，等.老年住院患者共病及多重用药与衰弱关系的分析［J］.北京医学，2018，40（1）：8-11.

［17］李咏阳，刘世晴.老龄化形势下医养结合的现状及问题研究［J］.实用老年医学，2019，33（12）：1150-1153.

［18］刘鸣，崔丽英，谢鹏.神经内科学［M］.北京：人民卫生出版社，2021.

［19］刘晓红，康琳.协和老年医学［M］.北京：人民卫生出版社，2016.

［20］龙治任，陈芍，何敏，等.十三五时期成都市医养结合养老服务实践与思考［J］.中国社会医学杂志，2023，40（2）：125-128.

［21］钱宗鸣，朱宁.患者在医疗决策中的作用［J］.医学与哲学：临床决策论坛版，2008，29（8）：3-5.

［22］孙洁.老年病临床诊疗实践［M］.天津：天津科学技术出版社，2019.

［23］谈玲芳.老年疾病预防与护理［M］.北京：中国人民大学出版社，2018.

［24］夏天慧，范玲.我国医养结合养老模式发展现状研究［J］.护理研究，2018，32（11）：1691-1693.

［25］张立平.把老年"医养结合"养老服务做成最美的夕阳产业［J］.中国老年学杂志，2013，33（21）：5496-5497.

［26］张良文，方亚.2020—2050年我国城乡老年人失能规模及其照护成本的预测研究［J］.中国卫生统计，2021，38（1）：39-42.

［27］章轶立，黄馨懿，齐保玉，等.老年人群共病问题现状挑战与应对策略［J］.中国全科医学，2022，25（35）：4363-4367.

［28］中华医学会心电生理和起搏分会，中国医师协会心律学专业委员会.室性心律失常中国专家共识基层版［J］.实用心电学杂志.2022，31（2）：77-98.

［29］王雪.医养结合背景下老年护理现状及研究进展［J］.健康大视野，2019，（13）：288.

［30］郑诗韵.医养结合养老模式的发展现状及发展建议［J］.中国社区医师，2021，37（19）：10-11，20.

［31］张超康.社会工作介入"抱团养老"之探究［J］.赤峰学院学报：汉文哲学社会科学版，2017，（8）：66-68.

［32］王思佳.我国社区居家养老模式的发展路径与建议［J］.统计与管理，2017，（7）：130-131.